의식 수준을 넘어서

TRANSCENDING THE LEVELS OF CONSCIOUSNESS:
THE STAIRWAY TO ENLIGHTENMENT
by David R. Hawkins, M.D., Ph.D.

Copyright © 2006 by David R. Hawkins
All rights reserved.
Original English Language Publication 2006 by
VERITAS Publishing, Sedona, Arizona, USA.

Korean Translation Copyright © 2009 by Goldenbough

This Korean edition is published by arrangement with
Dr. David Hawkins, d.b.a. VERITAS Publishing,
represented by InterLicense, Ltd. through Imprima Korea Agency.

이 책의 한국어판 저작권은 임프리마 코리아 에이전시를 통해
Dr. David Hawkins c/o InterLicense, Ltd.와 독점 계약한 (주) 황금가지 에 있습니다.

저작권법에 의해 한국 내에서 보호를 받는 저작물이므로
무단 전재와 무단 복제를 금합니다.

TRANSCENDING
THE LEVELS OF
CONSCIOUSNESS

마음을 초월하여
깨달음에 이르는 계단

의식 수준을 넘어서

데이비드 호킨스 지음 | 문진희, 김명권 옮김 | 백영미 감수

David R. Hawkins

일러두기

- 원서에 대문자로 표기된 용어들이 있는데 번역본에서는 이를 알아볼 수 있도록 영어를 병기하는 것을 원칙으로 했습니다. 대문자 용어들은 모두 '절대적 진실'의 영역에 있음을 의미합니다. 호킨스 박사의 '의식 척도'에 따르면 그것은 600 이상의 깨달음의 세계를 나타내는 표현들입니다. 그러나 관습적으로 대문자로 표기되는 '신', '참나' 등의 용어에는 영어 표기를 달지 않았습니다.
- 저자의 다른 책들과 마찬가지로 이 책에도 수동형 표현이 많습니다. 그것은 수동형이 '행위'의 뒤편에 '행위'가 없는 저자의 상태 혹은 조건을 전달하는 데 보다 적절하게 느껴지기 때문입니다.

길은 곧고 좁다.
시간을 낭비하지 마라.

글로리아 인 엑스첼시스 데오!
Gloria in Excelsis Deo!*

---

* 일반적으로 '하늘 높은 곳에서는 하느님께 영광!'으로 번역되지만, 저자에 따르면 "All Glory be to Thee, oh Lord!", 즉 "주여, 당신께 모든 영광이 있나이다!"를 의미한다고 한다.

헌사

이 책을
내면과 외부에서 인류를 포위하고 있는
역경과 한계의 속박으로부터
인간 영의 해방에
바칩니다.

한국의 독자들에게

의식 연구에 대한 우리의 지식이 갖는 이로움이, 이러한 가르침에 대해 매우 우호적인 한국인들에게 돌아갈 수 있게 되어 무척 기쁩니다. 진실은 고유한 아름다움과 우아함을 지니고 있으며, 이는 오직 인간 존재의 영적 측면에 대한 감수성을 타고난 사람들에 의해서만 진정으로 이해됩니다. 한국에서 이 내면의 무구함은 신성Divinity을 인정하는, 일상적인 사회적·인간적 상호 작용의 미묘하고 우아한 스타일에 반영되어 있습니다. 게다가, 여기 내놓는 책이 한국 어느 대학의 석사 과정에서 교재로 쓰일 것이라 하니 뜻 깊은 일입니다.

차 례

헌사 ··········· 7
한국의 독자들에게(한국어판을 위한 서문) ··········· 9
머리말 ··········· 15
서문 ··········· 17
서론 ··········· 19

/ 1부 / 200 이하의 측정 수준: 에고

개관 | 의식의 진화 ··········· 27
1장 수치심: 절망 ··········· 37
2장 죄책감과 보복적 증오 ··········· 56
3장 무감정 ··········· 88
4장 슬픔 ··········· 108
5장 두려움 ··········· 126
6장 욕망 ··········· 140
7장 분노 ··········· 158
8장 자부심 ··········· 170

/ 2부 / 측정 수준 200-499: 선형적 마음

개관 | 진실의 생리학 ········· 189

9장 용기 ········· 211

10장 중립 ········· 223

11장 자발성 ········· 233

12장 수용 ········· 242

13장 이성 ········· 251

/ 3부 / 측정 수준 500-599: 영적 실상

개관 | 선형적 이원성의 초월 ········· 273

14장 사랑 ········· 279

15장 무조건적 사랑, 기쁨, 황홀경 ········· 289

/ 4부 / 측정 수준 600-1,000: 빛 비춰진, 깨달은 상태들

개관 | 초월 307

16장 평화, 지복, 빛 비춤 311

17장 참나 각성 322

18장 완전한 깨달음 332

/ 5부 / 초월

개관 | 영적 변형 349

19장 한계와 주의를 분산시키는 것들 364

20장 관문들 통과하기 377

21장 마음의 초월 392

22장 기도가 되기 400

/ 6부 / 부록

부록 A 의식 지도 ·· 417
부록 B 도표 목록 ·· 419
부록 C 의식 수준 측정법 ······························· 421
부록 D 참고 문헌 ·· 434

용어 정리 ·· 441
저자에 대하여 ·· 445

머리말

 이전 저서들의 목적은 의식에 기초한 새로운 연구 기법에 대해, 그리고 주관적인 영적 경험과 각성을 포함하는 삶의 모든 분야에 그 기법을 적용하는 것에 대해 탐구하고 설명하는 것이었습니다. 실용적인, 진실의 임상 과학이 발달했고, 이것은 진실을 향한 인간의 끝없는 탐구의 길을 안내해 줄 나침반으로 이용될 수 있었습니다. 종전의 연구에서 묘사한 것처럼 인간 정신은 그 자체의 구조로 말미암아 진실과 거짓을 식별할 수 없으며, 이것은 인류가 고통스럽게 자각하게 된 사실입니다. 이 무지와 한계의 대가는 엄청나서, 개인뿐 아니라 전 문명이 형언할 수 없는 엄청난 고통과 수난, 죽음을 겪었습니다.
 이 책에서는 누구보다 영적 제자와 헌신자를 위해, 그리고 자기 계발 자체를 위한 자기 계발에 관심이 있는 온전한 사람들을 위해 의식 수준들에 관해 살펴볼 것입니다. 초월되어야 할 다양한 장애와 수준을 분석하면, 영적 진화를 뒷받침하는 일정한 원리들이 저절로 드러납니다.
 그러므로 이 책은 이전의 책들에서 제시한 종합적 분석(예 『진실 대 거짓Truth vs. Falsehood』[Hawkins, 2005] 1부)이 아닌 실용적 매뉴얼입니다. 비록 이전의 책들에 대해 언급은 할 테지만, 기본 원리에 관해서는 다시 설명할 것입니다. 또한 '읽어 보지 않은 책이 없고, 가 보지 않은 곳이 없으며' 온갖 종류의 연수회에 다 참석해 보았지만 아직도 '제자리'에 있는 것 같아 실망한 구도자를 위한 자료도 제공됩니다. ("내 마음은 스펀지 같아. 내 마음은 모든 정보를 다 흡수했지만, 나는 아직도 같은 자리에 있어!")

　의식의 낮은 수준들은 가장 고통스럽고 견디기가 어렵기 때문에, 고통이 제일 심한 바닥 수준에서부터 의식의 사다리를 오르는 게 최선으로 보였습니다. 바닥 수준이 가장 고통스럽다고 해서 초월하기가 가장 어렵다는 것을 의미하지는 않습니다. 오히려 그러한 낮은 수준들에 있는 바로 그 고통이 구원을 찾아 나서도록 사람을 몰아세웁니다.

　의식 수준을 초월하는 데서 인간 '의지'의 중요성이 강조되는 것은, 그것이 영적 작업의 모든 기능 가운데 가장 결정적이기 때문입니다. 의지는 그것이 갖는 극도의 중요성에 비해 상대적으로 거의 주목받지 못했습니다. 의지는 신성한Divine 중재로의 초대입니다.

서문

의식의 본성과 수준들에 관한 기본적 연구에 대해서는 이전 저서들에 묘사해 놓았습니다. 최초의 연구는 논문(「인간 의식의 수준들에 대한 양질 분석 및 측정」, 1995) 형태로 출간되었습니다. 그다음에 나온 것이 『의식혁명Power vs. Force』(Hawkins, 1995)으로 이 책은 설명과 정교화를 포함했습니다. 다음에 나온 두 권의 책 『나의 눈The eye of the I』(Hawkins, 2001)과 『호모 스피리투스 I』(Hawkins, 2003)는 영적 진실과 깨달음에 바쳐진 것이었습니다. 마지막 두 권의 책이 개인적 깨달음에 바쳐진 반면, 『진실 대 거짓』에서는 개인뿐 아니라 공적 생활과 사회에서의 의식 수준 분포와 진화에 관해 조사했습니다. 그러한 연구의 취지는, 접근 가능하고 실용적인 진실의 임상 과학을 제공함으로써 평화와 온전성에 이르는 길을 드러내고, 바라건대 전쟁 가능성을 줄이려는 것이었습니다.

이 책은 개인에 대한 초점으로, 그리고 의식 발전을 가로막는 경험적·주관적 장애에 관한 연구로 복귀합니다. 의식의 발전은 점진적인 영적 앎으로 인도하며, 계속해서 깨달음Enlightenment 자체와 같은 앞선 상태들을 예비하는 더 높은 의식 수준들로 인도합니다. 자료의 출처는 다양한데, 여기에는 50년간의 정신과 진료, 정신 분석, 25년간의 의식의 본성에 대한 연구 및 다른 곳에서 묘사한 적이 있는 변형을 불러일으킨 주관적·영적 경험들이 포함되어 있습니다.

앞서 나온 책들과 마찬가지로, 이 책에는 주요 진술에 대한 측정 수준이 포함되어 있습니다.

의식 연구의 진화하는 장에서 보다 최근에 이루어진 발견들로 인해, 운동 역학 테스트의 수행 지침이 수정되고 갱신되어 왔다는 점에 주목하기 바랍니다. (부록 C 참고)

서론

의식이라고 불리는 어디에나 퍼져 있는 보편적 에너지 장은 무한한 힘과 시간 너머의 차원을 가지며 구성상으로 비선형적이다. 의식은 '세계의 빛'인데, 그것은 의식이 나타나지 않은 것Unmanifest으로부터 나타난 것Manifest을 향해 비선형적인 무한한 잠재성으로부터 창조Creation의 펼쳐짐으로서의 그것[*]의 선형적 표현(테두리를 갖는, 지각된 물리적 영역)을 향해 방사되기 때문이다.

의식의 무한한 장이 지닌 힘과 그것의 무한한 잠재성은 물질로 나타난다. 나중에 의식의 장으로서 신성Divinity의 빛Light이 물질과 만나는 접점은 결국 생명이 지닌 독특한 성질과 에너지 자체의 출현으로 귀착된다. 비록 물질은 막대한 잠재성을 지니고 있지만, '생명'이라 명명된 존재의 장으로 진화해 나갈 타고난 성질이나 힘은 결여되어 있다. 물질 더하기 진화는 '시간' 차원을 낳는다. 그 다음에 물질 더하기 시간은 '공간'으로 표현되고, 그 뒤에 시간, 공간, 물질의 존재는 생명Life으로 표현된 신성Divinity의 한 측면인 지성을 통해 식별할 수 있다. 생명이 오직 신성Divinity의 귀결로서 방사된다는 것은 절대Absolute의 수준인 의식 수준 1,000에서 확인할 수 있다.

창조는 오직 존재의 모체 자체인 의식의 현존으로 말미암아 인식될 수 있다. 그리하여 의식은 환원 불가능한 선험적 실상이며,

---

* 비선형적인 무한한 잠재성을 가리킨다.

이로써 선형은 비선형의 주관적 앎을 통해 지각된다.

그다음 의식은 힘의 점진적 수준들을 거쳐 진화하는데 그 힘의 상대적 세기는 측정 가능하다. 이는 빛의 밝기를 재거나, 역학적 에너지의 파동이나 전파, 또는 그 유명한 전자기 스펙트럼 계층의 자기장 성분 등을 측정하는 것과도 같다.

1970년대에 생명 에너지의 이용 및 생명 에너지와 의식의 무한한 장 자체와의 상호 작용에 바탕을 둔 임상 과학이 출현했다. 이는 의식 지도의 측정 수준들로 귀착되었는데, 의식 지도는 그 후 여러 언어로 출간된 책 시리즈와 미국, 캐나다, 아시아, 유럽 등지에서 열린 수많은 강연을 통해 소개한 결과, 세계적으로 널리 알려지게 되었다.

지시된 수준들은 로그 척도에 따른, 수치로 나타낸 힘의 측정 수준들에 맞게 계층화되었는데, 이 척도는 '1'(존재를 가리키는)에서 가장 높은 수준인 '1,000'까지 이른다. 1,000은 인간계에서 가능한 최상의 에너지 장으로 전 역사에 걸쳐 불과 소수만이 여기에 도달했다. 이들은 전통적으로 위대한 화신Great Avatar(예수 그리스도, 붓다, 조로아스터, 크리슈나와 같은 세계 대종교의 창시자들)으로 지칭되었고, 선형적이고 제한된 보통의 인간 정신을 비선형적 실상Reality으로 대체한 신성한 현존Divine Presence을 통해 깨닫게 되었다. 내재로서의 신성Divine의 현존을 가리키는 참나는 고전적 문헌에서는 때로 우주심Universal Mind으로 지칭되기도 한다. 초월을 통해, 에고-자기는 비-에고 참나(Hawkins 1995, 2001, 2003을 참고할 것)로 대체된다. 이 현상은 전통적으로 '깨달음'으로 불렸다.

진실의 임상 과학의 출현에 대해서는 이전의 저작들에서 묘사한 바 있다. 의식의 무한한 장에 대한 한 가지 중요한 진술은 그것이 절대Absolute를 나타내며, 그 밖의 모든 것은 절대Absolute에 대한 상대적 존재의 정도에 관해 측정될 수 있다는 것이다. 그 장치가 운동 역학이라는 살아 있는 임상 과학인데, 이것은 없어서는 안 될 민감한 생물학적 측정 도구로서 인간 신경계를, 그리고 경락 에너지계를 통해 표현되는 것과 같은 생명 에너지를 이용한다. (운동 역학 기법은 생명이 없는 과학적 도구를 통해서는 복제될 수 없다.) 진실Truth이 현존할 때 육체의 근육 조직은 '강'해진다. 이와 대조적으로, 거짓(이것은 진실의 대립물이 아닌, 진실의 부재를 말한다.)과 맞닥뜨릴 때 근육은 '약'해진다. 이것은 빠르고 일시적인 반응이며, 제시된 자극의 진실 정도를 신속히 드러내 준다.

무한히 강력하며 오직 현존하는 영원한 의식의 장은 정전기장에 비견할 만한데, 정전기장은 현존하는 전하를 접촉시켜 활성화시키지 않는다면 움직임이 없고, 또한 전하의 접촉에 대해서는 동등한 반대 전하로 정확히 같은 정도로 반응한다. 정전기장은 그 자체로는 아무것도 '하지' 않으며 그저 반응하고 기록할 뿐이다.

정전기장과는 달리 영원한 의식의 장은 항구적이며, 그리하여 시간/공간/진화 안에서 발생했거나 그 속에서 존재한 전부를 기록한다. 그 장 자체는 시간과 공간, 혹은 알려진 모든 차원을 넘어서 있으며, 오히려 모든 차원을 포함하면서도 그로 인해 변경되지 않는다. 그 무한한 장은 편재, 전능, 전지하며 유일무이하게 절대Absolute로서 확인될 수 있는데, 진화나 존재의 모든 표현은 그것,

절대Absolute와 비교될 수 있다.

우주의 모든 것은 스쳐가는 생각조차 누락되는 일 없이, 모든 곳에 동등하게 현존하는 영원한 의식의 장 안에 영구적으로 기록된다. 물리적으로든 생각에 의해서든 이제껏 발생된 전부는 꼭 같이 이용 가능한데, 왜냐하면 그 장은 시간과 공간 너머에 있기 때문이다. '여기'나 '저기'는 없다. '지금'이나 '그때'도 없다. 전체는 모든 곳에 동등하게 그리고 영원히 현존한다.

그러므로 의식 지도는 영적 발전이나 깨달음, 자기 계발을 구하여 초월해야 하는 진화상의 의식 수준들을 이해하기 위한 매우 실제적이고 실용적인 길잡이다. 그것은 또한 최적의 의식 수준을 성취하기 위해 극복해야 하는 장애에 대한 실용적 지도를 제공해 준다. 측정치는 진실을 성립시키지 않으며 그저 진실을 확증하고 보강해 줄 뿐이다.

의식 지도

신에 대한 관점	자기에 대한 관점	수준	로그	감정	과정
참나	있음	깨달음	700 ~1,000	형언할 수 없는	순수 의식
전존재	완벽한	평화	600	지복	빛비춤
하나	완전한	기쁨	540	평온	변모
사랑하는	온건한	사랑	500	경외	드러남
현명한	의미 있는	이성	400	이해	추상
너그러운	조화로운	수용	350	용서	초월
영감을 주는	희망적인	자발성	310	낙관주의	의도
할 수 있게 해 주는	만족스러운	중립	250	신뢰	풀려남
허락하는	실행할 수 있는	용기	200	긍정	힘의 부여
무관심한	요구가 많은	자부심	175	경멸	팽창
복수심을 품은	적대하는	분노	150	미움	공격
부정하는	실망스러운	욕망	125	갈망	노예화
벌하는	겁나는	두려움	100	불안	위축
냉담한	비극적인	슬픔	75	후회	낙담

선고하는	희망 없는	무감정, 증오	50	절망	포기
보복하는	악	죄책감	30	비난	파괴
멸시하는	가증스러운	수치심	20	치욕	죽임

TRANSCENDING THE LEVELS OF CONSCIOUSNESS

/ **1부** / 200 이하의 측정 수준:
에고

개관

―의식의 진화

의식의 측정 수준들을 이해하기 위해서는 지구상에서 의식의 출현에 대해, 그리고 의식이 동물계를 거쳐 인류로서의 표현으로 진화해 온 것에 대해 요약하는 것이 도움이 된다. 관심의 첫 초점은 한계를 타고난 에고의 진화이다. 영적 작업에서 '에고'라는 용어는 심리학과 정신 분석, 그리고 카를 융이나 지그문트 프로이트의 이론들에서와는 다른 의미를 갖는다. 그 차이에 대해서는 나중에 밝히기로 한다.

에고를 적으로 보아서는 그것을 극복할 수 없다. 에고는 사람이 물려받은 생물학적 유산이며, 에고가 없었다면 누구도 살아서 그것의 한계에 대해 한탄하지 못할 것이다. 에고의 기원과 그것이 생존에 대해 갖는 본질적 중요성을 이해함을 통해 에고는 대단히 이롭지만 다스리기 힘들어지는 경향이 있다는 것과, 또한 그것이 용해되거나 초월되지 않는다면 감정적, 심리적, 영적 문제를 야기하기 쉽다는 것을 알 수 있다.

나타나지 않은 것Unmanifest으로부터 나타난 것Manifest을 향해 의식 에너지 자체가 물질과 상호 작용했으며, 신성Divinity의 한 표현으로서 그러한 상호 작용을 통해 생명이 일어났다. 그 최초의 형태에서 생명의 동물적 표현은 매우 원시적이었고 타고난 내적 에너지원이 없었다. 따라서 생존은 외부에서 에너지를 획득하는 데 달려 있었다. 이것은 식물계에서는 문제가 되지 않았다. 식물의 엽

록소는 태양 에너지를 필요한 화학 과정으로 자동적으로 변형시킨다. 동물은 주변 환경에서 필요한 것을 얻어 내야 했는데, 이러한 원리가 그 후 에고의 주요 핵심을 성립시켰다. 에고는 여전히 생존을 위해 자기 이익, 획득, 정복, 다른 유기체와의 경쟁에 주로 관여한다. 하지만 에고는 또한 호기심과 탐색, 그리하여 학습이라는 특성을 갖추었다는 점이 중요하다.

진화가 진행됨에 따라 생존 메커니즘은 지성의 성질로서 보다 정교해지게 되었는데, 정보는 지성을 통해 획득, 저장, 처리, 비교, 통합, 상호 관련, 계층화된다. 이러한 관찰 결과가 '지적 설계'론의 바탕을 이루며, 이는 신성Divinity이나 창조주Creator에 대한 그 어떤 추정도 필요로 하지 않는다. 지적 설계론은 생명 에너지의 본유적 성질이 있다는 것, 그리고 그것은 경험을 통해 정보를 획득한다는 것과 점진적 통합과 복잡성이 점점 높아지는 계층화로 정보를 처리할 수 있다는 것을 확인해 준다.

생명은 그다음에 점차 더 높은 생명 형태로 진화해 갔는데, 이것을 시간의 위대한 진화의 서사시상에서 도표화한다면, 동물계에서의 생명의 표현은 명백해지게 된다. (편의상 『진실 대 거짓』에서 도표를 옮겨 싣는다.)

▶ 지질 시대의 의식 수준

지질 시대	대략적 지속 기간 단위: 백만년	생명 형태	생명의 측정 수준
제4기	1	인간의 출현과 지배	212
신제3기	60	현생 동물과 식물	212
고제3기		현생 포유류, 곤충과 식물의 급격한 발달	112
백악기 후기	60	원시 포유류; 마지막 공룡	84
백악기 전기		꽃피는 식물, 시조새, 최초의 포유류 출현	
쥐라기	35	파충류의 다양화; 침엽수	68
트라이아스기	35	공룡의 출현; 소철류의 식물; 뼈 있는 어류	62
페름기	25	파충류의 출현. 현생 곤충. 많은 식물과 동물군의 절멸	45
펜실베니아기 (석탄기)	85	최초의 파충류, 양서류, 원시적 곤충; 씨앗 양치류; 원시적 구과 식물	35
미시시피아기 (석탄기)		원시 상어의 번성	33
데본기	50	최초의 양서류, 최초의 육상 달팽이. 원시적 육상 식물. 완족류의 번성, 육상 생물의 최초의 흔적	27
실루리아기	40	전갈, 최초의 폐어류. 산호초의 확산.	17
오르도비스기	90	최초의 어류. 삼엽충의 번성. 많은 해양 무척추 동물이 최초로 출현.	12

캄브리아기	70	최초의 해양 무척추 동물	8
원생대 (선캄브리아기)	1300 이상	원생동물	2
		시생대 조류, 지의류, 박테리아	1

가장 오래된 암석의 나이는 약 1,850,000,000년이다.

출전: 브리태니커 세계어 사전(Britannica World Language Dictionary: New York: Funk & Wagnalls Co.)

200 이하의 의식 수준에서(대부분의 조류는 제외하고), 생명이 육식성으로 묘사될 수 있다는 것은 주목할 만하다. 이들은 남을 희생시켜 에너지를 얻어 내며, 생존이 획득을 기초로 하기 때문에 남을 적수, 경쟁자, 적으로 본다. 따라서 의식 수준 200에 이르기까지 생명은 매우 경쟁적이고 이기적이다. 이들은 남을 잠재적인 적으로 보기 때문에 요즘 쓰는 말로는 소유욕이 강하고 경쟁적이며 적대적이고 극단적 표현을 쓰면 공격적이고 야만적이라 할 것이다.

의식 수준 200에서 보다 온건한 쪽으로 전환이 일어나는데, 즉 육식 동물에 더하여 초식 동물이 출현하는 것이다. 의식 수준 200 이상부터 생명의 본성은 보다 조화로워진다. 모성적 돌봄이 나타나고 더불어 남에 대한 관심, 무리에 대한 충실성, 타자와의 동일시가 출현한다. 또한 관계, 사회화, 놀이, 가족 및 부부 결합 같이 나중에 인간 본성으로 표현된 것과 공동체 활동을 통한 생존과 같은 공동의 목표를 위한 집단적 협력이 시작된다.

▶ 동물계

박테리아	1		설치류	105
원생동물	2		코뿔소류	105
갑각류	3		비비류	105
곤충류	6		명금류	125
거미류	7		비둘기류	145
양서류	17		북극곰	160
어류	20		회색 곰	160
문어	20		물소	175
상어류	24		검은 곰	180
독사	35		자칼, 여우류	185
코모도 왕도마뱀	40		늑대류	190
파충류	40		하마	190
육식 포유동물	40		자벨리나	195
(하이에나, 사자, 호랑이)			초식 동물(얼룩말, 가젤, 기린)	200
맴류	45		사슴	205
악어류	45		들소	205
공룡류	60		집돼지	205
고래류	85		엘크	210
돌고래류	95		젖소	210
철새류	105		양	210
육식 조류	105		목장의 소	210

코끼리류	210		검은 까마귀	250
원숭이류	210		고릴라	275
사육마	240		침팬지류	305
고양이류	240		예외:	
아프리카 회색 앵무새	240		알렉스	401
집고양이	245		(훈련받은 아프리카 회색 앵무새)	
경주마	245		코코(훈련받은 고릴라)	405
개	245		명금류의 노래	500
애완 돼지	250		고양이가 가르랑거리는 것	500
			개가 꼬리를 흔드는 것	500

진화가 진행되면서 두 팔을 쓸 필요가 없는 이족 동물이 출현했다. 그래서 이들은 직립하여 자유로운 두 팔로 손재주를 발전시켰고, 엄지손가락 발달의 귀결로 도구 제작 기술을 발전시킬 수 있었다.

높아진 복잡성은 인간 지성의 해부학적 소재지로서의 전뇌와 전전두 피질의 출현으로 촉진되었다. 하지만 동물 본능의 우위로 인해, 지성은 처음에 원시적 본능에 봉사했다. 그리하여 전전두 피질은 동물적 생존이라는 동기 부여에 영합하게 되었다. 대강만 관찰해 보아도 진화는 창조Creation를 나타내고 창조Creation의 기본적 성질이 진화임은 명백한데, 그것은 진화와 창조가 하나이자 동일한 것이기 때문이다.

원시인은 추정상 300만 년 전의 '루시'를 시초로, 진화의 나무에서 싹으로 나타났다. 훨씬 나중에 네안데르탈인, 크로마뇽인, 호모 에렉투스 등이 나타났는데 이들 모두가 대략 80에서 85 사이로 측정된다. 가장 최근인 약 60만 년 전에, 아프리카에서 현대인의 조상으로 추정되는 호모 사피엔스 이달투가 출현했는데 이들의 의식 수준 또한 80에서 85 사이였다.

인간 내부에서 원시적 에고의 지속은 '자만심'이라는 자기애적 핵심으로 지칭되는데, 이것은 200 이하의 측정 수준에서 자기 이익, 타인의 권리에 대한 무시, 타인을 동맹이 아닌 적과 경쟁자로 보는 원시성이 지속되는 것을 가리킨다. 인간은 안전을 위해 집단으로 뭉쳤고 상호 관계와 협력의 이로움을 발견했는데, 이것 역시 포유류와 조류 내에서 집단, 무리, 가족 형성이 이루어지는 동물의 세계의 귀결이었다.

인간의 측정된 의식 수준은 서서히 진화했다. 붓다의 탄생 당시, 전 인류의 집단적 의식은 90으로 측정되었다. 그다음 예수 그리스도의 탄생시에는 100으로 상승했고, 지난 2천 년간 서서히 진화하여 190에 도달한 뒤 1980년대 후반까지 수 세기 동안 그 상태로 머물러 있었다. 그다음에 1980년대 후반, 조화로운 수렴Harmonic Convergence의 시기 무렵 갑자기 190에서 204-205로 도약했다. 이후 2003년 11월까지 그 상태로 머물다가, 205에서 현재의 수준 207로 갑자기 도약했다. 현재는 전 인류의 78퍼센트 가량이 의식 수준 200 이하로 측정되지만, 미국에서는 그 수치가 49퍼센트에 불과하다. 중요한 것은 80퍼센트에 가까운 세계 인구의 의식 수준이 여전히 200 이하이고, 따라서 원시적인 동물 본능, 동기, 행동

에 지배되고 있다는 것이다. (심야 뉴스에 반영되는 것처럼)

측정된 의식 척도상에서 의미심장한 것은 200이라는 임계 수준에서 진실과 거짓이 분화된다는 것이다. 따라서 200 이상의 수준은 로그값으로 상승하는 힘power의 수준들을 가리키고, 200 이하의 수준은 낮은 힘force에 대한 의존을 가리키는데, 낮은 힘은 감정적, 물질적, 사회적 표현을 비롯한 그 어떤 표현이라도 가질 수 있다. 이에 대한 식별을 나타내는 것이 "펜(이데올로기)은 칼(낮은 힘)보다 강하다."는 금언이다.*

의미심장한 것은 뇌 생리 또한 의식 수준 200에서 극적으로 변한다는 것인데, 200은 생명의 성질이 인간뿐 아니라 동물계에서도 포식성에서 온건함으로 변하는 수준이다. 이것은 사적인 자기에 대한 관심만이 아니라 타인의 복지, 생존, 행복에 대한 관심이 출현하는 것으로 표현된다. 돌봄과 영적 성장에서의 진화가 갖는 이로움은 다음 도표에서 명확히 드러난다.

---

* 의식 지도에서 숫자는 상용로그의 지수를 나타내며 또한 의식의 에너지 장의 힘의 세기를 가리킨다. 예를 들어, 의식 수준 150으로 측정되는 것의 힘의 세기는 10을 150번 곱한 것과 같다. 의식 수준 400으로 측정되는 것의 힘의 세기는 10을 400번 곱한 것과 같다. 의식 지도상에서 숫자의 작은 차이에 불과한 것이 힘의 세기에서는 큰 차이를 나타낸다.

▶ 의식 수준과 행복률의 상호 관련

수준	로그	행복률(%)
깨달음	700-1000	100
평화	600	100
기쁨	540	99
무조건적 사랑	540	96
사랑	500	89
이성	400	79
수용	350	71
자발성	310	68
중립	250	60
용기	200	55
자부심	175	22
분노	150	12
욕망	125	10
두려움	100	10
슬픔	75	9
무감정, 증오	50	5
죄책감	30	4
수치심	20	1

에고 역동에 대해서는 다음에 나오는 장들에서 살펴볼 것이다. 에고 역동을 특정 수준에 적용함으로써 주제에 대한 상세한 설명이 가능해진다.

01
TRANSCENDING THE LEVELS OF CONSCIOUSNESS

수치심: 절망 (측정 수준 20 이하)

서론

이 수준은 위험스러울 만큼 죽음에 가깝다. 죽음은 의식적 자살로서 선택될 수도 있고, 혹은 삶을 연장하기 위한 조처의 불이행으로 보다 미묘하게 결정될 수도 있다. 이 수준에서는 방치나 무관심, 부주의, 사고에 의한 죽음이 흔하다. 누구나 '창피'를 당하고, 명예를 잃어버리고 혹은 '존재를 무시당한 사람'이 된 것 같은 고통에 대해 알고 있다. 사람들은 수치심에서 목을 매달고 눈에 띄지 않기를 바라며 슬그머니 도망친다. 추방은 수치심의 전통적 동행이며, 인류가 기원한 원시적 사회들에서 그것은 죽음과 맞먹는다. 이것이 불인정과 거부, 실패에 대한 두려움의 바탕에 있는 것이다.

방치나 신체적·감정적 학대, 성적 학대와 같은 어린 시절의 경험은 수치심으로 인도하며, 나중에 이런 문제가 해결되지 않는다면 한평생 성격을 왜곡한다. 프로이트가 단정한 것처럼 수치심은 신경증을 낳는다. 수치심은 감정적·심리적 건강에 해로우며, 낮은 자존감의 귀결로서 육체적 질병을 일으키는 경향이 있다. 수치심을 바탕으로 하는 성격은 수줍고 위축되어 있으며, 내향적이고 자기 비하적이다.

수치심은 학대의 도구로 이용되며, 수치심의 희생자들은 종종 잔인해진다. 수치심을 느끼는 아이들은 동물을 학대하며 서로를 학대한다. 고작 20대의 의식 수준에 있는 사람들의 행동은 위험하다. 이들은 편집증은 물론 비난성 환각을 일으키는 경향이 있고, 일부는 정신병자가 되거나 기괴한 범죄를 저지른다.

일부 수치심이 기저에 깔려 있는 개인들은 완벽주의와 완고함으로 보상하며 강박적이고 편협해진다. 이에 대한 악명 높은 사례는 자경단을 조직하는 도덕적 극단주의자들인데, 이들은 자신의 무의식적 수치심을 타인들에게 투사하고, 그다음 그들에게 정당한 공격을 가하는 것이 당연하다고 느낀다. 연쇄 살인자들은 수치심, 증오, 성적 도덕주의를 행동화하는 일이 종종 있는데 이 성적 도덕주의에는 '나쁜' 여자들에 대한 응징이라는 정당화가 들어 있다. 수치심은 성격의 전 수준을 끌어내리기 때문에 다른 부정적 감정에 대한 취약성을 낳고, 따라서 그릇된 자부심과 분노, 죄책감을 일으키는 일이 많다.

임상적 측면

심한 우울증은 사람을 무력화하고 생명을 위협할 수 있는 심각한 의식 수준이다. 이것은 개인만이 아니라 무감정으로 죽거나 자살하기조차 하는 큰 집단의 사람들 대부분에게 일어난다.

절망은 무력함과 희망 없음을 특징으로 하고 따라서 기력 없는 상태로 묘사되며 지옥처럼 견디기 힘들다. 살려는 의지는 실종되지만 맨 밑바닥에 있으므로 에너지의 결핍으로 인해 자살이라는 행위조차 가능하지 않다. 수동적 자살은 먹지 않거나 육체적 필요를 채워 주지 않아서 일어난다. 역설적으로 사람은 우울증의 심각한 무감정에서 빠져나와 더 많은 에너지를 얻음에 따라 자살을 감행할 수 있게 된다. 이는 항우울제가 특히 아이들과 청소년의 자살을 '유발'할 수 있다는, 오해받고 있는 임상적 역설을 설명해 준다. 이것은 항우울제가 사용되기 훨씬 전부터 오랫동안 임상에서는 유명한 현상이었다. 무감정성 우울증이 개선되기 시작할 때, 초조성 우울 단계가 출현하는데 여기에는 자살을 감행할 에너지가 존재한다. 예전에 항우울제가 사용되기 전에는, 환자들이 무감정에서 초조성 우울 단계로 '개선'되면 철저한 감시하에 놓였다. (Hawkins, 2005)

수치심은 또한 자기혐오의 반영이며, 이것이 외부로 향할 때 살인에까지 이르는 심각한 공격을 초래할 수 있다. 무분별한 동급생 살인범의 상당 비율이 항우울제를 복용중이었다는 언론 보도는 주목할 만하다.

우울증에 동반되는 것은 뇌생리의 큰 변화들 및 노어에피네프

린과 세로토닌 같은 중요한 신경 전달 물질의 부족이다. 우울증을 일으키는 성향은 강한 유전적·카르마적 요인들을 포함하며 종종 가족성을 나타낸다. 우울증은 또한 알코올 중독에 대한 취약성과 상관이 있다. 성인 중에서 최소한 3분의 1이, 생의 어느 시기에 심각하거나 꽤 심한 정도의 우울증을 앓게 될 것으로 추산된다.

임상적으로 우울증에는 대개 전문가의 도움이 필요하다. 문제를 한층 복잡하게 만드는 것은, 진짜 자살 경향성을 상대적으로 보다 빈번한 자살 제스처나 자살 위협과 구별하는 것이 또한 어렵다는 것이다. 자살 제스처나 자살 위협은 흔히 대인 관계 및 분개를 포함하는 어떤 다른 문제에서 비롯된다.

심각한 정도의 우울증이 적당한 조건하에서 극복될 수 있긴 하지만, 그것은 사실 보호와 지지의 필요성뿐 아니라 정신과적 도움이나 다른 전문가의 임상적 도움의 필요성을 가리킨다. 희망 상실과 살려는 의지의 상실은 동반되는 우울증과 더불어, 고립되어 있는 외로운 이들, 노인들, 스트레스가 심한 심리적 소모를 겪은 보통 사람들에게서 빈번하게 일어난다. 심한 스트레스에는 이혼, 재정난, 사랑하는 사람의 죽음, 애도 과정 자체와 같은 것이 있다. 자살은 청소년 사망의 제일 원인이다.

다른 질병과 마찬가지로, 주요 감정 문제들은 육체적, 정신적, 감정적 요소들로 구성된다. 또한 카르마적 영향력은 물론이고 그 밖에 대인 관계 요인 및 사회적 요인들이 있을 수 있으며, 회복을 위해서는 그러한 요인들의 일부 혹은 전부를 처리하는 것이 필요할 수 있다. 진단되지 않은 기능적 저혈당증과 같이 표면상으로 단순한 신체적 문제 또한 주된 기여 요소일 수 있다. (많은 우울증 환자가 단순히 설탕을 피하는 것으로 회복되었다.) 적절한 도움을 구하거나 받아들이지 못하는 것은 자부심(영적), 부정(심리적), 혹은 단순히 무지(카르마적) 때문인 경우가 많다. 그다음 기분 변동은 대인 관계와 고용(예 직장 내 살인과 직장 내 분노)에조차 영향을 미친다. 겸손함을 가질 때, 모든 기여 요인을 살펴볼 수 있고 매우 심각하고 거의 치명적인 상태에서도 회복될 수 있는데, 이는 영성에 기초한 치유 모임들에서 흔히 볼 수 있다.

죽음의 매력

누구나 죽음을 두려워하고 혐오한다는 것이 일반적 추정이긴 하지만, 역설적으로 죽음 또한 적당한 조건하에서는 하나의 매력(괴로움의 끝)으로, 혹은 최후의 복수 행위, 영웅적 희생이나 자기 연민의 극단적 행동화로 보인다. 또한 '죽음의 낭만'이 있어서, 이를 통해 죽음은 그 고유한 드라마를 찬양받는다. (전설, 오페라, 『로미오와 줄리엣』 같은 소설)

죽음의 스릴은 로마의 콜로세움, 결투, 자동차 경주로, 전쟁 행위에 스며들어 있다. '죽음과 희롱'하는 것 또한 위험 부담이 높은 매력(예 오토바이족의 해골 바가지 그림 재킷과 문신)이다.

죽음은 또한 의식으로 치러질 수 있고(할복자살), 말들이 느릿느릿 관을 끌고 가는 국장 행렬이 뒤따르는 장례식을 통해 엄숙하게 기려진다.

프로이트는 '타나토스'(삶의 본능인 '에로스'와 대비되는)라는 내재하는 죽음의 본능을 가정했는데, 이는 원시적 무의식 속에 깊이 파묻힌 채 거기서 잠재적 영향력을 행사한다. 이 죽음의 본능의 영향력은 주입을 통해 강화될 수 있다. (가미카제 조종사, 이슬람 자살 폭탄 테러범, 사교의 집단 자살) 현재 이슬람 극단주의자들 사이에서는 광신적 자원자들이 줄을 잇고 있다. ("우리는 삶이 아닌 죽음을 숭배한다." 빈 라덴은 이렇게 말했다.) 그러므로 '죽음의 교'가 있는데, 이것은 인상받기 쉬운 순진한 젊은이들에게 매력적이다. 이들은 자살뿐 아니라 동시에 무고한 이들을 대량 살육하도록 유도받는다. 2차 대전 기간에는 수많은 가미카제 자원자가 있었다. 이렇듯 극적인 퇴장은 독특한 매력과 극적 매혹을 갖는다. 가장 일반적으로, 자살은 믿음이나 희망의 상실에 따른 절망과 자포자기의 행위이다.

영적 측면: 영혼의 어두운 밤

신에게 버림받은 느낌과 절망의 상태는 전반적 우울감으로 귀착되며, 단테가 "여기 들어온 너희는 모두 희망을 버려라."라고 묘사한 지옥Hell의 경험적 하층들에 비길 만한 시간 경험의 변질을 포함할 수 있다. 이 상태는 또한 격렬한 내면의 영적 작업의 귀결로서 나타난 일시적 국면일 수도 있는데, 이는 특히 조심성을 내팽개치고 의식의 맨 밑바닥 수준들을 탐색하는 헌신자에게 그렇다. 의식의 맨 밑바닥 수준에서 헌신자는 에고를 포기하고 모든 의심을 버릴 필요가 있음을 본능적으로 감지한다. 그래서 이 상태는 에고 자체를 완전히 버리기 전에 영적 진실의 내적 확인에 도달할 필요를 나타내는 것일 수도 있다. 묘한 일이지만, 이는 헌신적 무신론자가 실제의 무신無神이 진실인지, 혹은 신 없이 생존이라도 할 수 있는지 여부를 증명하려고 할 때 걷는 바로 그 길일 수 있다. 심한 영적 우울증은 에고가 생존을 위해 싸우는 동안에 딛고 있는 마지막 발판을 상징할 수 있다. 에고의 기본적 환상은, 자신이 신이며 자신 없이는 죽음이 초래되리라는 것이다. 그래서 '영혼의 어두운 밤'으로 묘사된 것은 사실상 에고에게 어두운 밤이다.

에고의 핵심과의 대면은 예기치 않게 일어날 수 있으며, 또한 집착과 함께 에고의 환상 및 소중히 품어온 그릇된 영적/종교적 신념과 신에 대한 공상을 놓아 버린 귀결일 수 있다. 신에 대한 공상이란, 예컨대 신이 애걸복걸이나 흥정('천국의 문고리를 붙잡고 흔드는')에 응답하리라는 것이다: "오 신이여, 제가 당신을 위해 어떤 고통을 겪고 있는지 보십시오."

역설적으로 영혼의 어두운 밤이 종종 의미심장한 영적 진보를 표시하는 것은, 어둠 속에 있는 건 실제로 영혼(참나)이 아니라 에고이기 때문이다. 사람은 오직 내려갔던 만큼 올라갈 수 있다는 영적 금언이나 예수 그리스도는 겟세마네 동산에서 피땀을 흘렸고, 붓다는 뼈가 부러지고 악마의 공격을 받는 것 같았다고 전했다는 것을 기억함으로써 다소라도 위안을 얻을 수 있다.

영적 좌절과 캄캄한 절망의 구렁텅이에서, 뒤따라야 할 필요한 인식Knowingness은 영적으로 모든 두려움은 환상이라는 것이다. 에고의 내적 핵심이 생명의 근원 자체라는 신념과 함께 사람이 소중히 붙들고 있는 모든 것을 완전히 놓아 버려도 괜찮은 이유는, 그러한 경험이 아무리 강렬해 보일지라도 그것은 근원이 아니기 때문이다. 포기하고 신에게 넘기는 데 대한 마지막 장벽은, 존재의 핵심 자체의 표면상으로 환원 불가능한 토대이다. 그렇게 해도 괜찮은 이유는 그것이 진실이 아니기 때문이다.

그 근원, 환원 불가능한 핵심, 자신의 생명의 본질로 보이는 것을 내맡김과 더불어, 카르마적으로 적절한 때에 문이 열리고 현존Presence은 신성Divinity의 광휘Radiance를 내뿜는다. 사적인 '나'는 마음과 더불어 영원Eternal의 무한한 '나' 속으로 녹아 드는데, 거기에는 심원한 평화와 모든 시간을 넘어선 하나임Oneness의 상태가 있다. 이 상태는 마음이나 에고의 귀결이 아니라 그러한 것이 기능하기를 그칠 때 대신 들어서는 것이다. 최후의 걸음을 내딛는 데는 용기, 확신, 깊은 내맡김이 필요하다. 진동 형태의 진실Truth과 진정한 스승의 오라가 최대로 도움이 되는 곳이 바로 여기인데(역사적인 '구루의 은총'), 붓다든 그리스도든 크리슈나든, 혹은 곧바로 신이든 간에 자신이 선택한 스승, 구세주Savior, 궁극의 영적 실상을 부르는 일 역시 큰 도움이 된다.

경험상으로 영혼의 어두운 밤의 또 다른 형태는 높은 상태(헌신적 기쁨이나 황홀경과 같은)에서 추락한 귀결로 일어나는데, 그것은 기독교 성인들의 삶에서 자세히 묘사된 것과 같다. 그것은 마치 '사랑하는 이Beloved에게서 버림받은' 것과 같다. (알반 버틀러가 지은 『버틀러의 성인들의 삶Butler's Lives of the Saints』을 보라.) 이는 '선업을 다 썼기' 때문에 일어날 수 있으며, 뒤이어 카르마적 집착과 경향들 나머지가 처리되어 신에게 내맡겨지기 위해 표면으로 떠오른다. 그중 일부는 자기혐오, 신에 대한 분개처럼 뿌리가 깊은데, 괴로움에 대한 신념들(예 '고통은 신의 총애를 얻는 데 도움이 될 것이다.' 등)에 달라붙어 있는 소중한 신념들 역시 마찬가지다.

영혼의 어두운 밤에는 일정한 신념에 대한 믿음이 실제의 실상Reality과 맞선다. 신에 대한 모든 신념은 타인에게서 비롯되고 전해진 간접적 정보이므로 이러한 것조차 내맡겨져야 한다. 그렇게 해야 하는 이유는, 오직 고양이만이 고양이임으로 말미암아 고양이로 존재하는 것이 어떤 것인지를 진실로 안다는 비유를 살펴봄으로써 알 수 있다. 고양이는 고양이로 존재함에 '대하여' 알지 못하며 어떠한 신념 체계도 갖고 있지 않다. 따라서 신에 대한 모든 그릇된 신념은 경험적 실상Reality에 대해 외래적이다. 깨달음에 이르는 문은 '모른다'는 깊은 정직함을 거친다.

참나로서, 혹은 내재적 신God Immanent으로서 내면의 신성Divinity의 경험은 초월적 신God Transcendent에 대한 신념과는 전혀 다르다. 붓다가 신에 대한 모든 묘사나 명명을 피하라고 권했던 것은 바로 이 때문인데, 그것은 깨달음Enlightenment이란 자기 인식[*]이 정체[**]에 대한 자기 인식Self-knowing의 조건 혹은 상태이기 때문이다. 이러한 조건 혹은 상태에서는 자기自己와 같은, 그것으로 참나를 묘사할 '이것'은 없다. 그러한 조건 혹은 상태는 스스로 빛을 발한다[***]고

---

[*] Self-knowing, '참나 인식'이라는 의미를 함께 갖는다.
[**] Identity, 대문자로 시작되었으므로 에고나 자기가 아닌 '참나'라는 정체를 가리킨다.

묘사하는 것이 가장 낫고, 그러한 상태에서 인식Knowingness은 그것 자체의 실상Reality이다. (이 주제에 대해서는 다음에 나오는 장들에서 다시 다룰 것이다.)

특히 서양의 종교에서는 '카르마'라는 용어가 쓰이지 않지만, 그럼에도 불구하고 그것은 기본적 실상이다. 카르마는 사후에 영혼의 운명을 결정하는 영적 책임이기 때문이다. 카르마라는 용어는 또한 인간 존재에 내재한 영적 문제들을 포함하는데, 그러한 영적 문제에는 인류가 제한된 영적 이해('무지')를 특징으로 한다는 사실이 포함된다. 그리하여 인간 삶의 목적은 위대한 종교적·영적 스승들이 드러내 준 것과 같은 영적 진실을 통해, 이러한 상속받은 한계를 극복하고 초월하는 것이다.

'카르마'는 서구인의 정신에서 재탄생, 윤회, 혹은 다수의 인간 생과 혼동을 일으키는 일이 많다. 일반적으로, 카르마란 영혼이 기원과 운명에서 공히 진화적이라는 것과 영혼은 자신의 결정에 책임이 있다는 사실을 가리킬 뿐이다.

누구나 날 때부터 이미 특정한 의식 수준을 가지고 있다. 실용적으로, 그러한 조건이 어떻게 생겨났는지는 무관한 것으로 보일 수 있다. 의식 연구는 물론이고 다양한 종교에서 다른 설명을 제공한다. 그 이유야 어떻든 간에, 각 개인은 진화 과정에서 자신이 처해 있는 바로 그곳에서부터 나아가야 한다. 하지만 카르마에 대한 이해가 없다면 개인의 환경은 우연적이거나 변덕스럽게 보일

*** Self-effulgent, '참나의 빛을 발한다.'는 뜻을 함께 갖는다.

테고, 그래서 그것은 모든 창조Creation가 신성한 조화Divine Harmony, 정의Justice, 균형Balance의 반영임을 입증하는 의식 연구의 발견들과 일치하지 않는 것처럼 보일 것이다.

카르마적 절망

카르마적 절망은 비극적인 대사건이나 재앙을 통해 경험되는 일이 많다. 또한 인간으로 존재한 것의 귀결일 뿐인 인간의 집단적 카르마가 있다. 인간의 집단적 카르마는 집단적 조건으로 표현될 수도 있는데, 이러한 조건은 인종적, 종교적, 지리적인 것일 수도 있고 과거의 행위나 동의同意로 인해 다른 방식으로 정렬되어 있을 수도 있다. 카르마는 선형적이며, 영혼을 통해 전달되고, 의지에 따른 유의미한 행위의 귀결로서 상속된다. 카르마가 표면상으로 부정적인 귀결일 가능성은 인간 역사로부터 쉽사리 추론해 낼 수 있는데, 인간 역사는 고의적이고 방자한 신성 모독 행위는 물론 무고한 이들에 대한 무익한 살육에 빈번히 반복적으로 휩쓸렸다. (즉, 부정적 카르마)

부정적 카르마의 귀결인 듯 보이는 것에 휘말리는 것은 이전의 의견 일치 그리고/혹은 참여의 결과이다. 그래서 검투사의 죽음에 환호하는 것은 카르마적으로 의미심장한데, 이는 고통과 괴로움 혹은 타인의 죽음에서 섬뜩한 만족감을 취하는 것이기 때문이다. 단두대의 작동에 환호하는 것은 그것의 카르마적 귀결에 합류하는 것이다. 자신의 손으로 직접 정의를 세우는 일은 카르마적 위험성을 안고 있는데, 그 이유는 "주께서 이르시되, 정의는 나의 것이니라."이기 때문이다. 신성Divinity이 절대적 정의를 보증한다는 믿음은 표면적으로 불의한 세계에서는 수용하기 어렵다. 신의 절대적 정의와, "너희가 심판받지 않으려거든, 남을 심판하지 말라."를 믿는 것이 낫다. 그것은 "너희 중에 죄 없는 자가 먼저 돌로 치라."를 기억하는 것이 좋기 때문이다.

신성한 정의Divine Justice(카르마의 법칙Laws of Karma)에 대한 유용한 설명은, 어디에나 있고 모든 것을 다 아는 무한한 의식의 장은 신성Divinity의 광휘Radiance 자체이고, 그 속에서는 아무리 사소해 보이더라도 모든 지나가는 사건이 다 기록된다는 각성이다. 사람은 태어날 때 의식의 무한한 장 자체 속 선형적 장의 성질의 한 귀결로서 전체적 카르마의 장과 자동적으로 정렬된다. 그래서 오직 의지에서 나온 행위를 통해서만, 하나의 실체는 자신의 운명을 불러일으킬 수 있다. 사람의 의식 측정치는 내적 결정과 의지에서 나온 행위에 좋게든 나쁘게든 영향받으며, 그것의 한 귀결로서 개별적 실체는 어떤 '끌개장'(『진실 대 거짓』을 볼 것)에 지배되는, 자신에게 적절한 의식 수준에 이끌린다. 이렇듯 사람의 의식 수준은 카르마적 유산을 반영한다.

의식의 본성에 대한 전체적 이해에서 볼 때, 정의(카르마)는 의식의 전체적인 무한한 장 내에서 영혼의 진동이 상호 작용한 귀결로서 자동적이라는 것을 알 수 있다. 진실과 의식 측정 연구의 과학은, "머리카락 한 올이라도 세지 않고 넘어가는 일이 없다."는 성경 구절을 확인해 준다. 신성Divinity의 무한한 장은 전부를 다 알고 있고, 정의는 이를 통해 자동적으로 승리한다. 인류의 공상은 인격신의 무의식에서 투사된 것들인데, 인격신은 복수하고, 질투하고, 노여워하며 재난의 '원인'으로 지목된다. 하지만 그동안 인류 역사에서 발생한 것보다 더 높은 비율의 자연재해가 인간이 존재하기도 전에 일어났음이 분명하고, 그러한 자연재해는 사실 공룡 시대의 종말을 부른 조건이었다고 추정된다.

요약해 보면, 일반적으로 알려진 바와 같이, 카르마(영적 운명)는 의지에 따른 결정의 귀결이며 육체의 죽음 뒤에 영적 운명(천상계들, 지옥들, 연옥, 혹은 이른바 안쪽 아스트럴 면들[바르도들])을 결정한다. 또한 영적 운명에는 인간 물질계에서 환생하는 선택지도 포함되는데, 의식 측정 연구에 따르면 이는 개인의 의지에 따른 동의가 있어야 한다. 이렇듯 모든 인간은 동의에 따라 이 길을 선택한 것이다. 더구나 의식 연구는 현상이 어떻든 간에 모든 사람이 영적 진화를 위한 최적의 조건하에서 태어난다는 것을 확증한다.

카르마는 사실 책임성을 의미하며, 이전의 영적 연구에서 언급한 것처럼 모든 실체는 우주에 책임이 있다. 또한 긍정적 카르마(선행, 기도, 사심 없는 봉사, 사비로운 행위 등)는 부정적 카르마('악업')를 보상하고 해소할 수 있다는 사실도 널리 알려져 있다. 이 과정에서 '공덕'이 쌓이는데, 때로는 파란만장한 삶에 직면해서 공덕을 빼 쓸 수조차 있다. 영적 진보는 일반적 세상에서의 존재 방식을 이득을 쫓는 거래로 바라보지 않고 선의, 용서, 사랑임을 선택하는 데서 자동적으로 뒤따라 일어난다.

자신의 '카르마'를 녹인다는 것은 이번 생뿐 아니라 역사적인,

잊혀진 지 오래된 진화상의 측면들 또한 포함하는 것이다. 영적 작업은 인간의 집단 무의식의 측면들은 물론 억압된 태도, 생각, 신념들을 개인의 무의식으로부터 끌어올릴 수 있는데, 인간의 집단 무의식은 융의 원형들의 차크라계(예 아이의 가슴, 전사의 비장, 청소년의 순진성 등)에 비길 만한 것에 강력하게 정렬된다. 인간 발달의 본성으로 인해, 성숙하고 지적으로 완전히 성장한 어른조차 억압되었거나 잊혀진, 그러나 여전히 기능하는 유아적이고 아이 같은 욕구들을 간직하고 있는데 이러한 유아적 욕구는 부지중에 작용한다. 가장 흔한 것 중 하나가 '좋은 나'와 '나쁜 나' 사이에서 무의식적으로 균형을 잡는 일이다. (이것은 분리되고 구획된 '지킬과 하이드 성격 장애'의 영역이다.) 선악의 양분은 여러 가지 심리적 어려움의 근원일 수 있는데, 그중에서 가장 흔한 것이 '나쁜 나'를 타인들에게 투사하는 것이다.

집단: 지역적, 상황적인 재앙

심한 가난, 박탈, 기아는 이전의 책(『진실 대 거짓』 14장)에서 묘사하고 설명한 바와 마찬가지로, 세계 전 지역과 문화, 주요 지방에서 지리적으로 풍토적이다. 그러한 것들은 높은 출생률과 높은 유아 사망률, 짧은 수명, 높은 유병률, 내정의 혼란, 부족간의 전쟁, 잔학 행위, 대량 살육을 특징으로 한다.

의식 연구는 지역적으로 풍토적인 가난이 집단 카르마에서 기원하며 유전적 전달과의 상호 관련 속에서 그 자체를 표현한다는 것을 확증해 준다.

사람과의 초기 형태(측정 수준 85-90)들이 왔다가 갔는데, 호모 사피엔스는 진화의 관점으로 보면, 진화의 나무에서 극히 최근에야 출현했다. 사실 지금 시기에 인간 집단의 대다수(78퍼센트)는 200 이하로 측정되며, 이 집단은 따라서 그러한 수준과 일치하는 경험들을 일으키고 끌어당긴다.

각각의 측정된 의식 수준은 그 밑에 있는 수준들을 넘어선 진보를 가리킬 뿐만 아니라, 한때 그보다 높이 올라갔던 이들이 고의적 선택의 귀결로서 추락한 바로 그 수준을 나타낼 수도 있다. 이 하향하는 수준은 대단히 유명한 정치 지도자들의 사례에 잘 기록되어 있는데, 이들은 400대로 측정되는 온전하고 이상주의적인 지도자로 출발했으나 나중에 과대망상증이 발생한 귀결로 아주 낮은 수치로 무너져 내렸다. (나폴레옹, 히틀러 등) 동일한 현상이 이스터 섬을 비롯하여 그동안 출몰한 다른 사회들과 같은, 집단에서는 물론 보통의 개인들에게서 일어난다.

일반적으로 부정적 카르마로 알려진 것은 때로 '빚'으로 지칭되는데, 예를 들면 이렇다. "우리가 우리에게 빚진 자들의 빚을 탕감해 준 것처럼 우리가 진 빚을 탕감해 주옵시고" 비록 의지에 따른 결정은 카르마적 귀결을 갖지만, 적절한 영적 정렬과 봉헌을 통해 그러한 귀결에서 회복하는 것이 가능하다.

사람들이 영적으로 진화할 때, 상승된 수준 각각에는 그에 따르는 시험이나 유혹이 있는데 부주의한 이들은 거기 넘어갈 수 있다. 그중에서 가장 유명한 것은 물론 부, 권력, 명성(자부심에는 멸망이 따른다. 권력은 부패한다, 절대 권력은 절대로 부패한다. 등)이다. 이것은 분석적으로 '루시퍼적 유혹'으로 묘사되며 이는 힘 자체를 위한 힘이나 혹은 타인을 지배하는 힘에의 유혹이다. 오류의 원천은 힘의 근원을 신성Divinity이 아닌 에고 '나'에게 돌리는 것이다. 비슷한 추락이 세속적 세계에서 나타나는데, 세속의 기업 CEO들은 현실감을 완전히 상실하고 무제한적 힘에 대한 욕심에 굴복하는 듯하다. 수치심은 또한 영적/종교적 지위와 영향력을 남용한 귀결이기도 한데, 이는 한때 세계적 명성과 막대한 부를 누렸던 추락한 구루들의 재앙에서 볼 수 있는 것과 같다.

많은 세계 문학에 우화가 포함되어 있는데, 예를 들면 구약의 우화와 나중에 일신교의 발생으로 대체된 다른 종교들의 우화는 물론 그리스 신화와 게르만 신화에 나오는 우화들이 있다. 영적 작업이 힘겨울 수 있다는 것은 기독교 성인들에 관한 기록된 역사에서 입증된다. 그중 많은 것이 성 안토니우스의 '유혹'과 성 아우구스티누스의 '고백록'에 적절히 묘사되어 있다. 붓다 또한 자신이 환상들의 공격과 마라(환상)라는 부정적 '악마' 에너지들의 공격을 받았던 일에 대해 묘사했다.

종전의 연구로부터, 모든 사람이 카르마적 기회에 대해 최적인 조건하에서 태어난다는 것은 분명해졌다. 그러므로 분별하지 않

---

* 우리말 주기도문에서 '우리가 우리에게 죄지은 자를 사하여 준 것같이 우리 죄를 사하여 주옵시고'에 해당하는 영어 주기도문은 'Forgive us our debts as we forgive our debtors.' 이다.
** alignment, 저자의 설명에 따르면 정렬이란 같은 방향, 즉 한 방향으로 줄을 서는 것이다. 하나의 방향을 향하기보다는 서로에 대한 관여와 통제가 우세한 200 이하의 의식 수준에서는 '정렬'이 불가능하다고 한다.

는 것이 현명한데, 왜냐하면 불행이나 재앙으로 보이는 것이 해소해야 할 부정적 카르마를 가진 이들에게는 해방에 이르는 문일 수 있기 때문이다. 그리하여 표면적으로 파국적인 사건들은 영혼의 진화를 위해 필수적이고 필요한 요소일 수 있다.

초월

절망의 밑바닥에서는 에너지가 고갈되고 생존에의 의지조차 말라붙는다. 종종 지옥Hell과 절대적 절망의 수렁 속에서야, 심지어 육체의 죽음이 임박한 지점까지 가서야 에고는 내맡겨질 수 있다. 극심하고 영원한 참을 수 없는 고통 속에서 영혼은 "신이 계시다면, 저를 도와주십시오."라고 간청할 수 있는데, 그와 함께 큰 변형이 일어난다. 이는 "천국과 지옥은 종이 한 장 차이"라는 선불교의 가르침이 진실임을 확인해 준다. 이상야릇하게도 에고는 신이 틀렸음을 증명하기 위한 시도로서 이 지점에 도달할 수 있는데, 에고의 그러한 시도에는 자신의 육체적 죽음(에고는 지푸라기라도 붙잡으려고 한다.)까지 포함된다. 이렇듯 마지막 순간까지 에고는, 죽음은 하나의 실상이되 신은 그렇지 않음을 증명하기 위해 발버둥 친다.

수치심의 이원성

수치심은 자기와 참나의 실상을 모두 부정한 귀결이다. 이것은 정상적 삶에서는 일시적이지만 하나의 우세한 의식 수준으로서는 영적 진화에 대한 매우 큰 장애를 나타내고, 심할 때는 육체적 생존을 위협하기조차 한다.

▶ 수치심의 이원성

매력적인 것	혐오스러운 것
자기 처벌	자기 용서
우울	삶을 선택한다.
시비분별	신의 자비에 내맡긴다.
부정성	위치를 놓는다.
움츠린다, 숨는다	눈에 뜨인다.
무가치한 존재로서의 자기	삶이라는 선물을 긍정한다.
고정된 자기관	수정 가능한, 유연한
선고한다	용서한다
굴욕	자기 가치를 선택한다.
명예 훼손	자기 존중
자기혐오	자기 용서
심한	온건한
균형을 상실한	양쪽을 다 본다.
자기를 비난한다.	에고의 무지를 비난한다.
결함을 과장한다.	한계를 초월한다.
편파적이고 선택적인 관점	균형 잡힌 전체적 관점
패배자로서의 자기	교정되는 존재로서의 자기
막다른 길	새로운 것의 시작

사랑할 수 없는	신의 자녀로서 가치 있는
용서할 수 없는 오류	교훈으로서의 오류
자기애적 태도	타인에 대한 관심
자기에게 봉사한다.	생명에 봉사한다.
관대한 자기 평가	이기적 위치를 놓는다.
삶의 중심으로서의 자기	삶의 참여자로서의 자기
자기에게 초점을 맞춘다.	타인에게 초점을 맞춘다.
'해야만 했어.'	그때는 할 수 없었다.

TRANSCENDING THE LEVELS OF CONSCIOUSNESS **02**

죄책감과 보복적 증오 (측정 수준 30)

서론

죄책감은 조종과 처벌을 위해 우리 사회에서 비난의 형태로 흔히 이용되며, 이는 후회, 자책, 피학 성애 및 피해자 역할의 그 모든 증상*과 같은 각양각색의 표현으로 그 자체를 나타낸다. 무의식적 죄책감은 심인성 질환, 사고 경향성, 자살 행동을 낳는다. 수많은 사람이 평생에 걸쳐 죄책감과 싸우는 반면, 어떤 이들은 도덕관념 없이 죄책감을 완전히 부정함으로써 그것을 피하려고 필사

---

* 미국의 심리학자 오퍼 추어(Ofer Zur)는 "미국은 피해자들의 국가가 되었고 만인이 피해자의 지위를 얻기 위해 경쟁하고 있다."라고 주장하며 피해자의 전형적 태도를 다음과 같이 요약했다. 1) 일어난 일에 대해 책임지지 않는다. 2) 도덕적으로 항상 옳다. 3) 무책임하다. 4) 영원히 동정 받을 자격이 있다. 5) 부당한 취급을 받은 데 대한 도덕적 분노를 느끼는 게 당연하다.

적으로 시도한다.

죄책감의 지배는 결국 '죄'에 사로잡히게 만든다. 죄에 사로잡혀 있는 것은 용서할 줄 모르는 감정적 태도인데, 강압과 통제를 위해 죄책감을 이용하는 종교 선동가들은 이러한 태도를 남용한다. 처벌에 사로잡혀 있는 그러한 '죄와 구원'의 상인들은 자기 자신의 죄책감을 행동화하거나 혹은 그것을 남에게 투사할 것이다.

자신의 몸을 채찍질하는 이상 행동을 보여 주는 하위문화들은 공개적으로 이루어지는 의식적儀式的 동물 살해와 같은 다른 풍토적 형태의 잔학 행위를 종종 드러낸다. 죄책감은 분개를 유발하며, 살해는 종종 죄책감의 표현으로 일어난다. 사형은 분노와 죄책감에 시달리는 대중이 어떻게 살해를 통해 만족을 얻는지 보여 주는 한 예지만, 그것이 어떤 억제 효과나 교정 효과를 갖는다는 것이 입증된 적은 없다. 사형은 '정당한' 보복에 대한 감정적 요구를 만족시켜 줄 뿐이다.

임상적 측면

이것은 스스로를 나쁘고 악한 존재로 보고, 신을 보복적인 것은 물론 처벌적 존재로 보는 심한 죄책감과 자책의 수준이다. 죄책감은 주된 심리적 요소들을 수반하는 학습된 행동이다. 거기에는 사회적 프로그램에 의한 부정적 프로그래밍은 물론 사회, 부모, 종교로부터의 입력이 있다. 그래서 결과적 자기 심판과 더불어 수치심이 우세해질 수 있는데, 이때 자기는 무가치하고, 자격 없고, 사랑받을 수 없는 존재로, 또한 신에게 미움을 받아 용서는 커녕 구원받을 자격조차 없는 무가치한 벌레로 여겨진다. 이것은 스스로를 용서받을 수 없고 희망이나 대속*이 미치지 않는 곳에 있다고 보는 자기 심판의 수준이다.

죄책감은 참회, 자기혐오, 심리적·육체적 자기 처벌, 자살, 자기 부정, 자가 증식되는 중독의 형태를 띤다. "신이여, 제가 얼마나 고통받는지 보십시오."는 신을 조종하기 위한 미묘한 시도가 된다.

에고 기제가 죄책감을 처리하는 한 가지 방식은 투사인데, 그 결과 자신의 동기와 감정은 자신과 무관한 것으로 부인되어 '저 밖에' 있는 것으로, 따라서 미워하고 보복해야 마땅한 대상으로 비춰진다. 영적 모순을 나타내는 것은 '죄를 미워하라.'는 종교적 가르침인데, 이것은 자신이 한탄하는 바로 그것*을 표현할 뿐이다. 이러한 함정은 연민과 용서를 통해, 그리고 인류와 개인은 유한하고 무지하여 자신이 하는 행위의 이유나 의미를 진정으로 알거나 이해하지 못한다는 각성을 통해 피해갈 수 있다.

무지는 에고가 상속받은 내적·정신적 기제들의 자동적 부산물인데, 이에 대해서는 『진실 대 거짓』(1부)에서 진화의 관점으로 고찰하고 설명한 바 있다. 죄책감은 또한 '사람은 누구나 자신이 선으로 지각하는 것만을 추구한다.'는 소크라테스의 진술이 옳다는 것을 인정함으로써 완화될 수 있다. 하지만 불행히도 지각의 한계로 인해 사람은 진실과 거짓을 식별하지 못하고, 진실로 선한 것을 바람직스럽다고 지각된 것(부, 성공, 소유, 타인을 지배하는 권력

---

* 즉, 미움

등)과 구별하지 못한다.

죄책감은 후회스러운 과거 행위가 떠오를 때 그 기억의 귀결이다. 후회스러운 과거 행위는 오직 재맥락화를 통해서만 초월될 수 있다. 실수는 학습과 발달상의 자연적이고 비개인적인 귀결이며 따라서 피할 수 없다.

진화가 진행됨에 따라, '지성'이라는 학습 능력이 생존을 위해 운용상으로 요구되는 과정인 시행착오의 귀결로서 일어났다. 시행착오의 과정은 그다음 데이터와 기억으로 축적된다. 기억은 사건들을 '그때'와 '지금'으로 분류하는, 길고 경험적인 시간 연속체로서 발생한다. 현재의 자기는 '있고' 이전의 자기는 '있었다'. 그런데 진실은, '있었던' 그것은 '있는' 그것과는 동일하지 않다는 것이다. 후회와 죄책감은 '있는' 현재의 자기를 '있었'으나 이제는 더 이상 없는 이전의 자기와 동등한 것으로 보는 데서 비롯된다. 그 둘은 같은 것이 아니다.

죄책감은 동일한 실수를 반복하지 말라는 경고로서 일어나는 교육적 감정일 수 있다. 과거는 다시 씌어질 수는 없지만, 건설적 학습의 근원이 되도록 재맥락화될 수 있다. 과거의 사건이나 결정에 관한 후회는 그것이 '그 당시에는 좋은 생각인 것 같았음'을 각성함으로써 완화될 수 있다.

인간 정신에 결함이 있고 그것이 전지(全知)하지 않은 이상, 죄책감과 후회는 무지와 한계로 인해 생겨나며 또한 진화상의 단계들을 나타낸다. 개인적으로뿐 아니라 집단적으로, 과거의 오류는 한계로 인한 것이며 진화의 시간표상에서 일정한 지점에 속해 있다.

과거에 수용할 수 있었던 것이 이제는 더 이상 수용 가능하지 않다. 무지는 지각의 착오나 해석상의 착오로 인한 것이다. 그러므로 후회의 내용이 무엇이든 간에, 그것은 사실상 다른 환경에서 나타나고 있을 뿐인 동일한 결함이다. '죄'라는 단어의 엄밀한, 절대적 정의는 '오류$_{error}$'다. '죄'는 나중에 종교적 금언, 정교화˚ 및 심각함과 유책성의 주장된 정도에 따른 경중으로 인해 가중되게 된다.

운용상으로 단 하나의 반복되는 '죄'가 있을 뿐인데, 이는 오류, 무지, 그릇된 지각, 실수, 혹은 계산 착오의 '죄'이다. 그것은 인간 의식의 한계의 귀결이다. 자기 용서는 겸손함과 이러한 한계의 수용으로 촉진된다. 현실적으로, 적절한 것은 익명의 알코올 중독자 회$_{Alcoholics\ Anonymous}$의 유명한 설립자 빌 W.가 말한 '적당한 뉘우침'이다. 과도한 죄책감과 후회는 위장된 형태의 자만심이다. 자만심에 빠진 자기는 부풀려지고, 과장되고, 비극의 주인공이 되는데, 이러한 것의 부정성이 에고를 먹여 살린다. 그러므로 죄책감에서 해방되려면 이 기본적 자만심을 내맡길 필요가 있다. 왜냐하면 에고는 부정성을 통해 그 자체를 재충전하기 때문이다.

또 다른 자만한 위치는 '나는 좀 더 잘 알았어야 했다.'는 것인데, 이것은 항상 거짓인 가설을 제기하는 것이다. (모든 가설적 위치는 거짓으로 측정된다.) 죄책감에 빠져 있는 것은 에고를 살찌우는 일이며 방종이다. 그러므로 죄책감을 내맡기려는 자발성이 있어야만 한다.

˚ 세부를 확대하고 미화하는 무의식적 과정

심리학적 관점에서, 죄책감의 근원은 정신 분석 용어로 이른바 초자아(프로이트는 이렇게 명명했다.)이다. 초자아는 내사*된 시비 분별과 관점, 학습된 내용으로 구성된 마음의 일부다. 비대해진 초자아는 과도한 죄책감이나 병적 완벽주의의 근원일 수 있고, 혹은 타인에게 투사될 수 있는데, 이는 '악'한 적에 대한 복수로서 극단적 형태의 보복을 정당화한다. 이것은 타인을 죽어 '마땅한' 존재로서 살해하는 것을 합리화하는데, 문화적 선전과 권위자들(예 종교적 테러리스트들)에 의한 사교邪敎 방식의 세뇌가 이러한 행위를 더욱 뒷받침한다. 심하게 낮은 의식 수준에 도달하는 이들은, 루시퍼적 오류(자부심, 진실의 왜곡)와 사탄적 오류(잔인성, 야만성)의 결합에 희생된 사람들이다. 그래서 인류 최악의 파괴는 신의 이름으로 저질러진 경우가 많았다. (고전적이고 루시퍼적인 선악의 전도 轉倒) 에고의 한계를 드러내는 발달적 관점에서 볼 때, 야만 행위의 가해자들은 그들 자신부터가 초보적 의식 수준의 피해자임을 알 수 있다.

  그 기원과 역동에 대한 분석으로부터, 죄책감은 또 다른 형태의 자만심일 뿐이며, 그 속에서 오류는 높은 힘에 넘겨지는 대신 부풀려진다고 요약될 수 있다. 신은 사디스트가 아니다. 그래서 자기 훼손이나 자기 처벌은 신에게도 동료 인간에게도 봉사하지 않는다.

  역사적 기독교의 '중세적' 측면은 자루와 재, 속죄로서의 고통

---

* introjection, 다른 사람이나 대상의 속성을 자신의 것으로 편입하는 무의식적 정신 과정

을 미화하는 경향이 있었다.* 에고와 에고 기제에 대한 확장된 이해를 가질 때, 죄책감이라는 이 기제가 미묘하게 사리추구적이며 금욕주의나 박해의 극단(예 종교 재판)에 이르게 될 수 있음을 알 수 있다.

심리학에서 죄책감을 더는 하나의 과정을 '취소'라고 한다. 취소는 처벌적 초자아(양심)를 불러내 보다 현실적인 인생관으로 바꿔 놓는 것 및 오류에 대한 보상과 관련되는데, 초자아는 그렇게 해야 보다 온건하고 덜 시비분별적이며 덜 처벌적이 된다.

이상적 아동 발달에서 내사된(동일시된) 부모 인물**은 자녀에게 가혹하지 않으며 교육자로서 자녀를 지지하고 사랑한다. 처벌적 초자아는 또한 외부로 투사될 수 있는데 이는 정치적 증오라는 '단물'을 통해 증식되는 공격적, 시비분별적, 극단적인 정치적 위치성의 형태를 취한다. 이 오류의 또 다른 표현은 사회적으로 만연한 가해자/피해자 모델인데 그 어떤 사회적 상황이라도 이 모델에 끼워 맞추는 것이 가능하다. 정신 분석에서는 그러한 장치를 '투사'라고 하는데, 이는 갈등을 의식하고 그에 대해 책임지는 대신 갈등을 계속 억압해 두려고 한다.

고전적인 프로이트 용어에서 '에고'는 영적 용어와는 전혀 다르게 이해되고 맥락화된다. 프로이트적 에고는 '이드'(원시적 욕구)와 양심 사이에서 균형을 잡고 내적 갈등을 해소하는 것은 물론,

---

* 중세의 기독교도는 회개의 표시로 자루 옷을 입고 재를 뒤집어썼다고 한다.
** 반드시 이상적이진 않으나 필수적인 어머니나 아버지의 속성을 대표하는 인물이며, 부모 자녀 간의 관계에서 개인의 태도 및 반응의 대상이기도 하다.

외부 현실을 다루어야 하는 마음의 측면이다. 그래서 심리적 건강이란 건강하고, 현실적이고, 균형잡힌 성격을 갖는 일과 동등한 것이 된다.

악성의 초자아가 완화되고 온건해질 때 그것은 권위자를 보호적인 것으로 여기고 권위자의 역할을 가르침으로 본다. 그래서 초자아는 외부 세계에 투사되거나 방향을 바꿔 자신을 공격할 필요가 없다.

죄책감과 기억

앞서 묘사한 바와 같이, 에고의 이원적 구조는 지각(편집된 선형적 프로그램)을 낳는데 지각은 실상으로 오인된다. (예 보도에 따르면 법정에서 목격자 증언의 오류율은 50퍼센트에 달한다.) 기억과 회상이란 실상에 대한 것이 아니라 그 당시 자신의 지각에 대한 것이다. (더 많은 정보를 찾으려면 『진실 대 거짓』 1부를 볼 것) 비록 엄밀한 역사적 사실이 바르게 회상될 수는 있어도 그 의미는 이해되지 않는다. 만일 죄책감이 남아 있다면, 그 사건들은 보다 큰 실상Reality의 맥락으로부터 진실로 이해된 것이 아니기 때문이다.

변형

심리학적/사회학적 설명이 도움이 되긴 하지만, 이러한 것이 의식의 낮은 수준들이 초월될 때 일어나는 진정한 치유를 설명해 주지는 못한다. 영적 정렬을 통해, 죄책감의 바탕에 있는 과거 상황이 영적 에너지의 영향력 아래 재맥락화된다. 이 과정은 영적 의지의 행사를 통해 일어나는 것이며, 영적 의지는 그것의 의도, 기원, 기도, 선언을 통해 에고가 아닌 비선형적 참나에 속한 과정을 불러일으킨다. 이 과정은 기적수업A Course in Miracles(측정 수준 600)에 폭넓게 묘사되어 있는데, 그 경험은 주관적으로 기적적이고, 변형을 불러일으키며, 평화와 치유의 느낌을 가져다 준다. 이 현상은 영적 모임에의 참여로 촉진되는데 영적 모임에서 개인의 영적 에너지는 집단의 의도, 지지, 영적 장을 통해 증대된다. (예 AA는 무조건적 사랑Unconditional Love의 수준인 540으로 측정된다.)

수많은 사람이 증언한 바와 같이, 부정적 지각과 죄책감은 영적 모임을 통해 긍정적 이해로, 또한 이해력과 기억에서의 변화로 교체될 수 있다. 바로 이것이 그러한 모임에서 흔히 나오는 진술, "나는 이제 상황을 다르게 본다."의 바탕에 있는 것이다. 이런 변형을 통해 이전에 미웠던 사람들이 용서될 수 있고, 이전에 무서웠던 것이 평화롭게 비칠 수 있으며, 증오는 인간의 나약함에 대한 연민으로 대체된다. 변형을 초대하는 것은 사적인 자기지만 변형을 일으키는 것은 영적 의지의 힘을 요청하는 것이고, 이 영적 의지의 힘을 통해서 표면상으로 불가능한 것이 가능해질 뿐 아니라 경험적 현실이 된다.

에고의 지배 기제에 대한 이해

환상은 위치성의 이차적이고 자동적인 귀결이다. 기적적 변형에서 벌어지는 일은 위치성이 녹는다는 것인데, 이것은 시간과 장소를 벗어난 더욱 큰 맥락화를 허용해 주며, 이로써 선형적 내용은 비선형(맥락)으로 대체된다. 부정성을 지속시키는 일차적 토대는 에고가 부정성에서 짜내는 은밀한 대가('단물')이다. 이 은밀한 대가가 에고의 유일한 에너지원이며, 그래서 에고는 연민은 물론 용서를 '적'으로 본다. (전체주의 군대에서는 자비심, 동정, 연민을 나타내는 그 어떤 표현도 허용되지 않는데, 그러한 것은 나약함의 표시로 간주되어 엄격히 금지되기 때문이다.)

영적 세계의 기본적 금언은 "정당한 분노는 없다."이다. 에고는 이 말에 대해 질색한다. 에고는 이렇게 말한다. "그래? 하지만 이런저런 것들은 어떻게 하고?" 에고는 그다음에 세탁물 목록을 들여다보고 온갖 참사, '권리' 침해, 불의, '윤리'에 대한 추정적 논증, '도덕' 등에 대한 장황한 설명을 늘어놓는다. 모든 상담자나 후원자, 전문가는 그런 식의 외워 말하기에 익숙하다. 회복하기 위해서 사람이 마주해야 하는 질문은 그러한 것에 달라붙기를(그리하여 '단물'을 빨기를) 원하느냐 혹은 포기하기를 원하느냐이다. 이것이 결정의 핵심이며, 이것 없이 치유는 일어날 수 없다.

이 전환점에 이루어진 결정은 뇌 생리에, 그리고 증오 대신 용서를 선택하는 지혜를 납득이라도 할 수 있는 뇌의 능력에 실제적 결과를 낳는다. (2부 개관의 뇌 기능과 생리 도표를 볼 것)

이 필요한 단계의 수용을 돕는 데 어떤 강력한 사례가 유용하며 보탬이 될 수 있다. 아마도 가장 규모가 크고 인상적인 사례는 2차 대전 참전 군인들의 예일 텐데, 2차 대전 기간, 개별적 전투원뿐 아니라 집단의 경험은 극도로 무시무시했다. 전쟁이 끝난 뒤 과거의 적군 전투원들은 대부분 아주 빠르게 서로를 용서했고, 심지어는 서로에게 정식으로 경례까지 하며 전투의 종식을 축하했다. 이들은 다시 새로워진 상호 존중 속에서 악수를 나누었다. 그중에는 자신들의 선박에 기총 소사를 퍼붓고, 전우를 죽이고, 숱한 불구자와 사상자를 남긴 가미카제 조종사들도 있었다. 한편 미국인은 수십만의 민간인을 죽인 원폭을 투하한 이들이었다. 전투 행위가 중지되자, 상황은 다 끝났으며 그 모든 것이 '그저 전쟁 때문이었을 뿐'이라는 이상한, 거의 덮어 두는 식의 수용이 있었다. 과거의 전투원이 가까운 친구가 되어 주기적으로 서로의 가정을 방문하게까지 되었다. 생존자들은 지금도 여전히 큰 전투를 함께 기념한다.

용서하기를 꺼리는 것은 지각된 불의라는 에고의 '단물'을 포기하지 않으려는 태도의 귀결일 뿐 아니라, 타인은 용서받을 자격이 없다는 환상의 귀결이기도 하다. 실제로 가장 큰 수혜자는 용서받는 쪽이 아니라 용서하는 쪽이다. 위와 같은 예를 든 것은 가장 혹독한 조건조차 초월될 수 있음을 입증하기 위한 것이지만, 그러한 초월은 오직 의지에서 나온 행위를 통해서만, 그리고 증오심과 복수심을 품는 일을 내맡기고자 하는 자발성을 통해서만 가능하다.

사람은 포로수용소에의 구금, 기아, 고문, 지독한 잔학 행위, 학살을 포함하는 전쟁 당사자들의 무시무시한 상황을 감안할 때 어떻게 그런 성스러운 변형이 가능하기조차 한지 물을 수 있다. 실제로 그리고 심리적으로 에고/마음은 정말로 그렇게 할 수는 없는데, 그 이유는 고작 30으로 측정되는 증오의 에너지 장에 붙들렸을 때 에고/마음에 필요한 힘이 모자라기 때문이다. 그러므로 변형을 일으키는 힘의 근원이 사적인 '나'로 불리는 마음이나 성격에서 유래할 수는 없다. 필요한 힘은 '의지Will'로 지칭되는 의식의 비선형적 성질 안에 거하는데, 오직 이것만이 에고의 위치성을 녹이는데 필요한 힘으로 통하는 문들을 열 수 있다.

성령Holy Spirit은 초대를 통해 이해력을 변형시키는데, 이는 은총Grace의 치유력의 현존으로 말미암은 것이다. 에고가 안간힘을 다해도 들어올릴 수 없는 것이 신의 은총Grace에게는 깃털처럼 가볍다. 변형 과정의 귀결로서, 타인에 대한 관점이 '가증스러운'에서 '온건한'으로 변형될 뿐 아니라, 자기에 대한 관점 또한 변형된다.

죄책감에 찌든 문화에서는 일반적으로 신에 대한 부정적 시각을 가지고 있으며, 신을 시비분별하고, 보복하고, 분노하며, 자연재해를 통해 벌하는 존재로 본다. 자연재해는 신에서 비롯되는 악함에 대한 처벌로 맥락화된다. 개인적 시비분별은 지각을 바탕으로 하고, 지각은 신념과 이전의 프로그래밍에 의해 강화되며, 그 모든 신념과 프로그래밍은 에고의 부정적 에너지들이 지불하는 대가에 의해 그 자리에 고정되어 있다. 에고는 어떤 '부당한' 일로 괴로움을 겪고, 순교를 당하고, 오해받고, 삶의 부침浮沈의 끝없는 피해자 노릇을 하는 것을 '사랑'할 뿐이다. 에고는 이러한 것을 통해 엄청난 대가를 얻는데, 이 대가는 위치성 자체에서 나올 뿐 아니라 동정, 자기 연민, 자격 있음, 중요성, 혹은 자기가 멜로드라마의 주인공 노릇을 하는 '무대의 중심'에 서 있는 데서 나온다. 에고는 '모욕'과 냉대를 차곡차곡 쌓아 두고, '상처받은 느낌'을 간직해 두며, 불의不義 수집이라는 내면의 멜로드라마에 불만을 비축해 놓는다. 불의 수집을 위해 집단적 에고는 '권리'를 쥐어짜는데,

에고는 어떠한 위치성이나 극단적 관점에서라도 '권리'를 불러내 합리화할 수 있다. '권리'를 둘러싼 투쟁은 대중 매체의 주류이자 '정치'라는 이름의 논쟁적인 사회적 다툼의 주류를 이루는데, 정치라는 논쟁적인 사회적 다툼에서 진실은 이득을 위해 기꺼이 희생되고 수백만의 사람들이 그것을 위해 죽는다.

내면의 성찰과 자기 정직성을 통해, 에고가 이러한 정당화와 항의를 양육하는 데서 얻어 내는 은밀한 즐거움이 드러난다. 에고의 착각은 이 과정이 자신의 성장에 보탬이 된다는 것이지만, 실제로 그것은 정반대의 효과를 낳는다.

이 악순환에서 벗어나는 데 있어서, 인간고 전체를 바라보고 사건들을 연민의 수준에서 재맥락화하는 것이 좋다. 붓다가 지적한 대로 죽음이 예정된 존재에게는 자동적으로 고통이 따르는 것이다. 붓다가 저 카르마적으로 결정되는 재탄생을 배제하기 위해 깨달음Enlightenment을 구하라고 가르친 것은 바로 이 때문이다. 사람이 용서함을 통해 미운 가해자의 마음의 짐을 덜어줄 때, 마음의 짐을 더는 쪽은 그 사람이 아니라 자기 자신이다. 붓다가 또 말한 것처럼, 남에게 벌을 주거나 앙갚음을 할 필요는 없는데 왜냐하면 그들은 자기 손으로 스스로를 끌어내릴 것이기 때문이다.

대중은 죄지은 자가 벌 받지 않고 지나갈까 봐 걱정하는 일이 많다. 의식과 영적 진실의 실상을 아는 사람이라면 그런 일은 전혀 가능하지 않다는 것을 깨닫는다. 누구나 우주에 책임이 있고, 우주의 역학 자체에 의거한 신성한 정의Divine Justice에 지배된다. 바다 속의 코르크처럼, 각각의 영혼은 자신이 가지고 있는 부력의 수준까지 떠오르는데 이것은 바다의 어떤 임의적 행위로 인한 것이 아니다. 키를 잡고 있는 손은 자기 자신의 것이며, 이것이 바로 신이 생명에게 허용해 준 완전한 자유다. 사람은 오직 자멸할 뿐이다. '우연한' 것으로 추정된 사건조차 지각일 뿐이다. 우주에 우연한 일이란 없으며, 그런 일이 있을 가능성조차 없다. 이것이 정말로 의미하는 바는, 우연한 일이란 인과 관계의 뉴턴적 패러다임(측정 수준 450)에 한정되어 있는 선형적 에고에 대해 예측 불가능하고 이해 불가능할 뿐이라는 것이다.

20년 전 대대적으로 보도된 뉴스 중 높은 고도를 비행하던 어느 비행기의 동체가 날아간 사건에 대한 소식이 있었는데, 수백 명의 탑승객 중에서 단 한 명만이 문밖으로 빨려 나갔다. 사람들이 집단으로 모이는 것은 그들이 동일한 끌개장에 정렬되어 있기 때문이다. 심해의 물고기가 떼 지어 유영할 때나 새들이 무리 지어 날 때, 각 개체는 다른 것들과 정렬된 결과로서가 아니라, 동일한 끌개장에 일제히 동조되어 있기 때문에 지금 그곳에 있는 것이다. 각 개체는 개별적으로 강력한 자석과 같은 장을 따르고 있고, 이상은 차례로 그다음의 높은 끌개장에 종속되며, 이런 식으로 신성 Divinity에까지 이른다. (위의 절은 995로 측정된다.)

에고/증오의 정치

이원적으로 구성된 에고는, 모든 것을 가해자/피해자 관계로 보는 경향이 있는 하나의 위치성(고전적 상대주의인 카를 마르크스의 오류)을 통해 자신을 증식시킨다. 어떤 임의적 위치성으로 말미암아, 에고는 사건들을 대립쌍으로 분열시키고, 그 결과 일어나는 비난은 죄책감의 형태로 내부로 돌리거나 증오와 편집증의 형태로 외부를 향해 투사할 수 있다. 그래서 에고는 시비분별적이며, 부지불식간에 자기 자신의 피해자가 된다. 만일 증오하고 있다면, 에고는 진실을 위반한 데 대해 무의식적으로 죄책감을 느끼며 축적된 죄책감을 억누를 수 있는데, 이것은 투사되는 증오심에 더 많은 에너지를 보탠다. 나중에 오는 장에서 논하겠지만, 외부로 증오심을 투사하는 것은 또한 두려움의 수준에 이바지하는데, 그 이유는 에고가 자신이 외부로 투사한 것이 되돌아올 거라고 무의식적으로 예측하기 때문이다.

여러 가지 장치에도 불구하고, 에고는 공격을 내면으로 돌리든 외부로 돌리든 간에 귀결을 피할 수 없다. 에고 위치의 고유한 허위성은, 사실상 죄책감이나 증오를 느끼는 것은 실제 사람이 아니라 에고 자체일 뿐이라는 데 있다. 실제의 참나는 영향받지 않는데, 그것은 진실은 거짓에 침해받지 않기 때문이다. 그래서 증오/죄책감의 게임은 운용상으로 내부적 정치일 뿐이며 여기서 갖가지 목소리들이 우위를 차지하고 사람의 충성을 얻어 내려 든다.

에고는 자신의 한계에 비해 우월하다고 직관한 것을 시기하며 자신이 이해하지 못하는 것을 쉽사리 증오하고 비난한다. 또한 자신이 이해할 수 없는 것을 틀린 것으로 만들거나 헐뜯는 데 기득권을 갖는다. 그래서 회의론자는 영적 진실이나 높은 의식을, 그리고 높은 의식에서 가치를 갖는 것들(사랑, 진실, 신성Divinity, 아름다움)을 미묘하게 증오한다. 순수성이나 아름다움에 대한 증오심은 신성 모독(피에타상을 파괴하고, 여성성을 훼손하고, 학식을 모독하며, 온전성을 깎아내리는 것 등)은 물론 외설과 야비함으로 표현된다.

비판으로 알려진 것('언론 자유'의 가면을 쓴) 대부분은 빈약하게 위장된 시기 어린 증오이며, 이러한 증오에는 죄책감을 줄이려는 합리화된 정당화가 수반된다. 이데올로기적 증오심은 현대 사회의 거의 모든 주제나 쟁점에 대한 대중적 논쟁에 불을 지피는데, 에고는 이러한 논쟁으로부터 자신이 이득으로 지각하는 것을 주의注意의 형태로 끌어낸다. 증오심은 종종 비난을 매개로 한 죄책감의 투사라는 형태를 취한다.

이와 유사하게, 에고의 정치는 사회 속에 자신의 상대역을 가지고 있는데 그것은 비난에 깊이 몰두하고 있다. 개인이 어떤 역할을 한다고는 해도, 불행한 사건들은 저변에 있는 사회적 과정 자체의 실패를 나타내는 일이 많은데, 사회적 과정의 실패는 원천적으로 그릇된 정책으로 인한 것이다. 죄지은 범죄자를 처벌하는 것은 대중을 만족시켜 주는 반면 사회를 속여 넘기기 일쑤인데, 왜냐하면 해결책은 저변에 있는 과정 자체를 살펴봄으로써 발견할 수 있기 때문이다.

과거의 빈약한 판단에서 비롯된 죄책감은 선행으로의 보상('취소' 과정)은 물론 배상, 고백, 도덕적 재봉헌이라는 장치에 의해 극복된다. 겸손함은 회복을 돕는데, 이는 죄책감의 일부가 자부심, 예를 들면 "나는 그런 실수를 하지 말았어야 했어."에서 비롯된다는 것을 인정할 때이다.

'~했어야 했다should'는 단어에는 오류가 있는데, 이는 가설적인 것을 나타낸다. 가설적인 것은 결코 실상이 아니며, 실제로는 하나의 이상화된 추상이다. 그러므로 가설적인 것은 공상을 나타낸다.

개인의 과거사는 사람이 주어진 상황 속에서 실제로 할 수 있었던 최선의 것을 나타내는데, 주어진 상황에는 그 당시 자신의 지각과 감정 상태 및 정신적 상태가 포함된다. 실수가 긍정적 효과를 낼 수 있는 것은, 그것이 현실적 겸손함을 유지하는 데 보탬이 되기 때문이다. 에고는 종종 틀린 방향을 가리키는 불량 나침반이다. 에고가 가진 한계의 정도를 고려할 때, 어느 누구든 실수라도 저지를 수 있을 정도로 살아남는다는 것 자체가 경이로운 일이다.

문명의 역사에 대한 연구를 통해 개인뿐 아니라 수많은 대중이 타락했고 죽었다는 사실이 신속히 드러나는데, 이는 진실과 거짓을 식별할 수 없는 인간 정신의 무능력의 직접적 귀결이었다. 수백만의 사람, 국가 전체, 심지어 몇 세대의 시민들이 그릇된 신념, 환상, 망상으로 인해, 그리고 온전치 못한 지도자들을 알아보지 못한 탓에 되풀이해서 유린당했다. 그리하여 찰스 맥케이의 유명한 책 『대중의 미망과 광기』는 1841년 이래로 끊임없이 쇄를 거듭하고 있다.

의식 진화는 개인과 집단 모두에서 진행되고 있기 때문에, 선택된 과거는 현재에 비해 못해 보인다. 교훈은 오직 하나의 시간 연속체상에서 경험의 펼쳐짐을 통해서만 학습될 수 있다. 그래서 가설적으로 알려질 수 있는 것 이상이 항상 있는 것이다. 현실적으로 사람은 50세가 되어야 얻을 수 있는 정보를 25세의 나이에 알 수 없다. 모두가 이렇게 생각한다. "내가 그걸 알고만 있었어도 그렇게 하지는 않았을 텐데." 그래서 겸손함이 있을 때, 주어진 매 순간은 한계를 포함한다는 것을 알 수 있다. 과거의 우리는 지금의 우리가 아니다. 실수는 학습 과정에 내재하는 것이며, 이것은 인간 조건 자체의 운명이다. 마음의 앎은 한정되어 있으므로 마음은 추정(과거의 지식과 경험을 토대로 한 추측)을 내세워 그 한계를 메우는데, 따라서 소크라테스의 말처럼 운용상으로 선택과 결정은 표면상 최선의 선택지를 기초로 한다.

영적 죄책감은 도덕, 윤리, 종교적 신념 체계의 귀결인데, 이러한 것은 비록 죄책감에 기여하지만 또한 죄책감을 덜고 그로부터 회복되기 위한 유서 깊은 과정을 포함하고 있다. 예를 들면 선행, 사심 없는 봉사, 인도주의적 노력은 물론이고 고백, 용서, 속죄 및 영적 원리의 갱신과 그에 대한 재봉헌이 그것이다. 죄책감은 더 나은 쪽으로의 변화를 위한 동기 유발 요인으로 유익하게 이용될 수 있다. 적당한 죄책감은 사람에게 양심이 있으며 따라서 교정 가능하다는 증거이기도 하다. 정신병질자(사이코패스)는 그러한 자산이 결핍되어 있으므로 맹목적으로 행동하고, 동일한 실수를 반복해서 저지르며, 그로 인해 점점 더 깊이 침몰한다. 그러므로 영적 지향이 있는 사람은, 행동을 안내하는 현실적인 내면의 안내자로 기여할 수 있는 삶의 지침을 가진 것에 대해 감사할 수 있다.

'자아 이상'

심리적 에고의 또 다른 구조는 프로이트에 의해 '자아 이상$_{ego-}$

ideal'(억압된 동물 본능인 이드와 대비되고 초자아 혹은 양심과 대비되는 것으로)으로 명명되었다. 이 정신적 기제는 감탄, 희망, 소망의 대상이 되는 이상화된 기준과 목표, 정체성으로 구성된다. 자아이상은 사람이 되려고 계획하고 희망하는 것이다. 이상화된 인물은 모범으로 내사intrject되며 따라서 영감을 고취시키는 방식으로 포부와 인생 계획을 거든다.

이러한 이상의 성취는 자존감과 만족을 높여 주지만, 반대로 기대에 부응하는 삶을 살지 못하는 것은 죄책감을 낳을 수도 있다. 그래서 자신에 대한 비현실적 기대는 주기적으로 개정하여 그것이 압박을 주지 않도록 해야 한다. 마음에 목표를 간직하는 것은 영감을 고취시키며 실제 목표 달성에 도움이 되는데, 왜냐하면 마음속에 있는 것은 실현되는 경향이 있기 때문이다. 하지만 이상을 성취하지 못한 데 대한 죄책감으로 자신을 공격하는 것은 실수다. 잘 살펴보면, 욕망되는 것은 사실상 목표가 아니라 그것과 결부된 만족감이라는 사실이 자주 발견될 것이다.

매 순간은 선택지와 한계를 다 함께 포함한다. 선택지와 한계는 카르마적 요인들의 전체적 귀결을 둘러싸고 있는데, 카르마적 요인들은 자신의 삶의 유산과 상황이라는 환경 전체로서 집단적으로 표현된다. 에고/자기는 선형적이며 따라서 한계와 장애에 종속된다. 이러한 인간 딜레마의 인지는 물질적 목표 대신 영적인 목표들의 선택으로 귀착될 수 있다. ("천국에 이삿짐 트럭을 몰고 갈 수는 없다.") "보물을 지상이 아닌 하늘나라에 쌓아 두라."는 금언을 기억하는 것이 도움이 된다. 결국 타인과 모든 생명에게 다만 친절한 것은, 일시적이며 종내는 사라지고 마는 세속적 성공보다 훨씬 더 긍정적인 귀결을 갖는다. 목표를 주기적으로 재평가하고, 그러한 목표가 정말로 중요한지 혹은 자만심의 귀결일 뿐인지를 질문하는 것이 이롭다. 어떠한 모험에서든 성공하는 것은, 사람이 이득을 구하지 않고 하나의 생활 양식으로서, 가능한 최선의 것으로 존재한 것의 자동적 귀결일 뿐이다.

죄책감에서 회복되는 데는 기도가, 그리고 영적 가치에 대한 재봉헌이 지극히 도움이 되는데, 이는 인간 조건은 현상이 어떻든 모든 사람에게 잘해 봤자 어려운 것이라는 연민 어린 각성이 도움이 되는 것과 같다.

죄책감이나 도덕적 결함을 헤치고 나가는 과정에서의 문제들

죄책감은 정상적 초자아 혹은 양심의 기능이며, 프로이트가 '이드'로 명명한 것의 동물적 본능과 충동을 견제하기 위한 억제 장치다. 이드는 살해 충동조차 포함하는 매우 원시적인 억압된 본능들로 이루어진다.

지나친 죄책감은 수정을 요구하지만, 죄책감의 전적인 부재는 보다 심각하며 일반적으로 선천적인 병리적 상태의 귀결이다. 죄책감의 부재는 다양한 형태의 범죄와 정신 병리로 이어지고 연쇄 살인자, 정신병질적 성격, 혹은 악성 메시아적 자기애로서의 정치에서 볼 수 있다.

정상적인 사람들에게는 이기심과 잔인성, 포식자 충동에 대해 억지력으로 작용하는 정상적인 죄책감의 기제가 있다. 죄책감의 유용한 측면은 후회, 억제, 교정하는 자기비판을 포함한다는 것인데, 이 모두가 책임 있는 도덕과 윤리의 구성 요소이다. 양심의 이러한 측면은 범죄적/정신병질적 성격이 나타내는 극단적 자만심을 상쇄한다. 정상 상태에서는 억압되어 있는 매우 원시적인 증오 충동은, 억제되지 않는다면 살인자, 강간범, 소아 성애자, 연쇄 살인자, 대량 살육자로 풀려나와 사회를 활보한다. 이 모든 상태는 대략 30으로, 심지어는 그보다 훨씬 낮은 의식 수준으로 측정된다. 표현된 행동의 기괴함으로 인해, 그러한 사람들은 고전적으로 '들린'(즉, 악에 들린) 사람들로 언급되었다. 그래서 이들은 '낮은 아스트럴'로 특징지어진 의식 수준들에 지배된다.

　이러한 장애는 흔히 3세 무렵이면 진단 가능하며, 욕구 충족을 지연시키지 못하고, 경험에서 배우지 못하거나 혹은 귀결을 예상하지 못하는 무능력을 특징으로 한다. 지금까지 이러한 장애는 치료 불가능하다는 것이 증명되었고, 그것의 임상적 경과는 하나의 생활 양식으로서 상습적이지 않으면 만성적인 범죄 행각이다. 만약 이 장애에 충분한 지성까지 동반될 경우, 그것은 기업 사기나 심지어 종교의 병리적 왜곡이라는 형태를 띨 수도 있다. 그때 종교는 포식*을 위장하는 수단으로 이용된다. 이것은 기괴한 사교에서, 혹은 전통적 종교들의 일탈적 왜곡에서 볼 수 있다. 왜곡된 전통 종교들은 본성상으로 사교가 되며 집단 자살은 물론 개인의 자살, 혹은 신성Divinity의 이름으로 무고한 이들을 살해하는 행위로

---

* 捕食, 한 종류의 동물이 다른 동물을 잡아먹는 일

이끌기조차 한다.

또 다른 변이는 구획화된 다중 성격에서 볼 수 있는데, 여기서 정상적인 면은 사회에 내보여지고, 숨겨진 포식자 측면은 이중 간첩, 첩보원, 혹은 반역적 정보 제공자로 행동화된다. 그 주요한 정치적 표현들에서, 이 장애는 또한 메시아적이고 자기애적인 과대망상증으로 나타나는데, 심각하게 위협받을 때, 이러한 과대망상증은 수많은 자국민조차 살해할 것을 요구한다. (예 네로, 히틀러, 후세인, 스탈린 등)

죄책감이라는 평형추

전술한 것에서 분명히 드러나는 것처럼, 죄책감의 부재는 그와 정반대인 과도한 죄책감보다 훨씬 심각한 상태이다. 죄책감의 부재는 일종의 정신 장애로 인도하는데, 한 세기 전에 그것은 '도덕적 저능'으로 불렸다. 이와 대조적으로, 비대한 양심은 지나친 병적 완벽주의이나 강박 장애와 연관되는데, 강박 장애를 가진 사람은 그저 정상적인 실수를 저지르는 것과 같은 사소한 일에 관해서조차 죄책감에 대한 두려움 속에서 살아간다.

영적 진화에서, 죄책감은 재맥락화되고 그래서 이로운 결과를 낳는다. 죄책감은 조심성으로 재구성되어 파괴적 충동에 지배되지 않게 해 주는 안전장치로 여겨질 필요가 있다. 죄책감은 나중에 성숙함의 지혜로 나타나며 또한 자기중심성에 대한 윤리적 평형추이기도 하다. 그래서 죄책감이 재맥락화되고, 조화로워지며, 책임감 및 양심적이고 내면화된 도덕과 균형을 이루었을 때 그것은 비로소 초월된다. 죄책감은 그다음 보호적인 것, 안전장치, 학습 메커니즘으로 재맥락화될 때 수용될 수 있다.

죄책감이 불쾌한 것은 그것이 사랑의 상실 및 내면화된 부모 인물의 불인정과 관련되고, 더불어 자존감의 상실이 따르기 때문이다. 죄책감은 종종 타인을 통제하는 도구로 사용된다. ('죄책감을 퍼뜨리는 자들') 그것은 또한 거부拒否, 불명예, 지위 상실을 상징한다. 종교에서 죄책감은 죄와, 그리고 아담과 이브를 에덴동산에서 내쫓은 신에 대한 두려움과 연관되는데, 신이 아담과 이브를 에덴동산에서 내쫓은 일은 단순히 인간이기 때문에 오류를 저지르기 쉽고 신성한Divine 권위에 저항하는 경향이 있는 카르마의 역사적 기원들의 시작을 나타냈다. 살펴보면 오류는 통제되지 않은 유아적 호기심의 하나로 보이는데, 그래서 뱀은 속기 쉽고 순진한, 호기심 넘치는 내면의 아이를 유혹하는 데 성공한 것이다.

죄책감에 대한 유용한 해석과 이용은 한계와 한도를 존중하는 것이다. 이를 통해 죄책감과 두려움은 조심성과 지혜로 성숙된다. 조심성과 지혜는 죄책감을 대체하는 도덕률과 한도에 대한 존중을 낳고, 결국에는 생존, 성공, 행복을 뒷받침하는 성격 특징이 된다.

에고는 또한 자신이 죄책감을 느끼도록 만드는 이들을 증오하는데, 이는 모든 권위자에 대한 미성숙한 증오에 기여한다. 그다음에 모든 권위자는 독단적이고 권위주의적으로, 온건하게 보호해 주는 대신 억압하는 것으로 잘못 지각된다. 죄책감은 고통스러운 것으로 비치기 때문에, 그것을 피하기 위한 또 다른 기제는 책임을 부정하고 비난을 통해 타인에게 책임을 투사하는 것이다. 이러한 기제는 양심의 고통을 덜어 주고, 게다가 그렇지 않았다면 자기를 공격하는 데 사용되었을, 외현화된 증오를 정당화해 준다. 따라서 사회는 비난하고 책임 전가하는 일에 열을 올리며, 죄책감 없이 비난과 증오를 투사할 수 있는(예 '죄를 증오하는' 모순) 죄지은 범죄자들을 끝없이 찾는다.

무의식적 죄책감

정상적인 사람들에게 진실과 정직함에서의 일탈은 죄책감의 축적을 낳고, 그다음에 죄책감은 그 불쾌하고 고통스러운 본성으로 인해 억압된다. 그래서 긴 시간에 걸쳐 상당한 분량의 죄책감이 쌓이는데, 이것은 주기적인 대담한 재고 조사를 통해 찾아내지 않는다면 주의를 끌거나 인지되지 않는다. 이것이 사회적 불화와 다툼에 기여하는 매우 일반적인 조건이다. 도덕적/윤리적 잘못은 합리화를 통해 넘어가는 일이 종종 있지만, 무의식적 마음은 기만에 넘어가지 않으며 자기나 타인들이 하는 거짓말을 본래적으로 안다.

무의식적 죄책감의 공통된 사회적 근원은, 사회의 모든 측면을 설득력 있게 정치화하는 현재의 경향에서 유래하는데, 이것은 그다음 합리화된 정당화를 요구한다. 합리화된 정당화는 그 위치성을 약화시킬 만한 증거의 왜곡으로 귀착된다. 한 예가 종교나 신성Divinity에 관한 공적인 언급을 일체 반대하는 주장일 것이다. '반대'론은 미국 헌법의 "연방 의회는 국교를 정하는 법률을 제정할 수 없고"를 인용하지만, 그다음에 나오는 "또한 자유로운 신앙 행위를 금지하는 법률을 제정할 수 없다."는 구절을 고의로 누락시킨다. 미국 헌법은 자연신적Deistic이지 일신론적이지는 않은데, 그 둘의 차이는 매우 크다.

어떤 입장을 관철시키기 위해 절반의 진실을 제출하는 것이 합리화되며, 그에 대한 죄책감은 억제된다. 사회 제도에 대한 반대와 관련된 사례들은 풍부한데, 고의로 보고를 누락시키는 반대자들은 철저히 자발적이다. 또 다른 사례들로는 피해자의 권리를 무시하는, 가해자의 권리에 대한 지지가 있다. 사회적 죄책감의 축적은 결국 공공연히 투사된 비난이나 악마화로 끝나며, 이러한 것은 그 다음에 그 이상의 미묘한 왜곡과 정교한 수사로 강화된, 더한 정당화를 요구한다.

죄책감과 증오는 에고/마음의 한계를 그것의 고유한 구조 및 작용상의 결함과 함께 수용할 때 완화된다. 사람들이 타인의 삶은 물론 자기 자신의 삶을 망가뜨리는 것을 보면 증오 대신 슬픔이 느껴지게 된다. 그런 사람들을 증오하는 데 아무런 실익이 없다는 것 또한 대단히 명백하다. 용서하는 능력은 인간 조건 자체에 내재된 한계를 정직한 겸손으로 수용하는 데서 생겨나는데, 인간은 결국 의식 진화의 학습 곡선상에 있을 뿐이다. 인류의 전체적 의식 수준이 진실Truth의 수준인 200을 넘기라도 한 것은 불과 지난 20년 안쪽의 일이었고, 세계 인구의 78퍼센트는 여전히 200 이하로 측정된다. (미국에서는 49퍼센트)

죄책감과 영적 진화 과정

영적 수행자들이 내면의 수행을 어디서 시작하며 어떻게 나아가야 하는지 물어 오는 일이 많다. 먼저 통상적으로 영적 단체를 찾아가거나, 강연과 회합, 피정(안거)에 참여함으로써 학습을 통해 영적 지식을 습득하는 시기가 있다. 그다음에 자기 탐구라는 내면의 여정에 초점을 맞추기 시작하는데 여기서 성공하려면 어떤 전체적 방향을 가져야만 한다. 산발적이고 단속적인 나아감은 흔히 실망이나 계획 전체의 포기를 낳는다.

매우 중요한 것으로 내면의 도덕적 재고 조사를 시작하기 전에 자신의 양심과 양심이 작용하는 방식에 대해 잘 알아 두는 것이 필수적이다. 양심이 온건해지고 건설적으로 이용되는 것은 중요한데, 왜냐하면 재맥락화되지 않는다면 그것은 자기 비난이나 죄책감의 강화, 수치심, 혹은 자존감 상실로 끝나기 때문이다. 모든 결함은 에고 구조 자체에 내재한다는 것, 그리고 에고는 순진하며 현상과 본질을 식별하지 못한다는 것을 명료히 알아야만 한다. 에고는 세상에 대한 것이든 혹은 사적인 자기에 대한 것이든 진실과 거짓을 구별할 수 있는 능력이 사실상 없다.

내면의 양심에 호소하여, 그것이 가학적인 자기 가해자가 아닌 유용한 동맹이자 교사가 되는 데 진념히도록 하는 것이 최선이다. 양심의 목적이 교육적인 데 있도록 확실히 단속하는 것이 중요하다. 사람은 성숙한 양심이 유용한 도구이자 쓸모 있는 안내자라고 판단해야만 하며, 자신의 의지에 따른 선택으로써 이러한 양심과 일치를 이룬다. 그다음 의지의 행사를 통해, 양심이 방종하며 죄책감에 탐닉하는, 그래서 역설적으로 이기적인 또 하나의 가해자가 되는 것을 막을 수 있다.

자루 옷을 입고 재를 뒤집어쓰는 것은 멜로드라마적일 수는 있지만 세상이나 영적 온전성에 대해서는 무익하며, 사실상 이것은 교활한 방종이다. 상속받은 인간 한계로서의 죄책감은 적당한 뉘우침으로 대체될 수 있는데, 인간 한계와 대비되는 완벽함은 똑같이 비현실적인 이상화이다. 한계를 수용함으로써 죄책감은 완화된다. 한계의 수용은 차례로 겸손함의 긍정적 귀결이다. 겸손함을 가질 때 죄책감은 또 다른 형태의 방종에 불과한 것으로 거부될 수 있다.

자기 정직성은 용기, 겸손함, 인내를 요구하며, 결국에는 본래 어린 시절의 산물로 일어났던 양심의 미숙한 측면들에 대한 연민을 요구한다. 그러므로 자기 정직성은 과장되는 경향이 있거나, 그와 달리 충동성을 가로막을 경우에는 간단하게 포기되는 경향이 있다. 과제는 성격의 내적 결함이나 단점을 정직하게 인정하되, 죄책감의 공격, 즉 자기혐오와 분노, 혹은 자기와 타인에 대한 분개를 유발하지 않는 것이다.

에고/마음은 학습된 행동의 세트인데, 그 궁극적 목적은 삶을 온건하게 재맥락화하는 참나의 광휘 Radiance의 힘으로 자신의 프로그래밍과 기능을 초월하는 것이다. 참나의 현존 Presence은 사적인 자기로서의 진화를 포함하여 그 모든 표현을 갖는 모든 생명에 대한 연민으로 경험된다. 그 결과 용서가 선고를 대체하는데, 그것은 이제 과도한 스트레스 없이 진지한 내면의 재고 조사를 더욱 심도 깊게 진행해도 안전하다는 표시이다.

위의 과정은 다른 모임은 물론 매우 성공적인 12단계 자조 모임들 전체의 집단적 지혜를 나타낸다. 그것은 또한 정신 분석과 같은 깊이 있는 분석에서 따르는 기본 전제를 나타내는데, 예컨대 정신 분석의 기본 규칙은 정신 내적인 갈등에 대한 탐구를 시작할 때 항상 먼저 초자아의 측면에서 접근하라는 것이다. 또한 세상은 증오, 비난, 죄책감이 아닌 지혜에서 이익을 얻는다는 사실을 기억하는 것이 도움이 된다. 내적 발견의 길 위에서, 사람은 후회스러운 기억 및 사건들과 마주치는데 이는 그저 더욱 잘하겠다는 결정으로 귀착된다.

영적·치료적 작업에서 매우 유용한 또 하나의 도구는 유머 감각인데, 이것은 세속의 부조리극과 그것의 난폭한 돌팔매질의 부정성을 상쇄해 준다. 유머는 모순되는 환상들을 꿰뚫어 본 귀결이다.

위대한 스승들은 인간의 기본적 결함이 무지라고 가르쳤지만 인간의 한계를 순진성으로 보는 것이 훨씬 도움이 되는데, 순진성은 일차적으로 하나의 단점이다. 준비가 충분하다면 수치심, 절망, 희망 없음, 자기 비난, 우울, 혹은 자존감의 상실에 빠지는 일 없이, 내적 작업과 엄격한 자기 정직성을 안전하게 이뤄낼 수 있다. 그것은 범행 현장을 들킨 도둑이 말한 그대로다. "세상에 완벽한 사람은 없다네. 안 그런가?"

세계의 종교들은 공식적인 속죄와 자기반성의 기간을 갖지만, 그러한 것은 구획화되며 또한 불쾌하게 침울한 것으로 비치는 경향이 있다. 성숙한 영적 수행은 보상이 따르는 성장과 교육으로 귀착되고, 이는 더욱 큰 행복과 기쁨으로 인도해 준다. 속죄는 삽화로 그치는 경향이 있다. 하지만 영적 성장은 영구적이다.

신학과 죄책감

　인류는 점진적으로 진화하는 종이며 인류의 기원은 매우 원시적이었고 실상에 무지했다. 따라서 고대 문명들의 신학적 신념은 몽매한 상상력의 신화에서 태어났는데, 이러한 신화에서 우위를 점한 것은 우세한 낮은 의식 수준들과 일치하는 부정성이었다. '아담과 이브'의 우화는 70으로 측정되고, 인간이 '죄 안에서 태어났다'는 관념의 진실 수준은 고작 30으로 측정된다. 신성은 억압적이며 무서운 것으로 지각되었다.

　의식 연구에서 일어난 대안적 관점은 인간은 기본적으로 무구하지만 무지하게 출현했으며, 현재 200으로 측정된다는 것이다. 이와 대조적으로 소크라테스가 표명한 것과 같은 인간관이 있는데, 그것은 모든 인간은 자신이 선으로 지각하는 것을 하기로 선택할 수 있을 뿐이므로 본질적으로 무구하지만, 사람들은 세계에 대한 거짓된 환상들에서 참된 선을 구별해 낼 수 없다는 것이다. (소크라테스의 진술은 700으로 측정된다.) 임상적·영적 경험, 역사와 조사는 물론 광범위한 연구를 통해 소크라테스의 진실은 입증된다.

　인간에게 진실과 거짓을 구별할 능력이 결여되어 있기 때문에 선악의 체계가 세워졌는데, 이는 실용적이었고 아이들과 200 이하로 측정되는 인구 대다수에게 사회적 가치가 있었다. 진화되지 않았거나 미성숙한 이들은 영적/윤리적/도덕적 기준에 대한 감각을 결하고 있기 때문에 '선악'이라는 '규칙'의 안내를 받는다. 의식 수준 200 이하에서는 타인에 대해 관심이 없고, 따라서 '선악'

에 대한 금언이 앎의 결핍을 대신한다. 온전치 못한 이들에게는 유혹적인 것이 보다 진화한 사람들에게는 상상조차 할 수 없는 선택지일 것이다. (예 돈을 뺏으려고 살인하는 것) 범죄는 개인의 의식 수준과 직접 관련된다. (감옥의 재소자들은 평균 50으로 측정된다.) 그래서 죄책감은 적절한 곳에서 귀중한 기능으로서 집단적으로 봉사하는데, 이는 원시적 본능들의 행동화에 대한 사회적 평형추이다.

또한 현실감이 결여된 아이들에게도 선/악의 죄책감은 비슷한 가치를 갖는다. (예 갓 태어난 새끼 고양이를 움켜쥐는 것은 '나쁘다.') 이 경우에 죄책감은 진화되지 않은 '미개한' 에고의, 고삐 풀린 원시적이고 본능적인 욕구를 억제하는 평형추로서 긍정적 측면을 갖는다.

보다 성숙한 사람들에게 있어, 본능적이고 원시적인 욕구가 충동성의 형태로 예기치 않게 방벽防壁을 뚫고 나올 수 있는데, 사람들은 나중에 후회하거나 그것을 어리석은 실수로 바라보게 된다. 따라서 그러한 실수는 판단 착오를 낳는 경향이 있음을 자각하라는 쓸모 있는 경고이다. 옛 속담에 "노년의 회색 머리칼은 번 것이다."라고 했듯이, 성숙은 평생에 걸친 과정이다. 과거의 오류에 대한 일정 정도의 후회와 가책은 불가피하며, 이는 자기와 타인에게 연민을 일으키는 데 도움이 된다. 인간의 오류를 참작하는 것은 보다 온건하고 현실적인 양심을 가리킨다.

죄책감과 증오의 이원성

자신과 타인에 대한 귀결이 광범위할 수 있기 때문에, 죄책감과 증오는 내면으로 향하든 혹은 타인에게 투사되든 진지한 주의를 요한다. 더욱 큰 행복의 경험이 가져다주는 보상은 만족스러우며, 경험적으로 그만한 노력의 가치가 충분하다. 죄책감과 증오의 포기는 삶의 모든 수준에 크게 이로운데, 왜냐하면 그러한 에고 위치들은 자신과 타인을 좀먹기 때문이다. 저항은 에고가 부정성에서 뽑아내는 은밀한 쾌락에서 비롯된다.

▶ 죄책감과 증오의 이원성

매력적인 것	혐오스러운 것
시비분별한다	시비분별을 신에게 내맡긴다.
자기나 타인을 벌한다.	자기나 타인을 용서한다.
자비를 거부한다.	자비와 연민을 수용한다.
부정성을 정당화한다.	은밀한 쾌락을 내맡긴다.
감정을 투사한다.	책임을 받아들인다.
지각을 선택한다.	본질을 선택한다.
완고하고, 협소한 관점	유연하며, 양쪽을 다 본다.
속죄, 방종	타인에 대한 봉사
위치에 달라붙는다.	신에게 기적을 청한다.
정당화한다	수그러든다, 선택지를 선택한다.
행동화한다	초월한다

비열함을 즐긴다.	자기/타인에게 상냥하게 대하는 걸 즐긴다.
자기와 타인에게 불리하게 행동한다.	자기와 타인을 돕기 위해 행동한다.
부정적인 것을 선택한다.	긍정적인 것을 선택한다.
'정당'하다	나쁘다
무력한, 고착된	유연한, 성장
강화한다	초월한다
과거에 고착되어 있다.	현재를 산다.
악의적, 잔인한	온건한, 자비로운
인색한	인정 많은
책임을 투사한다.	저자임을 선택한다.
복수심을 품은	자비로운
도량이 좁다.	'너그러움'을 선택한다.
움켜쥐는	인정 많은

TRANSCENDING THE LEVELS OF CONSCIOUSNESS **03**

무감정 (측정 수준 50)

서론

무감정Apathy의 수준은 태만, 무관심, 가난, 보다 심하게는 절망과 희망 없음을 특징으로 한다. 세계와 미래는 황량해 보이고, 비애가 삶의 주제이다. 무감정은 무력함의 상태인데, 모든 면에서 결핍되어 있는 무감정의 희생자들은 자원뿐 아니라 손에 넣을 수 있는 것을 이용할 수 있는 에너지가 결여되어 있다. 돌보는 이들이 외부의 에너지를 공급해 주지 않는다면, 수동적 자살을 통한 죽음이 초래될 수 있다. 희망 없는 이들은 살려는 의지 없이, 자극에 대한 반응을 그치고 멍하니 응시한다. 눈동자는 대상을 좇아 움직이는 것을 멈추고, 제공된 음식을 삼킬 수 있는 에너지조차 모자란다.

무감정은 노숙자와 사회 낙오자들의 수준이다. 그것은 또한 만성 질환이나 진행성 질환으로 고립된 수많은 노인과 여러 사람의 운명이기도 하다. 무감정한 사람은 의존적이다. 이들은 주변에 있는 사람들에게 '버겁고' 짐스럽게 느껴진다. 이들은 세계에 고유한 힌두교의 고전적 구나(성질) 세 가지, 타마스(무력증, 저항), 라자스(높은 에너지), 사트바(평화) 중에서 타마스의 인간적 표현을 나타낸다.

사회는 무감정의 수준에 있는 문화나 개인들에게 그 어떤 실제적 도움이 되려는 충분한 동기 부여가 결여된 경우가 많으며, 이들을 자원의 유출구로 본다. 그것은 콜카타 거리의 수준인데, 오직 마더 테레사와 그 추종자들 같은 성스러운 이들만이 감히 그 땅을 밟을 용기를 냈다. 그것은 희망을 포기한 수준이며, 그것의 얼굴을 정말로 들여다볼 용기를 가진 이들은 극히 적다.

임상적 측면

무력증의 형태를 띤 인지되지 않은 무감정은 개인의 문제는 물론 숱한 사회 문제의 한복판에 있다. 관료/정부 기관이 '돌봐주고' 책임지는 데 실패하는 것 또한 대중적 재앙으로 귀착될 수 있다. 행동하거나 기능하는 데 실패한 사례들은 많은데, 예컨대 진주만 이전의 방심 상태, 한국 전쟁에서 '허를 찔린' 일, 9/11과 다른 알카에다 공격 이전에 나온 경고들, 미 해군 구축함 콜Cole호가 폭탄 테러를 당한 뒤 행동하지 않은 것, 이라크 전쟁에 대한 군부의 준비 부족, 허리케인 카트리나에 대한 늑장 대응 등이 그것이다.

무감정은 에너지와 관심의 이용도가 매우 낮은 것을 가리킨다. 그것은 대도시와 빈곤 지역을 망라하는 문화와 지역들에서는 풍토적일 수 있다. 해이함이나 무관심은 미묘한 수단을 통해서도 문화적으로 전파될 수 있다. "그게 무슨 소용이람?"은 전염되는 태도이다.

나태가 일곱 가지 대죄에 포함되는 것은, 그것이 신이 내려준 삶이라는 선물을 거부하는 것이고 사랑이 없는 방종이기 때문이다. 그 상태에서는 타인의 복지에 대한 관심이나 심지어 자신의 삶의 질에 대한 적절한 관심조차 없다. 바로 그러한 태도가 그다음에는 신을 향해 투사되며, 그래서 신은 거부하는, 접근 불가능한, 돌봐주지 않는 존재로 보인다. 자신의 삶을 낭비하는 것은, 신이 무관심한, 비난하는, 접근 불가능한 존재라는 개념으로 귀착된다. 이것은 희망 없음과 비관주의로 인도한다.

무감정은 수동성과 자책의 바탕이 되는 일이 많으며, 결국에는 낮은 자존감과 낮은 자아상을 낳는다. 쓸모없다는 느낌은 부정적인 사회적 태도와 행동을 강화하고, 이는 결국 빈곤과 낮은 삶의 질로 이어진다. 희망 없음은 그 이상의 몰락으로 인도하고, 이 몰락은 그다음에 면피를 위한 합리화로 이용된다. 그 핵심은 책임은 거부되고 만성적 피해자 정신 상태로 대체된다는 것인데, 만성적 피해자 정신 상태는 문제의 상상된 근원을 외부 세계에 투사함으로써 실제 문제를 피하려고 한다. 외부 세계는 그다음에 편리하게 '원인'으로 지목되어 비난받는다. 피해자/가해자의 이원적 분리는, 피해자/가해자 환상을 영속시키는 현재의 '포스트모던'한 상대주의적 사회 이론들에 의해 더욱 강화된다.

미숙한 양육은 생애 초기의 행동 양식 정립에 상대적으로 큰 영향을 미치는데, 미숙한 양육에는 사랑 결핍과 보통의 동기 유발적 행동 요인들의 결핍이 있다. 이것은 불충분한 내적 보상 체계와 낮은 자존감을 낳는데, 실망이 문제를 가중시킨다. 비록 '자아 이상'이 발달하고 영웅적 인물이 찬양될 수 있기는 하나, 이상적인 것을 얻을 수 없다는, 절망과 회의주의에서 기인하는 내적 확신이 있다. 정상인은 시도하고 있는 노력에 대해 어떤 인정을 받는다. 설령 실패하더라도 말이다. 희망 없는 사람은 더 높은 수준의 기능을 시도해 보는 것조차 무의미하게 여긴다.

무감정의 에너지 끌개장은 그와 동일한 낮은 에너지 장에서 다른 표현들을 끌어오는데(유명한 '깨진 창문'의 원리), 이것은 범죄와 빈곤을 양산하는 전반적으로 암울한 사회 환경을 낳는다.

무감정 상태는 면피용 구실들에 대한 의존을 낳는 손상을 가리킨다. 이는 또한 건강 염려증, 만성적 병약함, 자기중심적 성격을 낳을 수도 있는데, 자기중심적 성격은 수동적이고 기능 부전이며, 의존적 관계를 구한다. 또한 마약이 주는 위안이 내면의 황폐함으로부터 도피처를 제공해 줄 수 있다. 마약으로 유발된 일시적 도취감이 잦아들면서, 어두운 면이 되돌아오는 것이 견디기 힘들어진다. 그래서 약물 의존은 단지 중독이 아닌 생활 양식이기도 하다. 끝없이 내려가는 하강 나선은 생존을 위한 필사적 시도를 낳을 수 있는데, 학대적 관계에 대한 매달림이 거기 포함된다. 자책은 신과 사회에 투사되고, 따라서 그 상태에 대해 비난받는 것은 신과 사회이다.

장애의 핵심은 개인의 책임을 받아들이지 못하는 무능력, 혹은 개인의 책임을 받아들이는 데 대한 거부임이 분명한데, 이는 죄책감과 수치심을 낳고, 또한 노숙, 부랑 생활, 사회적 의존으로 끝날 수 있는 낮은 에너지로 귀착된다. 삶의 기술의 결핍으로 인해 심한 우울증에 주기적으로 빠져들게 되는데, 이는 결국 자살로 끝날 수 있다.

무감정의 초월

무감정한 순간이나 시기들은 거의 모든 사람의 삶에서 일시적으로 일어날 수 있다. 사람의 삶에는 '침체'의 때와 실망의 느낌들이 존재하기 마련이다. 하지만 무감정한 생활 양식 자체는 생명의 가치에 대한 부정이자 생명의 근원으로서의 신성Divinity에 대한 부정이 된다.

이 막다른 골목에서 빠져나오는 유일한 길은 의지Will를 경유하는데, 오직 의지만이 정신 내적 에너지의 결핍을 보상할 수 있는 잠재력을 지니고 있다. 본성에서나 기원상으로 영적인 의지The Will를 정신적이고 심리적일 뿐인 '의지력'과 혼동해서는 안 된다. 무감정 상태에서, 개인적 의지는 허약하고 효과가 없다. 무감정을 초월할 수 있는 방법은 850으로 측정되며 재생력을 가지고 있는 신성한 의지Divine Will를 불러일으키는 것뿐이다. 에고/자기는 생존을 으레 자신의 공로로 돌리지만, 생존의 진정한 근원은 참나로서의 신성Divinity의 현존이다. 에고가 자신을 유지할 수 있는 것은 오직 참나로 인한 것이다. 에고는 자신이 생명 에너지의 기원이라고 믿고 있지만, 사실은 수령자일 뿐이다.

신성한Divine 간청은 원하는 결과를 낳을 수도 있고 그렇지 않을 수도 있는데, 왜냐하면 참나에게는 역경이나 심지어 육체적 죽음이 에고를 굴복시키는 유일한 길일 수 있기 때문이다. 참나에게는 개인적 세계나 육체의 내맡김이 영혼의 변형을 위한 필수조건일 수 있다. 그래서 이 표면상의 역설에서, 에고/마음/육체의 패배는 사실상 영원한 것(영혼의 진화)을 위한 일시적인 것의 희생이고 따라서 카르마적 이득이다.

개인적 의지는 오직 그 개인과 동일한 수준으로 측정될 테지만(무감정 상태에서는 극단적으로 약해서 대략 30 정도로 측정된다.), 의지will는 매우 강력한 수준으로 측정된다. 이러한 것은 '인간의 불행이 신에게는 기회'라는 진실 뒤에 숨어 있는 역동적 힘을 예시하는 조건들이다.

예를 들어 12단계 모임은 신성Divinity에의 초대를 잘 보여 주는데, 이 모임의 초기 단계는 다음과 같이 의역된다. "우리는 자신의 삶을 스스로 통제할 힘이 없다는 것과, 오직 신만이 우리를 광기에서 구해 주실 수 있다는 것을 인정했다." 개인의 무력함을 인정하고 에고에 등을 돌림으로써, 자신의 삶을 신에게 넘기겠다는 결정이 이루어진다. 그다음 대담한 도덕적 재고 조사가 뒤따르고, 뒤이어 기도를 통해 안내를 구하는 것, 그리고 일상적인 영적 생활 양식의 확립이 따른다. (『12단계와 12가지 전통Twelve Steps and Twelve Traditions』, 1996)

위 과정을 통해 전 세계 수백만의 사람이, 수십 년에 걸쳐, 매우 어렵고 가망 없는 갖가지 인간 문제들에서 회복되었다는 사실이 증명되었다. 결과적 변형은 그것의 정도로 인해 기적적인 것으로 묘사되는 일이 많다. 이 단순한 프로그램은 원래 영국의 옥스포드에서 시작되었고, 롤랜드Roland가 미국에 도입했다. 롤랜드는 스위스의 유명한 정신 분석의 카를 융의 가망 없는 환자였는데, 융 자신의 정직성이 롤랜드가 바닥을 치는 것을 도와주었다. 융은 그에게 이렇게 말했다. "아아, 나도 내 기술도 당신을 도울 수가 없습니다. 당신에게 남은 유일한 희망은 어떤 영적 프로그램에 마음을 다해 투신하는 것입니다. 드물기는 하지만 그런 상황에서 회복이 일어났다는 것이 역사에 기록되어 있으니까요." 결국 롤랜드의 극적인 회복 덕분에, 믿음에 기초한 다른 프로그램들은 물론 지금 범세계적으로 일어나는 12단계 운동에서 그러한 패러다임이 정착되었는데, 그것은 고질적 상습범들의 35퍼센트에서 효과를 발휘하기조차 했다.

인간 의지나 사회의 해결 능력을 넘어선, 표면적으로 희망 없는 수많은 조건의 한복판에는 무감정이 있다. 영적 모임에의 참여는 이러한 무감각 상태에서의 회복을 돕는데, 왜냐하면 이들 집단의 전체적 에너지는 전체 인구 중에서 드문(0.4퍼센트) 무조건적 사랑Unconditional Love의 수준인 540으로 측정되기 때문이다.

책임을 철저히 수용함으로써 회복과 삶의 개선에 헌신하는, 영적이진 않아도 강력한 또 다른 프로그램을 입증해 준 것은 측정 수준 400의 'EST Erhard Seminars Training'였다. 'EST' 기법은 무책임과 끊임없이 직면시키거나 혹은 모든 구실과 합리화, 책임 회피를 무효로 만드는 것이었다.

무감정으로 보이는 것에는 사실상, "난 못해."라거나 "난 원치 않아."로 묘사되는, 미묘하게 위장된 자부심과 자만심으로서의 강력한 내적 저항이 있다. 에고의 버티기는 너무도 강력해서, 에고가 자진해서 내맡길 정도로 그것과 대결하려면 전쟁이나 지진과 같은 대참사가 자주 요구된다. 그래서 집단적 카르마로 인해 집단 전체가 특정한 상황에 이끌리는데, 이는 재앙으로 보일 수 있지만 그 속에는 보이지 않는 카르마적 이익이 있다.

우연

무한한 의식의 장은 오직 현존하고All Present, 막강하며All Powerful, 전 존재All of Existence를 포함한다. 그래서 의식의 장의 무한한 영역 밖에서는 아무것도 일어날 수가 없는데, 그것은 무한한 의식의 장이 존재Existence의 근원Source이기 때문이다. 이 무한한 힘의 장 안에는, 에너지 장들의 저하하는 수준들이 있다. 이 에너지 장들의 저하하는 수준들이 점진적으로 형상(선형성)으로 표현될 때, 그것들이 갖는 상대적 힘은 개체에 이르기까지 줄곧 감소한다. 그 거대한 장은 엄청난 정전기장에 비유될 수 있는데 여기서 개체는 하전 입자와 같다. 하전 입자는 무한한 의식의 장의 무한한 힘으로 인해, 개별적 '전하량'에 따라 장 내에서 자동적으로 정렬된다. 카르마적 영체의 전하량은 의도, 결정, 의도에 따른 정렬에 의해 정해진다. 순진한 지각에게는 지적으로 설명할 수 없는 것이 '우연한'으로 나타나는데, 이것은 특히 그 사건이 예측할 수 없는 것일 때 그렇다. 무한한 의식의 장이 무제한의 차원을 갖는 한, 무한한 의식의 장 밖에서는 아무 일도 일어날 수 없다. 무한한 의식의 장 내에서 일어나는 모든 일은 장의 영향력 아래 있으므로, 실상Reality 에서 '우연한' 것이란 가능하지 않다.

정상적 개인의 무감정

무감정의 시기는 거의 모든 사람의 삶에서 일시적이고 한시적인 현상으로 재발된다. 영적 지향을 가진 이가 무감정의 기원을 이해하기 위해 그러한 현상의 핵심을 찾아 자신을 성찰하는 것은 긍정적 결과를 낳는다. 정상적 개인의 무감정은 대개 삶의 일정 영역들에 해당되는데, 이는 사람이 그동안 무시하고 저항했던, 혹은 책임지기를 거부했던 영역들이다. 이러한 영역들은 또한 혐오와 매력들로 표현되는데, 조사해 보면 그러한 것은 환상에 기초하고 있음이 판명된다. 거의 모든 저항, 혐오, 환상이 완전하고 전적인 내맡김을 통해, 그리고 환상적 목표들을 포기하려는 자발성을 통해 해소될 수 있다. 운용상으로, 이는 선형(예고)을 비선형(신성Divinity)에 내맡기는 것으로 묘사할 수 있다.

수동/공격의 양분

수치심, 무감정, 죄책감은 자기혐오, 비난, 부정적 시비분별을 수단으로 하는 자기 공격의 모든 형태들이다. 이러한 기제들의 또 다른 측면은 투사되고 외현화된 증오와 비난이라는 방어적 책략에서 사용된다. 무감정은 또한 성숙 과정에 대한 일종의 저항이며 부정과 거부, 즉 감춰진 고집스러움의 한 방식이다.

이러한 기제들에서 개인적 책임은 다시 부정되고, 다른 면에서는 표면적으로 정상적인 개인들이 극단적 공격성을 타인을 향해 주기적으로 표출할 수 있다. 자기혐오의 꿈틀거리는 벌레가 자기에 대한 공격에서 외부로 방향을 틀 때, 그것은 독설, 원한, 악의, 중상, 심지어 극단적이 될 수 있는 공공연한 비방으로도 표현된다.

외부로 방향을 돌린 자기혐오는 매우 낮게 측정되는데, 왜냐하면 그것은 깊은 수준에서의 진실에 대한 부정이고 이차적으로 사회와 사회의 기준에 대해 파괴적이기 때문이다. 이 외부로 향한 공격성은 사회적 승인을 찾아내며, 따라서 전쟁, 조직 범죄, 테러, 급진적 환경 운동가들의 방화, 군중 폭력, 쿠 클럭스 클랜 등으로 표현된다. 이러한 투사는 정신병질자처럼 양심이 부재하거나 혹은 합리화(해방 운동가들은 복수, '성전' 혹은 정치적 전쟁 등을 정당화한다.)로 인해 양심이 무뎌진 경우에 한해서만 가능할 수 있다.

정당화의 필요성은 마음속에 품은 원한, 사회에 대한 왜곡된 해석, '불의' 수집으로 충족된다. 이 심리 기제가 카리스마적 지도자에게 작동할 때, 수천, 혹 심지어는 수백만의 사람이 주기적으로 사망한다. 이것은 '악성 메시아적 자기애' 증후군으로 불리며 『진실 대 거짓』(15장)에 상세히 묘사되어 있다. 그 같은 지도자들의 극단적 병리는 미움받는, 그리고 '개', 총알받이, 혹은 '죽어 마땅한' 존재로 보이는 자국민들에 대한 고의적 학살에서 명백해진다. 그러한 왜곡된 성격들은 사랑(따라서, 여성)을 경멸하고 나약한 것으로 보며, 속으로 두려워하는 자신들의 취약성을 드러낸다. 이러한 투사된 기제들이 행동화될 수 없을 때, 의식 안에서 내적 갈등이 일어나며, 그러한 메시아적 지도자들의 종말은 흔히 자살이다.

이와 동일한 기제들이 명성을 구하는 적대적 성격들에서 무의식적으로, 그러나 보다 제한되고 약화된 정도로 작동하는데, 이들은 허위에 찬 비난과 사건들의 왜곡을 통해 공인들에게 악담과 비방을 퍼붓는다.

정신 분석적 측면에서, 투사를 통해 심한 부정성과 자신과의 관계를 부정하는 것은 무구한 '좋은 나'의 환상을 유지하기 위한 것인데, 그럼에도 불구하고 대중에게는 그러한 위장이 환히 들여다보인다. 부정직성은 종종 잘난 척으로, 그리고 자신을 남보다 우월하게 여기는 것으로 귀결된다. 에고는 또한 자기 방어를 견고히 하기 위해 영적 이미지와 영적 개념을 끌어들이는데, 이로써 영적 이미지와 개념은 불신자, 이교도, 이단자 등이므로 죽어 '마땅한' 이들의 살육을 정당화하기 위해 정반대로 왜곡된다. 지각된 내적 약점에 대한 자기 비하의 투사를 극적으로 행동화한 것은 일본인이었는데, 이들은 만주와 중국에서 미국인 포로들을 상대로 항복한 적군 병사를 즉결처분했다.

매우 낮은 에너지 장이 지성을 통해 합리화될 수 있는데, 이때 지성은 유사 종교적 왜곡을 진실로 보고 순교와 자살을 기괴하게 찬양한다. 할복割腹은 보통의 건강한 사람들에게선 내면화된 갈등으로 억압될 것을 외현화시켜 행동화하고 극화劇化한 고전적 사례다.

수용할 수 없는 욕구와 갈등의 정신 내적 억압은 정신 에너지를 고갈시켜 그것이 정상적 적응 작용에 이용될 수 없게 만든다. 이것은 무감정을 낳고, 무감정은 소진, 피로와 허약감, 삶의 즐거움의 결핍(무쾌감증)으로 표현된다.

정상적 수단을 통한 즐거움의 결핍은 다양한 중독을 통해 인위적으로 보상될 수 있다. 현실 도피가 차단되거나 어려워질 때 내면의 우울이 되돌아오는데, 이는 결국 행동화 및 필사적 회피책으로 이어질 수 있다. 많은 사람이 내면의 갈등과 대면하고 갈등 그 자체에 대한 책임, 혹은 도움과 해결책을 구할 책임을 인정하는 대신 차라리 죽는 쪽을 택한다.

점차적 하강 나선은 결국 체포, 이혼, 실직, 파산, 입원, 노숙 생활과 같은 직면적인* 사회적 위기로 인도하는 일이 많다. 그러므로 직면은 표면상의 불행에서 일어나는 긍정적 귀결의 하나이다. 표면적 불행이 사실은 생명을 구하는, 변장하고 온 구원인 경우가 많다.

통계적으로, 병리적 생활 방식으로부터 이런 유형의 회복에 이르는 가장 성공적인 해결책은 믿음을 기초로 하는 모임을 거치는 것이다. 대부분의 사람들에게 있어 자기 정직성은 강력한 촉구가 없다면, 불가능하진 않다고 해도 어려운 과정이기 때문이다. 회복에는 강력한 지지 외에 경험을 바탕으로 한 노하우가 필요한데, 회복된 구성원들의 사례는 부정하는 것을 단념시킬 수 있다. 도덕

---

* 심리학에서 이용되는 상담 기법 '직면(confrontation)'에서 나온 표현이다. 직면이란 상대가 인정하지 않는 상대의 단점과 그것이 가져올 수 있는 결과를 피하지 않고 바로 보도록 일러 주는 것을 말한다.

적 온전성을 고수하는 것과 죄책감에 빠지는 일 없이 성격상의 결함을 인정하는 것 역시 부정하는 것을 단념시킨다. 게다가, 남을 돕는 것은 유익하며 자존감을 높여 준다.

엄격하게 심리적인 방식은 일시적으로 이로울 수 있지만, 이러한 장애는 대개가 만성적이어서 회복하기 위해서는 본질적으로 영적인 성격을 띤 프로그램들이 요구된다. 그것은 영적 프로그램들은 사안의 핵심을 다루며 심리적, 행동적 문제들은 부차적인 것으로 보기 때문이다. 저변에 깊숙이 자리 잡은 자기혐오는 540의 무조건적 사랑Unconditional Love의 치료와 같은, 대단히 높은 의식 수준의 치료를 필요로 한다. 400대로 측정되는 심리적 방식은 실제로 내적 치유를 불러일으키기에 힘이 부족하다. 치유 과정에서는 안내를 제공해 줄, 그리고 하나의 본보기로서 동일시하고, 사랑하고, 존경할 대상이 되어 줄 조언자이자 후원자, 혹은 상담자가 필요하다. 그러한 모임들의 수십 년에 걸친 경험으로는, 오직 회복된 구성원만이 존경심을 불러일으키고 따라서 치료적 전이나 동일시를 일으키는 필수적 권위를 갖는다. 이 과정을 통해 사랑은 수용 가능한 형태로 돌아오며, 현실적이고 영적으로 온전한 겸손함이 사랑의 수용을 용이하게 해 준다.

영적 겸손함을 그에 대한 사회적 해석인 '굴욕'과 혼동해서는 안된다. 역설적으로 영적으로 겸손한 이는 굴욕을 당할 수 없으며 따라서 자존감의 상실 없이 결함을 수용할 수 있다. 자신의 내적 결함을 인정하는 것은 타인에 대한 시비분별 없는 존중을 허용해 주고, 전 인류를 향한 연민에 이르는 문을 열어 준다.

무감정 대 동기 부여

인간의 행동은 본능적 욕구의 결과일 수 있고, 아니면 긍정적이고 이상적인 목표들에 이끌리거나 혹은 그러한 목표를 동기로 한 결과일 수 있다. 프로이트의 '자아 이상'은 감탄스러운 성질과 성취를, 혹은 영웅적 인물을 내면화한 것이다. 영웅적 인물은 영감을 고취시키며 성장과 발달의 가능성을 나타낸다. 감탄스러운 인물은 개인의 우세한 의식 수준에 맞게 선택되며 그래서 각 수준은 특징적으로 그 수준에 걸맞은, 영감을 고취시켜 주는 지도자들을 보유하는 경향이 있다. 그러한 내면화된 인물의 결여는 미숙한 양육이나 양육의 부재에서 비롯되거나 자존감이나 개인적 가치감의 결핍으로 인한 것일 수 있다. 자존감이나 개인적 가치감의 결핍은 실패에 대한 예상, 비관주의, '무욕 증후군'*으로 이어진다.

자신감 형성은 대개 동기 부여적인 격려의 도움으로 한 걸음씩, 조금씩 더해 가는 게 가장 좋다. 부정적 자아상은 과거의 실패로 인해, 혹은 "난 못해."라거나 "난 그만한 가치가 없어." 식의 태도를 낳는 또래나 부모 인물의 비판으로 인해 악화될 수 있다. "첫 번에 성공하지 못한다 해도, 시도하고 또 시도하라."는 옛 속담은 무시되는데, 무감정은 대개, 수치심을 피하기 위한 수많은 합리화된 구실과 정당화로 방어되기 때문이다. 무감정의 일부 표현들은 뇌화학의 결함으로 인한 임상적 우울증의 귀결일 수도 있는데, 이

---

* amotivational syndrome, 일을 지속하고자 하는 동기와 주의 집중, 끈질김이 없어지고 무감정, 무기력, 체중 증가 등이 관찰되는 것

때는 심령을 재건하기 위해 적어도 일시적으로라도 불균형의 교정을 위한 항우울제가 필요하다.

　무감정과 부정적 자아상에 대한 고전적 평형추는 '믿음, 희망, 사랑'이다. 남을 돕는 일은 그것이 선택과 영감에서 나온 것이든 심지어는 강압에서 나온 것이든, 그 유익함이 사회 전반에서 아주 훌륭히 입증된다. 매우 낮은 수준으로 떨어진 이들에게는 그저 동물을 돌보는 일만 해도 아주 좋은 출발이 될 수 있는데, 이것을 입증하는 것이 맹도견 훈련 프로그램이다. 이 프로그램은 상습범 수감자들 사이에서 큰 성공을 거두었는데, 일부 수감자들은 자신에게 맡겨진 개들의 훈련을 끝내기 위해 출소일이 지나도록 감옥에 남아 있는 쪽을 선택하기조차 한다. 무감정 상태의 노인 환자들은 양로원에서 애완견을 제공해 주면 기운을 차린다. 현재의 연구는 그저 애완견을 갖는 것만으로도 우울증과 고혈압이 완화되고 전반적 건강에 긍정적 효과가 난다는 것을 보여 준다. 그러므로 다른 생명체를 돌보는 일은 치유적이다. 이것은 가망 없는 알코올 중독자들이 신입자들을 돕기 시작할 때, 그리고 사기가 꺾인 운동선수들이 순전히 다른 팀 구성원을 격려하는 행위만으로 패배적 태도에서 회복될 때 잘 드러난다.

　또한 영적 작업에서, 집단 참여는 그 집단의 내재적·영적 에너지의 귀결로서 동기를 재부여해 준다. 그래서 성직자 단체들은 큰 목적에 기여하는데, 이는 조언자, 교관, 동기 부여 연사, 인도주의 단체, 성직자, 영감을 고취시키는 스승들 역시 마찬가지다. 보통 사람이라면 적어도 일정 시기에는, 어떤 제한된 영역들에서 무감정을 겪는 일이 흔한데, 이 무감정의 영역은 이용 가능한 시간과 에너지 혹은 관심의 경제적 사용에서 기인하는 등한시의 영역이다.

영적 무감정은 또한 내면의 갈등과 대면하는 것을 회피하고 꺼리는 태도의 표현으로서 대단히 흔하며, 그로 인해 진보와 성장에 방해가 된다. 이러한 지체는 예상될 수 있으며 또한 기도를 통해, 그리고 활발한 영적 모임의 고유한 영감을 통해 뛰어넘을 수 있다. 동기 부여는 거의 모든 인간 노력에서 조언자, 가까운 측근, 혹은 믿음직스러운 친구를 두는 것으로 촉진되고 강화된다. 무감정은 종종 고립의 결과이며, 관여에 의해, 그리고 돌봄의 원천을 제공하는 긍정적 관계의 활기에 의해 치유된다. 무감정은 사랑의 부재를 가리키며, 사랑은 무감정에 대한 가장 강력한 해독제다. 무감정은 상황적인 것일 수도 있고, 에고 중심성으로 인해 사랑을 거절한 귀결일 수도, 혹은 생애 초기의 사랑과 양육의 결핍에서 비롯된 매우 낮은 자존감의 귀결일 수도 있다.

신을 향한for 사랑의 선택은 기도와 예배를 통해 신의of 사랑을 활성화시킨다. 그러므로 다름아닌 낙담이 영적 관심과 진보의 출현에 이르는 문을 여는 열쇠일 수 있다. 수많은 사람이 희망 없음과 절망의 수렁 속에서야 신을 발견했다. 에고는 너무도 강력해서, 때로는 심하게 '바닥을 치는 것'만이 에고 지배에 대한 충성을 내맡기려는 자발성을 활성화시킬 만한 자극이 된다. 활성화될 때 내면의 영은 소생되고, 무감정은 희망으로 교체된다. '쉼 없이 기도하는 것'은 심하거나 질질 끄는 카르마적 부채의 시기를 헤쳐나가기 위해 이용할 수 있는 유일한 선택지일 수 있다. 그것은 때로

'믿음에 대한 시험'으로 불리는데, '이것 또한 지나가리라.'와 '가만히 서서 기다리는 자 또한 그분을 섬기는 것이니라.*'라는 확신으로 가로질러 가는 것이 최선이다.

무감정은 진화의 길에 있는 그 어떤 장애와도 마찬가지로, 부정이 아닌 수용으로 해결된다. 영적 무감정에 대해서는 경전이나 영적 문헌에서 제공하는 것과 같은 기본적인 영적 진실에 재노출되는 것이 도움이 될 수 있다. 시편 91편이나 다른 좋아하는 구절들에 대한 묵상과 명상은, 그 고유의 높은 의식 수준으로 인해 영감을 재활성화해 주는 일이 많다. 영감의 재활성화는 또한 좋아하는 기도문과 찬송가를 되풀이하거나 아름다운 환경에서 고전 음악을 연주한 귀결인 경우도 많다.

높게 측정되는 음악은 어떤 에너지 장을 곧바로 드러내며, 지성과 부정적 정신 작용을 우회한다. 500 이상으로 측정되는 음악(『진실 대 거짓』 9장에 목록이 실려 있다.)은 고양시키는 효과를 갖는다. 이러한 음악은 리버댄스Riverdance의 배경 음악에서 고전 음악, 스코티시 블랙 워치Scottish Black Watch의 장쾌하기 이를 데 없는 고음의 백파이프 연주나 심지어는 비지스의 사랑스러운 음악에 이르기까지 폭넓은 편차를 나타낼 수 있다.

일시적 무감정은 내면의 개인적 결함과 대면하는 데 대한 저항을 가리킬 수 있는데, 이는 솔직한 인정과 수용으로써 가장 빠르게 극복된다. 이것은 무력하게 만드는 대신 영적 움직임을 재활성

---

* 존 밀턴의 소네트 「눈이 멀고서(on his blindness)」의 맨 마지막 줄에서 인용했다.

화한다. 회피조차도 그것이 현재 작동 중이라는 사실을 수용함으로써 그에 맞설 수 있다. (부정의 부정을 피하는 것) 사람은 회피를 통해 어떤 문제의 영향력에 좌우되는 대신, 의식적으로 그것을 피하는 것을 선택할 수 있다. 이 대안은 그저 문제를 지금 처리하지 않고, 그 대신 '치료적 현실 도피'로 비칠 수 있는 것을 통해 그것에서 휴가를 떠나는 선택지를 열어 준다. '치료적 현실 도피'란 영화를 보고, 휴가를 가고, 짧은 여행을 떠나는 것 등이 될 수 있다.

의식적 선택을 통한 수용은 무의식적 부정과는 다른 귀결을 낳는다. 자기 관리는 의식적으로 이루어질 때 하나의 온전한 의도이다. 특히 그것이 신에게 봉헌된다면 자기 관리는 자신에 대한 사랑을 발전시키는 연습이다. 기운을 차리기 위해 휴식과 회복이 필요할 때가 있다. 이것은 놀이와 휴양이 갖는 기능들 중 하나이며, 단순한 방종이 아닌 단축에 기여한다.

무감정의 이원성

다른 수준들과 마찬가지로, 무감정의 위치성은 매력과 혐오의 이원성으로 표현된다. 이러한 것은 기도와, 종종 타인들의 도움을 통해 해결되어야 한다.

▶ 무감정의 이원성

매력적인 것	혐오스러운 것
비난한다, '원인'을 투사한다.	책임, 인정한다
"난 못해."	"난 안 할 거야."
자기를 피해자로 본다.	자기를 공동 참여자로 본다.
무관심	돌봄
패배주의자	낙관주의자
정당화한다, 합리화한다, 변명한다	행동을 취한다.
자기를 무력하게 본다.	자기를 유능하게 본다.
희망 없음	희망
자기 가치를 부정한다.	신의 선물로서의 자기 가치를 선택한다.
자기를 약하다고 본다.	자기를 잠재적으로 강하게 본다.
해결책을 거부한다.	자발성, 수용한다
자기 파괴	자기 보증
나태, 게으름	행위의 에너지
비관주의, 냉소적	신뢰, 믿음, 희망
자기를 무가치하게 본다.	생명의 가치를 수용한다.
미래가 암울해 보인다.	미래에는 기회가 있다.
자기를 무능하게 본다.	자기를 기꺼이 배우려는 존재로 본다.
완고한, 유연성이 없는	적응 가능한, 성장할 수 있는
수동적	활동적, 노력한다
도움을 거부한다.	도움을 수용한다.

자기 연민	연민, 그다음 계속 나아간다.
위치를 고수한다.	위치성을 내맡긴다.
방종	계속 나아간다, 극복한다
변명	자기 정직성
더 깊이 침몰한다.	진화한다, 상승한다
굴복한다	저항한다, 거절한다, 거부한다

TRANSCENDING THE LEVELS OF CONSCIOUSNESS

04

슬픔 (측정 수준 75)

서론

이것은 비애, 상실, 낙담의 수준이다. 대부분의 사람들은 일정 기간 동안 슬픔을 경험하지만, 이 수준에 머물러 있는 이들은 지속적인 후회와 우울의 삶을 산다. 이것은 한탄, 애도, 과거에 대한 후회의 수준이다. 이것은 또한 습관적 패배자들의 수준이며 실패를 생활 양식의 일부로 받아들이는 상습적 노름꾼들의 수준인데, 이러한 삶은 돈과 건강은 물론 직업, 친구, 가족, 기회의 상실로 귀착되는 일이 많다.

생애 초기의 큰 상실은 나중에 슬픔의 수동적 수용에 대해 취약하게 만든다. 마치 슬픔이 삶에 치르는 값인 것 같다. 이 수준에서, 사람은 사방에서 비애를 본다. 어린아이들에 대한 비애, 세상의 상태에 대한 비애, 심지어 삶 자체에 대한 비애도 있다. 이 수준은 존재에 대한 시각 전체를 물들인다. 상실 증후군의 일부는 잃어버린 것이나 혹은 그것이 상징하는 바를 대체할 수 없을 것 같은 느낌이다. 그 속에는 특수한 것의 일반화가 있고, 그래서 사랑하는 이의 상실은 사랑 그 자체의 상실과 동등한 것이 된다. 이 수준에서 그와 같은 감정적 상실은 심각한 우울증이나 심지어 죽음조차 유발할 수 있다.

비록 슬픔Grief은 인생의 무덤이지만, 그래도 이것은 무감정Apathy에 비하면 많은 에너지를 보유하고 있다. 그래서 정신적 충격을 받은 무감정 환자들이 울기 시작하면, 우리는 그들이 좋아지리라는 것을 안다. 일단 울기 시작하면, 그들은 다시 먹을 것이기 때문이다.

임상적 측면

슬픔은 바라보거나 겪어 내기 어려운 보편적 인간 경험인데, 그 이유는 사람들에게 너무도 친숙한 그 공통성과 감정성 때문이다. 정도가 약할 때 슬픔은 후회로 표현될 수 있지만, 정도가 심할 때는 사람을 무력하게 만들고 압도하는 것이 될 수 있다.

슬픔이라는 경험의 보편성은 에고의 구조 및 본성으로 인한 것인데, 에고는 행복의 근원을 외적이거나 감정적인 것으로 잘못 지각하고, 그것을 특별함으로 물들인다. 실제로 행복의 유일한 근원은 내면에 있으며, 행복의 메커니즘은 심령 내적이고 내적이다. 욕망하는 대상, 상황, 관계를 손에 넣을 때 내적인 메커니즘이 그러한 욕구 충족과 함께 작동하는데, 왜냐하면 욕망하는 대상, 사람, 조건은 특별한 성질로 물들여졌기 때문이다. 가치는 보는 자의 눈 속에, 혹은 지각된 것에 있지 욕망의 대상 자체에 내재해 있는 것이 아니다. 그러므로 슬픔은 소유권은 물론 욕망과 연결된다.

사회는 일정한 조건, 대상, 성질이 귀중하다고 집단적으로 추정하며, 이러한 합의가 개인적 선택에 영향을 미친다. 바람이나 집착이 거의 없는 영적으로 진화한 사람은 상대적으로 슬픔에 면역되어 있는데, 그것은 행복의 근원을 경험하는 것은 안에서 비롯되지 외적인 것에 의존하지 않기 때문이다. 만일 행복의 근원이 에고 기제를 통해 얻어진다면, 행복은 상실에 흔들리지 않는 절대적 실상 Absolute Reality 자체가 아닌 이미지, 신념 체계, 투사된 가치를 바탕으로 하는 것이다. 대상, 성질, 관계는 과대평가되는데 이는 집착의 메커니즘 및 뒤따르는 가치 투사로 인한 것이다. 욕망하는 대상이나 사람과의 관계에 특별함이 투사되면 될수록, 슬픔이나 상실이 일어날 수 있는 잠재적 가능성은 더욱 커진다. 상실에 대한 두려움은 돈과 명성 같은 물질성이나 사회적 속성은 물론 의존적인 집착에 기여한다.

행복은 하나의 자기 보상 체계로서 외재화된 목표의 성취에 대한 내적·심리적 보상이다. 오류는 행복의 근원이 안에서 기원하는 것이 아니라 '저 밖에'서 비롯된다고 생각하는 것이다. 그러한 원형 原形은 진화 과정 그 자체에 의한 구성이다. 나중에 출현한 생명체는 물론 원시 생명체에서, 동물들은 스스로 에너지를 만들어 내지 못하고 외부 에너지원에 의존했는데, 외부 에너지원은 탐색 및 시행착오를 통해 찾아낼 수 있었다. 그래서 생물학적 메커니즘은 필요-탐색-시행착오-발견-보상으로 구성되었다.

인간에게는 동일한 패턴이 200 이하의 의식 수준들에서 지속된다. (9장의 뇌기능 도표를 볼 것) 획득은 기본적으로 동물 본능적 생존이며 이것은 배우자, 먹이, 영역, 은신처, 지배, 통제를 '얻음'에 의존한다. 동물 본능에 있어, 행복의 근원은 '저 밖'에서 오는 것으로 프로그램된다. 따라서 행복은 '얻을 수 있는' 것이고, 그 결과 잃어버리기 쉽다. 짝짓기 및 동물 결속과 더불어, 이것은 배우자 및 집단 구성원에게까지 연장된다. 동물 수준에서의 슬픔은 애도 과정을 겪는 늑대 무리, 코끼리 떼, 원숭이, 유인원, 고릴라 무리의 반응에서 볼 수 있다.

행복의 지각된 근원의 외재화는 집착으로, 그리고 주된 생존 메커니즘으로서 통제의 출현으로 인도하며, 더불어 지위에 대한 욕망과 지위가 나타내는 안전성의 상징에 대한 욕망, 따라서 물질주의로 이끈다.

영적 지향

큰 상실을 겪은 이들이 도움과 답을 구해 결국 종교와 영성으로 돌아서는 일이 적지 않다. 사람들은 공감에서 우러나온 지지, 기도, 종교적 수행에의 복귀에서 감정적으로 위안을 찾아낸다. 따라서 영적 원리를 재평가하고 그것을 단순히 지적으로 이해하기보다는 실천에 옮기고자 하는 강화된 의도에 대해, 상실은 하나의 기회가 된다.

상실은 처음에는 환영받지 못하는 사건인데 왜냐하면 그것은 혼란을 일으키고 감정을 뒤흔들어 놓기 때문이다. 최초의 반응은 충격과 분개 둘 다일 수 있고, 심지어는 불신일 수도 있다. 감정의 폭풍은 에너지가 낮을 때 에너지와 주의를 한꺼번에 요구하고, 이는 분노를 낳는다. 위기 처리에 도움이 되는 것은 일정한 내적 실상들에 초점을 맞추고 그러한 것의 고유한 한계를 초월하는 것이다.

상실이 자신의 의지와 무관하게 예기치 않게 일어났을 때, 통제의 상실에 대한 두려움은 물론 분노와 분개가 솟구친다. 예기치 않은 것으로 인한 삶의 붕괴는 또한 강요받은 재적응에 대한 불안을 창조하며, 이것은 중대한 결단을 요구할 수 있다. 영적 연구는 모든 괴로움과 감정상의 고통이 저항에서 생겨난다는 것을 가리키고 있음을 알아 두는 게 좋다. 치유는 내맡김과 수용을 매개로 하며, 이러한 것이 고통을 덜어 준다.

그 과정에서, 상실의 감정적 고통은 한결같거나 지속적인 것이 아니라 물결처럼 밀려오며, 그것은 일관된 무저항과 신에의 끊임없는 내맡김을 통해 감소될 수 있다는 것이 눈에 띌 것이다. 사람은 표면적으로 필요 불가결한 사람, 대상, 욕망, 목표, 성질의 상실을 내맡기고 있다는 환상이 있지만, 실제로는 집착이 무너진 고통을 처리하고 있는 것이다. 사람이 내맡기는 '것'은 사실상 집착 그 자체일 뿐이다. 그 과정에서 각성되어야 할 기본적 진실은 외부에는 가능한, 실제적인 행복의 근원이 없다는 것이다. 상실은 아주 오래된 환상들을 표면화시키며, 더불어 심령 내에서 그러한 환상의 지배를 약화시킬 기회를 가져다준다. 에고는 신념, 구호, 대상,

사람들, 직함, 돈, 편의 시설, 오락, 가구, 감상적 기념물에 무수히 집착하고, 또한 이상의 모든 것에 관한 기억에 집착한다. 에고/마음은 일시적이고 덧없는 것을 소중히 여기는데, 왜냐하면 그러한 것이 '특별한' 것으로 가치를 부여받은 까닭에 에고가 그것을 행복의 '근원'으로 보기 때문이다.

역설적으로, 상실은 자유면서 동시에 새로운 선택지들의 개봉이다. 상실은 내적 적응을 강화하고 성장 기회를 나타내는 성질들을 복구시킨다. 그와 동시에 마음은 애석해하며 변화를 되돌리고 과거 환경의 안락함으로 되돌아가고 싶어하지만, 진화적이며 발달적인 성장은 꾸준하다. 따라서 분개는 변화해야만 하는 데 있다. 변화는 선택될 경우에는 예기 쾌락*의 근원일 수 있지만, 그에 대한 저항이 있을 경우에는 분개의 근원이다. 집착은 과거에의 매달림인 것은 물론, 현재 및 예상되는 미래에 대한 것이다. 과거, 현재, 미래와 같은 위치는 환상인데, 왜냐하면 지금 이 순간 외의 시간은 없고, 상상과 기억 속에서가 아니라면 누구도 과거나 미래를 경험하지 않기 때문이다. 현실적으로 행복의 유일한 근원의 바탕은 현재에 있으며, 현재에 있는 _그_것은 상실되지 않는다.

모든 형태의 상실은 에고 및 에고의 생존 메커니즘에 대해 직면적이다. 인간 삶의 모든 측면은 덧없다. 그러므로 그 어느 측면에든 매달리는 것은 결국 슬픔과 상실을 가져온다. 하지만 각각의 사건은 생명의 근원을 찾아 내면을 탐구할 수 있는 기회로, 생명

---

* 앞으로 닥쳐올 일에 대해 미리 생각해서 일어나는 쾌락

의 근원은 항상 현존하고 불변이며 상실되거나 세월에 유린되지 않는다.

슬픔이나 상실은 스트레스를 주는 삶의 그 어떤 상황과도 마찬가지로 귀중한 성장 기회이자 가치와 목표를 재평가하기 위한 시간으로 비칠 수 있다. 만약 이러한 것이 뒤따른다면, 신념 체계를 포함하는 모든 집착을 놓고 내면에서 흘러나오는 행복의 근원을 경험하는 것이 가능하다.

집착

집착은 그로 인해 상실의 괴로움이 일어나는 과정이며, 그 집착이 무엇에 대한 것인지, 내적인 것인지 외적인 것인지, 아니면 대상, 관계, 사회적 성질에 관한 것인지 혹은 물질적 삶의 측면에 관한 것인지와는 무관하다. 에고는 가치, 신념 체계, 프로그램의 정교한 네트워크로 그 자체를 존속시킨다. 이렇게 해서 필요가 일어나고, 이것은 미화되고 정교해지면서 더욱 많은 에너지를 얻어 때로는 고착에까지 이르기도 한다. 고통의 근원은 신념 체계 자체가 아닌 신념 체계에 대한 집착, 그리고 신념 체계가 갖는 가상적 가치의 팽창에 있다. 집착의 내적 처리는 의지의 행사에 달려 있으며, 의지만이 내맡김의 과정을 통해 집착의 메커니즘을 취소할 힘을 갖고 있다. 이것은 주관적으로 희생으로 경험되거나 맥락화될 수 있지만, 사실상 그것은 해방이다. 상실의 감정적 고통은 집착 자체에서 일어나지 상실된 '것'에서 일어나는 것이 아니다.

집착을 내맡기는 것, 그리고 부, 성공, 명성, 아름다움 등과 같이 합의에 따라 사회적으로 강화된 신념 체계를 내맡기는 것은 처음에는 어렵다. 위의 모든 것은 '있는' 것에 대한 모종의 '덧붙임'이 더욱 큰 행복을 가져올 것이라는 동일한 개념을 반영한다. 집착 과정과는 별도로, 집착이라는 에고 기제에 따라붙는 것은 '소유'에 대한 신념이다.

의식 연구에 따르면 보고된 행복의 정도는 외부적인 것이 아닌 측정된 의식 수준과 일치한다. 의식 수준이 540에 이를 때, 보고된 행복 수준은 100퍼센트에 가깝다.

소유의 환상: '갖는 것'과 '나의 것'

슬픔은 상실과 관련되고, 상실은 이전의 소유권 및 특별한 관계를 암시한다. '나의 것'이나 '나의'라는 관념은 독특한 맥락화와 의미를 가리키는데, 이는 이원적 양식을 갖는 에고의 정신 작용의 산물이다. 에고의 이원적 정신 작용을 통해 분리된 '내'가 '그것' 혹은 '너'와, 그로 인해 어떤 성질, 소유물, 사람과 마술에 걸린 것처럼 결합된다. (공상 속에서) 예를 들면, 하나의 시계는 그저 하나의 대상일 뿐이지만, 소유권 주장과 너불어 그것은 이제 '나의 것'이라고 불리는 독특하고 특별한 성질로 물든다. '하나의' 시계에 지나지 않았던 것이 이제는 '나의' 시계가 되고 이로 인해 그것은 마술에 걸린 것처럼 변형된다. 이것이 강조될 때, 그것은 '내가 아끼는 시계'가 된다. 이 과정을 통해, 특별함이라는 독특한 성질의 혼합물에 이제 집착, 통제, 상실에 대한 두려움, 감상이 더해진다. 사람은 정말이지 이제 비극을 위한 무대가 설치된 것을 볼 수 있는데, 만일 누가 그냥 '하나의' 시계가 아닌 '나의' 시계를 잃어버렸다고 생각하면 비극이 벌어진다. 소유와 '나의 것'이라는 관념이 도입되는 순간 속박이 일어난다는 것이 자명해진다.

감정적 자극은 일체가 사실상 오직 신에게 속해 있고 인간은 청지기 노릇을 할 뿐임을 각성함으로써 완화될 수 있다. 세상에서 소유권은 일시적 특별함이며, 가치와 유용성은 오직 지각, 개념화, 적법성에 있다.

소유에는 에고의 다른 집착들이 수반되는데, 예를 들면 그것은 자부심, 안전감, 감각적 쾌락에 대한 집착이다. 행복감은 내적 욕구의 충족으로 시작되며, 이는 뇌에서 세로토닌, 엔돌핀과 같은 신경 전달 물질을 방출한다. 세로토닌과 엔돌핀은 행복의 경험 자체의 근원이 아니라 그것의 귀결이며 그에 수반되는 것이다. 행복에 대한 모든 사회학적/심리학적 연구는, 종교적이거나 영적 지향이 있는 이들은 상황이 어떠하든 간에 일반적으로 항상 더욱 행복하다는 사실을 확증해 준다. (Wallis, 2005)

부정적 감정을 처리하여 없애기

상실에 대해서, 무저항과 내맡김의 영적 과정은 효과적이다. (하지만 이는 우울, 죄책감, 무감정과 같이 75 이하로 측정되는 감정 상태에 있는 이들에게는 적절한 과정이 아니다.) 영적 지향이 있는 사람은 삶의 모든 경험을 소중히 여기고 각각의 경험을 영적으로 진화할 수 있는 기회로 본다. 처리 기법은 자발성 및 내맡길 수 있는 능력에 전적으로 의존하는 매우 단순한 단계들을 포함한다.

1. 감정에 머물러서 확고부동하게 그것에 초점을 맞춘다. 모든 고통은 저항으로 인한 것임을 각성한다. 상실의 괴로움은 집착과 특별함에서 비롯된다.
2. 회피하지 말고 기꺼이 감정에 젖어 들고 감정에 자신을 내맡긴다. 감정이 물결처럼 밀려온다는 것, 그리고 가장 거센 물결에 자신을 내맡기는 것은 감정의 격렬함을 감소시키는 경향이 있다는 것에 주목한다.
3. 신에게 도움을 청하고 사적인 의지를 신에게 내맡긴다. (시편 91장이나 좋아하는 다른 영적 구절들을 읽는 것이 도움이 된다.)
4. 그 과정을 끝까지 견디고 남김 없이 고통받고자 한다. 저항하지 않는다면, 과정은 저절로 끝까지 진행되어 종료될 것이다.

비록 상실의 괴로움은 특정한 사건으로 인해 유발되지만, 고통스러운 집착의 감정은 사실상 오랜 세월에 걸쳐 다수의 근원에서 일어났고, 그래서 표면 아래에는 처음에 짐작했던 것보다 더 많은 집착이 있을 수 있다. 그리하여 각각의 상실은 사실상 모든 상실을 대표하는데, 왜냐하면 상실의 경험은 상실 자체에 대한 것이지 그것을 앞으로 끌어올린 특정한 사건에 대한 것만은 아니기 때문이다.

고통스러운 감정을 처리하여 없애는 동안 유용한 힘의 근원은, 전 인류와 동일시하는 것, 그리고 그러한 괴로움이 인간으로 존재한다는 현상과 에고의 진화에 있어 보편적이며 본질적임을 각성하는 것이다.

무집착 대 분리

이 둘을 구별하는 것은 중요한데, 이 구별을 이해하지 못하면 중요한 영적 오류에 이를 수 있다. '분리'란 진행되는 과정이며 불행히도 그것은 무감정, 감정적 단조로움, 불관여, 무관심으로 인도할 수 있다. 분리는 또한 수동성과 삶에 대한 흥미 상실을 낳을 수 있다. 사랑조차 집착이라고 가르치는 영성에 대한 오해가 있는데 그것은 그릇된 개념이다. 왜냐하면 사랑은 신의 한 측면이기 때문이다. 소유욕은 에고의 한 측면이다.

부정의 길에 대한 부정확한 이해는 '공'이나 '무'의 불모성으로 귀착될 수 있다. 공은 인상적인 영적 경험이긴 하지만(측정 수준 850), 그것은 궁극적 상태Ultimate State가 아니다. 궁극적 상태Ultimate State는, 바르게 말하면 전부임Allness의 상태이다. 이것은 붓다의 가르침에 대한 오해에서 일어난다. '공Void'은 비선형을 의미하고, '객관적 실재'나 선형성의 부재를 의미한다. 공Voidness 너머에는 궁극적이고 전부를 포괄하며 비선형적인, 전부임Allness의 실상이 있다. 공Void의 주관적 경험은 매우 인상적이긴 하지만 실상Reality과는 확연히 다르다. 실상Reality은 전부임Allness으로서 신이 현존Presence하는 상태이며 무한한 사랑Infinite Love이라는 결정적 성질 자체를 포함한다. (18장을 볼 것)

해결

개인적 상실을 처리하는 고통은, 모두가 공유하는 인간 조건 자체의 전반적 실상을 감정적/철학적으로 수용하고 각성함으로써 완화된다.

1. 인간계의 모든 것은 일시적이고, 덧없으며, 진화한다.
2. '소유'하거나 '나의 것'으로 할 수 있는 것은 사실상 아무것도 없다. 모든 관계는 일시적이고 임의적이다. 합법성은 오직 통제할 권리만을 준다.
3. 일체는 신에게 속해 있다. 결과적으로 '나의 것'이고 나에게 '속한다'고 여겨지는 모든 것이 일시적 조건인데, 그 점에서는 인간의 육체도 예외가 아니다. 지배란 통제일 뿐이다. 그것은 군림하고 있는 통치권이다.
4. 모든 소유권과 관계를 오직 청지기역으로 보라. 의무는 집착이나 관여에 대한 것이 아닌 정렬의 책임에 대한 것이다.
5. 사람들, 대상, 조건, 일시적 상황이 아닌 원리를 고수하라. 측정된 의식 수준은 그 수준 및 그 수준의 전반적 의식의 끌개장(전부가 이것에 의해 정렬되고 영향받는다.)과 상호 관련되고 또 그것들을 결정하는 원리들을 가리킨다.
6. 용기와 품위를 갖고 살겠다고 결심하라. 이러한 자세는 보이지 않는 힘Power을 불러내는데 모든 생명은 이 힘Power으로 하여 생존한다. 죽음 앞에서 느끼는 슬픔에 저항하기보다는 그것이 정상적인 과정임을 받아들여라.
7. 모든 유정물有情物은 믿음으로 살아간다는 사실을 수용하라. 정반대의 순진하고 방자한 주장에도 불구하고, 만인은 오직 믿음의 원리에 따라 살아간다. 문제는 '무엇'에 대한 믿음이

냐일 뿐이다. 믿음의 대상은 환상적인 것, 지성, 이성, 과학, 진보, 정치권력과 세속적 권력, 에고 만족, 쾌락, 부, 희망(예 '내일')일 수 있다.

이러한 믿음은 전적으로 추정에 기초하고 있는데, 추정은 부서지기 쉬운 신념이라 순식간에 빛이 바랠 수 있다. 가설적 '불신자'나 회의론자조차 자신의 지성에 대한 믿음으로 살아가며, 지성은 그 사람에게 '실상'을 나타낸다. 무한한 실상Infinite Reality의 실제적 현존Presence에서 그런 모든 허식은 증발하는데, 그것은 '저것'(명제)을 믿는 '이것'(자기)이라는 모든 위치성이 증발하기 때문이다. 실상은 정체Identity로 존재함으로 말미암아 스스로를 확인하며, 정체Identity 안에서 모든 신념의 이원적 본성은 스러지고 만다.

슬픔의(또한 욕망의) 해체

욕망의 가치나 유용성은 그것이 상징적으로 나타내는 것이나 혹은 한 종류로서 나타내고 있는 것을 반영한다. 특정한 것들의 지각된 본질을 꿰뚫어보는 것은 집착의 철회를 촉진하며 따라서 원함의 강도를 약화시키고 상실한 것의 중요성을 저하시킨다. 중요하게 여겨지는 각각의 '것', 사람, 혹은 항목은 오직 그것이 보다 추상적인 어떤 성질을 대표하기 때문에 가치를 가진다. 따라서 상실의 슬픔은 특정한 것 때문이 아니라 어떤 의식의 끌개장으로 인한 것이고, 특정한 것은 그 의식의 끌개장에 대한 하나의 상징적 대표자다. 각각의 '것'은 추상적 성질을 반영하며, 이 추상적 성질은 추상의 점진적 수준들로 분류될 수 있다.

특정한 것	부류	추상적인 것
'그리운 로버'	'개 같음'	친교
돈	자산	생존
부	재산	중요성, 명망, 안락함
연인	관계	섹스, 자부심, 안전, 친교
친지	가족, 부족	집단적 정체성
자동차	소유	실용적 운송 수단, 안락함, 지위
직함	생존	자부심, 지위
집	거주 장소	편리, 생존, 안전
사치품	소유	안락, 자부심, 지위
직업	경제적	생존, 지위, 기술
젊음	기회, 학습	열린 미래, 활력, 매력
배우자	사적인	친교, 협력자, 애정, 사랑
부모	관계	가족적/집단적 정체성, 과거
아이	관계	사랑, 미래 잠재력, 부모 역할
건강	육체적/생명	육체로서의 생존
'귀중품'	소유	정서, '나의 것', 익숙함
'필수품'	소유	편리

집착의 내맡김은 '가치'가 하나의 덧붙임이라는 것을 인식함으로써 촉진되는데, 이 덧붙임은 추상적 의의나 어떤 것, 혹은 속성

이 상징하는 바에 의존한다. 따라서 특정한 상실이나 이득은 동일한 부류나 상위 부류의 등가물을 대체함으로써 보상할 수 있음이 밝혀질 것이다.

어떤 형태의 슬픔은 개인적 속성, 예컨대 젊음, 체력, 건강과 같은 것들의 실제적이거나 상상적인 상실과 관련되고 심지어 잃어버린 기회와 관련되는 것은 물론, 헛된 추구, 과거의 실패, 불운한 선택에 대한 후회와 관련되기도 한다. 과거의 오류나 오판에 대한 슬픔은 '인간으로 존재함'이라는 학습 과정 일부로의 재맥락화를 통해 해결된다. 후회는 또한 가설적인 것, 예를 들면 "나는 이러저러하게 해야만 했어.", "나는 이러저러하게 할 수 있었어.", 혹은 "내가 다르게 선택했더라면……."등에 실재성을 부여한 귀결이기도 하다. 이런 말들에는 또한 가설적으로 '더 나은' 결정이 이익이나 더욱 큰 행복을 가져왔을 것이라는 환상이 들어 있다. 이러한 가정은 또한 진화는 학습 곡선상에 있으며 선택에 대한 미지의 카르마적 영향력에는 긍정적인 것은 물론 부정적인 것도 있다는 사실을 무시하고 있다. "나는 이러저러하게 할 수 있었어."라거나 "이러저러하게 해야만 했어."라는 명제에는 고유한 착오가 있는데, 왜냐하면 실제로 사람이 정말 "할 수 있었"다면, 모든 조건이 더 나은 선택에 유리할 경우 분명히 그렇게 "했을" 것이기 때문이다.

인간 삶의 본성은 물론 자신에 대해 연민을 갖는 것이 치유 과정에 도움이 된다. 슬픔은 이전의 지각에 매달린 귀결이다. 자신을 현재에 재봉헌하겠다는 결정, 그리고 가치 판단을 하거나 미래에 대한 끔찍한 추정을 하지 않고 현재에 초점을 맞추겠다는 결정에는 큰 이로움이 있다. 장애가 없을 때 인간 심령은 창조적이고 창의적이다. 의식의 각 수준에는 고유한 문제가 있지만 그에 맞는 해결책 또한 있다. 과거를 취소하려는 욕망은 이해할 만하지만 무익하며, 사람의 눈을 가려 현재의 기회를 볼 수 없게 만든다. 삶의 한 영역에서의 한계는 동시에 다른 영역들에 있는 기회와 선택지들을 열어 준다. 밖에서 행복을 구하던 사람이 상실로 인해, 자산의 재평가 및 이전에 회피했던 기회들의 재평가를 위해 내면으로 방향을 트는 일이 종종 있다. 그리하여 상실은 영적 성장과 진화에 박차를 가하는 것으로 이득임이 판명될 수 있다. 상실이 '변장하고 온 축복'일 수 있다는 것이 하나의 발견으로 무르익기 위해서는 시간이 걸린다. 그러한 기회를 거부하는 것은 쓰라림과 삶의 내재적 가치의 퇴화로 인도한다. 인간 삶의 부침을 수용하는 것은 더욱 큰 이해와 연민으로 이끌어 준다.

사랑은 사적인 의지를 신에게 내맡길 수 있는 기회이자, 인간 삶이라는 선물의 전체적 목적이 무엇인가를 재평가할 수 있는 기회다.

슬픔의 이원성

어느 정도의 슬픔은 살아가는 과정에서 불가피하지만, 만성적 슬픔Grief은 그것의 밑바탕에 깔려 있는 장기적 태도나 의식의 우세한 상태로서의 이원적 위치성의 포기를 요구한다.

▶ 슬픔의 이원성

매력적인 것	혐오스러운 것
매달린다	놓는다
과거 속에서 산다.	지금 이 순간에 산다.
취소한다	수용한다
신과 협상한다.	한계 – 카르마를 수용한다.
변화를 희망한다, 간청한다	내맡긴다
상실로 본다.	이동할 기회로 본다.
거절, 거부한다	헤치고 나간다.
분노, 분개	수용
자기 비난	한계를 수용한다.
공허함을 느낀다.	새로운 가치로 대체한다.
줄어든	보상한다
'타인' 혹은 '저것'을 행복의 근원과 같은 것으로 본다.	행복을 내적인 것으로 본다.
외적인 것에 의존한다.	자신에게 의지한다.
저항한다	초월한다
낙담	희망
과거로 돌아간다.	선택지들을 향해 나아간다.
감정화한다	최소화한다
동정을 구한다.	자신의 충분함
회피, 통제한다	수용한다, 헤치고 나간다.

상실을 영구적인 것으로 본다.	상실을 일시적인 것으로 본다.
행복의 근원을 '저 밖에' 있는 것으로 본다.	행복의 근원을 '이 안에' 있는 것으로 본다.
대체할 수 없는	미래에는 가능성이 있다.
문제로 가득한 삶	해결책으로 가득한 삶
쓰라린	믿음과 희망

TRANSCENDING THE LEVELS OF CONSCIOUSNESS

05

두려움 (측정 수준 100)

서론

100 수준에서는, 보다 많은 생명 에너지를 이용할 수 있다. 위험에 대한 두려움이 세상의 많은 부분을 움직이며, 끝없는 활동에 박차를 가한다. 적, 노화나 죽음, 거절에 대한 두려움은 다수의 사회적 두려움과 더불어 대부분의 사람들의 삶에서 기본적인 동기 유발 요인이다.

이 수준의 관점에서 볼 때, 세상은 위험해 보이며 함정과 위협으로 가득한 듯하다. 두려움은 억압적인 전체주의적 기관들에서 애용하는 공식적 통제 수단이다. 두려움은 인간의 상상력만큼이나 무한히 증식한다. 사람이 일단 두려움에 초점을 맞추면, 끝없이 이어지는 두려운 세상사들이 그것에 연료를 공급한다. 두려움은 강박적이 되며 그 어떤 형태라도 취할 수 있는데, 예를 들어 관계의 상실에 대한 두려움은 질투와 만성적으로 높은 스트레스 수준으로 인도한다. 두려운 생각은 피해망상으로 부풀어 오르거나 신경증적이고 방어적인 구조들을 발생시킬 수 있다. 두려운 생각에는 전염성이 있어서 유력한 사회적 추세가 될 수 있기 때문이다.

두려움은 성격의 성장을 제한하고 억제로 이끌어간다. 두려움 Fear을 넘어서는 데는 에너지가 필요하므로, 억눌린 자는 도움받지 않고서는 더 높은 수준에 도달할 수 없다. 그래서 두려워하는 이들은 두려움을 극복한 것처럼 보이는, 그리하여 자신들을 두려움에 대한 예속에서 벗어날 수 있게 해 줄 것 같은 강한 지도자를 구한다.

두려움은 하나의 감정이지만, 어디에나 침투하는 생활 양식으로서 그것은 제한을 가한다. 현실적 두려움(즉, 조심성)은 비이성적 두려움과는 대조적으로 생존을 돕는데, 비이성적 두려움은 심리적이고 심령 내적인 문제들을 가리킨다. 사회적으로 유용한 두려움은, 모든 인간 삶에서 받아들여지는 삶의 정상적 부산물이다. 두려움의 침투성은 잠긴 문과 화재 경보에서부터 건강, 식습관, 사회의 전 재무 구조에 이르기까지 삶의 거의 모든 분야에서 표현된다. 게다가 두려움은 대중 매체의 반복적 초점이 되는데, 여기서 두려움은 인간사, 특히 생존에서 큰 역할을 담당한다.

진화적 관점에서 두려움은 동물 생존의 필요조건으로 일어났고, 이것은 인간에게서 인지 능력을 통해 의미 있는 표현들로 진보해 나갔는데, 여기에는 추상적 표현이 포함된다.

시간에 대한 지각 및 미래에 대한 시간 개념을 분석하고 추상화할 수 있는 능력은 끝없이 다양한, 실제적이거나 상상적인 조건들을 제공하는데, 이러한 것들과 더불어 두려움이 투사될 수 있다. 그래서 숱한 두려움이 상상과 공상의 메커니즘을 통해 무한히 증식된다. 죄책감, 수치심, 후회가 과거를 나타내는 반면, 두려움은 미래에 초점이 맞춰진 예상이다.

　두려움의 기본 메커니즘은 동물에서 기원하며 생존의 전제 조건이기 때문에, 두려움은 인간 두뇌의 구조와 생리 속에 내장되었다. (9장, 뇌 기능 도표를 볼 것) 두려움은 또한 그 자체의 감정적·생리적 증상에 대한 두려움으로 끝난다. 두려움의 증상은 적응 기술을 낳을 수 있지만, 통제를 벗어날 경우 그것은 극도의 공포, 무서움, 마비를 일으키는 공황 상태로 고조될 수 있다.

　비록 두려움으로 인해 일상생활의 모든 측면 속에 안전책이 추가되지만, 실제에서 두려운 감정의 오르내림은 정상으로 받아들여진다. 두려움이 우세한 행동 양식일 때 그것은 불편함을 야기하고 현실 검증력*을 제한하는 장애가 되어 결국은 의식 수준의 저하를 가져온다.

　측정 수준 100에서 지배적인 의식 수준으로서의 두려움은 한계이자, 습관적이고 우세하며 주관적인 예기 상태**가 되는데, 이것

---

* 프로이트에 의하면 이것은 경험이 외부 세계에서 온 것인지, 자기 내면에서 비롯된 것인지를 구분하는 능력이다. 즉, 이것은 어떤 것이 현실인지 아닌지를 파악하는 능력이다. 현실 검증력이 손상된 극단은 '정신증'이고, 현실 검증력이 유지되는 쪽은 '신경증'이라고 한다.
** 豫期 狀態, 앞으로 닥쳐올 일을 미리 생각하고 기다리는 상태를 말한다.

은 그다음에 삶의 거의 어떤 측면으로든 투사될 수 있다. 이것은 결국 뇌의 생존 메커니즘을 과도하게 자극하여 산재한 '망상 활성계'의 경계 수준을 더욱 높이는 결과를 낳는데, 망상 활성계는 아드레날린/코르티손 균형으로 표현되는 스트레스 호르몬과 더불어 다른 신경 전달 물질의 분비를 촉진한다. 보호적 평형력과 관련되는 두려움은 생존을 지지한다. 하지만 비현실적인 두려움은 사람을 무력화할 수 있다.

진화적 관점에서 볼 때, 인간 삶은 영아기 때 이미 경험하는 두려움(자신을 떨어뜨릴지도 모른다는, 혹은 모성 인물의 상실에 대한)과 더불어 시작된다는 것을 알 수 있다. 두려움은 전 생애에 걸쳐 계속되며 죽음 그 자체에 대한 두려움 및 미지에 대한 두려움으로 끝난다. 정상적인 삶에서 두려움은 무수한 방어책과 보상으로 진정되며, 그러한 것은 삶을 견딜 만한 혹은 즐겁기조차 한 것으로 만들어 주지만, 우연한 사고나 재앙과 같은 사건들에 대한 두려움을 포함하는 불가해한 두려움이 아직도 그늘 속에 숨어 있다.

연구 문헌은 믿음과의 종교적/영적 정렬이 두려움의 전반적 수준을 감소시킬 수 있음을 가리킨다. 영적 에너지는 뇌 우세를 보다 온건한 시스템 처리로 바꾸고, 이로써 스트레스 호르몬은 엔돌핀과 세로토닌 및 다른 신경 전달 물질로 대체된다.

병리적/임상적 두려움

임상적 정도의 두려움은 불안 장애로 표현되는데 여기에는 공포증, PTSD(외상 후 스트레스 장애), 억제, 혹은 보상 기제의 과도함(예컨대 위축, 의존증, 약물 중독 같은)이 포함된다. 신경 안정제와 알코올의 남용은 불편함을 야기하는 지나친 불안 문제를 입증해 주는데, 이러한 불안은 또한 개인적·집단적으로 상속받은 유전적 요인 및 기타 요인들을 포함한다. 필요에 대한 응답으로 다양한 치료법이 일어났는데, 탈조건 형성, 개별 및 집단 상담, 정신분석을 포함하는 다양한 정신 요법이 여기 포함된다. 병적인 두려움은 또한 강박 장애, 건강 염려증, 히스테리와 같은 다른 심리적 문제들의 저변에도 깔려 있다.

두려움의 초월

부정적 감정을 처리하여 없애는 것은 다른 부정적 태도와 상태들에서 회복되는 것과 비슷하다. 이 과정에서, 두려움은 저항 없이 일어나도록 허용되고, 두려움의 감정 에너지는 일어나는 대로 내맡겨진다. "그다음에는 무엇?"이라는 단순한 기법이 있다. 이 과정에서 사람은 어떤 두려운 마음에서 출발하며 그다음에 그런 두려움이 실제로 일어났을 때의 귀결에 자신을 내맡긴다. 예를 들면 다음과 같다.

"난 일자리를 잃어버릴까 봐 무서워."

"그다음에는 무엇?"

"그러면 무일푼이 될 거야."

"그다음에는 무엇?"

"그러면 우린 집에서 쫓겨날 거야."

"그다음에는 무엇?"

"그러면 우린 노숙자가 될 거야."

"그다음에는 무엇?"

"그러면 우린 음식 살 돈이 없을 거고 굶어 죽을 수도 있어."

"그다음에는 무엇?"

"그러면 우린 병이 들어서 죽을 거야." 등.

두려운 귀결이 하나하나 내맡겨지면(그것은 가능하다. 수많은 사람이 바로 그렇게 하므로), 두려움의 행렬은 항상 육체의 죽음 자체에 대한 두려움으로 종료되고 끝난다. 흥미롭게도 '임사' 체험은 죽음에 대한 모든 두려움을 제거한다. (이는 저자 자신의 삶에서도 경험적으로 진실이다.) 거의 모든 사회적, 심리적, 육체적 두려움은 죽음에 대한 두려움의 무의식적 정교화일 뿐이며, 온갖 두려움이 여기서 일어난다. 갖가지 소름끼치는 공포를 통과하는 데는 짧은 시간이 걸릴 수도 있고, 몇 시간, 며칠, 아니면 더 오래 걸릴 수도 있다. 마침내 죽음을 수용하고 신에게 그것을 내맡길 때, 두려움의 핵심이 스러진다. 이 최후의 치유적 내맡김은 명백히 사람의 신성Divinity으로의 맥락화를 불러일으키고, 육체적 생명을 신에게 내맡길 때 두려움의 마지막 무더기가 솟아오르는데, 이는 운명Destiny(즉, 벌하는 신에 대한 두려움과 신성Divinity에 대한 인격적 묘사 및 전설들에 대한 두려움)과 관련된다. 신이 온전히 자비롭지All Merciful 않다면, 우리는 오늘 살아 있지조차 않을 가능성이 크다는 사실을 기억하는 것이 도움이 된다.

벌하는, 질투하는, 복수하는, 화난 신들에 대한 원시적 신념 체계조차도 해결책을 제시하며, 그러한 해결책을 통해 대속과 구원을 허락받을 수 있다. 합리적이며 대면 가능한 영역들 내에서, 이러한 해결책에는 고백에 따른 죄사함, 속죄, 구세주Savior를 받아들임, 큰 행동 변화의 시작, 기도, 간청, 그리고 기본적으로 자신의 의지를 신에게 내맡기는 일이 포함된다.

모든 생명이 매 순간, 믿음을 기반으로 하고 있음을 각성하는 것은 유익하다. 그 믿음이 어떤 이름으로 불리든 간에 말이다. 무신론자조차도 그러한 신념이 진짜이고 타당하다는 믿음에서 나온 신념 체계를 붙들고 있다. 측정된 의식 수준에 대한 연구는 세계의 주요 종교와 영적 신념 체계들의 타당성을 검증해 주었다.(『진실 대 거짓』)

평화는 삶의 불가피성에 자신을 내맡긴 귀결일 수 있다. 종교적/영적 회의론자는 내면을 들여다보고, 생명의 기본적이고 환원 불가능한 내적 성질이 앎의 능력, 의식, 주관성의 기층임을 관찰할 수 있다. 의식이 없다면 개인은 '알지' 못할 것이고, 심지어는 자신이 '아는'지 여부도 '알지' 못할 것이다. 그래서 의식은 존재의 내용과는 무관한, 존재에 대한 선험적 앎이다. 그래서 의식 자체는 신성한Divine 존재로 정교화되지 않아도 명백한 실상으로 받아들여질 수 있다. (붓다가 권고한 대로) '있다'는 것과 사람이 '있다'는 것을 아는 것은 전혀 다르다. 후자는 명백히 보다 초월적인 성질을 요구한다.

모든 두려움은 진화상의 한 단계로서 에고의 산물이며, 육체성에 수반된다. 감각 능력이 없는 생명체는 설계, 그리고 우세한 끌개장에서 작동하는 실현 메커니즘 덕분에 지속된다. (예 산호 군락) 하지만 자신의 존재에 대한 진화적 앎과 더불어 동물 종에서 분리된 것으로서의 '내'가 솟아난다. 그리하여 선택 및 귀결에 대한 앎과 동반하여 두려움이 일어난다. 개인 안에서 두려움은 저항을 통해 증식되고 수용과 더불어 줄어드는데, 그것이 하나의 자산으로 보이도록 재구성할 때 두려움의 수용은 용이해질 수 있다.

살펴보면 두려움의 내용과는 별도로 두려움 자체가 두려움의 대상이 되는데, 그것은 두려움이 불쾌한 생리적, 감정적, 경험적 반응이기 때문이다. 루스벨트 대통령의 유명한 발언, "우린 두려움 자체 말고는 두려워할 것이 없다."의 바탕에 있는 것이 바로 이것이다. 그러므로 두려움을 처리하는 과정에서, 육체적으로 수반되는 증상은 무저항을 통해 수용되어야만 한다. 이 방법을 통해 감각 자체는 소멸한다. (위장의 메스꺼운 느낌, 살이 떨리고, 땀이 나고, 맥박이 빨라지는 것 등) 이렇게 해서 두려움은 육체성 자체로 환원될 수 있다.

임상적으로, 두려움은 최면 상태에서 아주 쉽게 초월될 수 있다. 한 가지 치료적 양식은 환자에게 자기 최면을 가르치는 것인데, 이것은 한 번의 교습으로 쉽게 배울 수 있는 상대적으로 간단한 기법이다. 자기 최면은 또한 전생 퇴행과 회상의 도구이기도 하다. 실제의 전생 경험이 재생되기 시작하여 핵심적 쟁점들이 자명해지고, 그래서 크게 안도할 수 있기까지, 의혹은 계속 남는다. 두려움은 합리적 예측과 계산으로 전환될 수 있는데, 이는 두려움이라는 감정성 자체에 의존하지 않는 생명의 보존으로 귀착된다. 끝으로, 두려움의 흥분에 대한, 그리고 두려움에 수반되는 가상적

멜로드라마에 대한 중독이 있을 수 있다.

의식 연구를 통해, 육체적 죽음의 정확한 때는 태어나는 바로 그 순간에 정해진다는 사실이 드러나는데, 정해지는 것은 '어떻게'가 아니라 '언제'이다. (이는 '진실'로 측정된다.) 개인은 선형적이며 그래서 한계가 있는 반면, 참나는 비선형적이고 한계가 없다는 사실을 각성하는 것이 도움이 된다. 또한 생명은 한 차원에서 또 다른 차원으로 이동할 수 있을 뿐 소멸될 수 없기 때문에, 실제의 진짜 죽음은 가능하지 않다는 것을 각성하는 것 또한 도움이 된다. 선형(형상)은 생명을 담는 용기容器이지 생명의 근원이 아닌데, 그것은 생명과 생명의 근원Source은 비선형적이고 따라서 시간이나 차원에 종속되지 않기 때문이다.

두려움을 없애려면 현실과 공상의 구별이 채 발달하지 않았던 어린 시절에서 유래된 상상을 정복하는 것이 필요하다. 감정에 물든 두려운 이미지들은 이렇듯 상상 속에 있으며 억제되지 않는다. 그것들은 미신과 두려운 이미지로 정교화되는데, 두려운 이미지는 동화를 통해, 그리고 대중 매체의 프로그래밍하는 영향력을 통해 강화된다. 어린이 만화는 끝없이 이어지는 무시무시한 이미지들과 생생한 정교화를 관습적으로 담아내기 때문에 아이들에게 두려움의 원천이 되는 일이 많다. 중요한 것은, 뇌 연구에 따르면 어린이의 뇌는 실제의 폭력과 TV 속의 폭력을 구별하지 못한다는 것이다. (Lohmann, 2004) 어른들이 공포 영화를 즐기는 것은 구경꾼의 안전한 거리에서 두려움을 처리하게 되기 때문이다. 하지만 인간 정신의 이 상상력은, '가상 현실' 기법을 통한 둔감화 프로그램들에서 치료적으로 사용될 수 있다.

두려움은 저절로 강화되는 경향이 있으며 적응 기술의 발달에 제한을 가한다. 실패에 대한 두려움은 억제를 낳고 사회적 자신감의 발달을 망가뜨린다. 사회적 불인정에 대한 두려움은 위축과 조심스러움 혹은 감정 결핍으로 인도한다. 두려움을 부정하는 것은 허세 및 불필요하게 위험을 무릅쓰는 행동으로서의 과잉 보상을 통한 두려움의 표면적 대립물을 낳을 수 있다.

두려움과 영적 진화

예수 그리스도는 두려움이 극복해야 할 마지막 장애라고 말했다. 의식 연구 및 의식 진화의 관점에서 볼 때, 모든 두려움은 에고 지속의 산물이자, 에고의 통치권을 신의 의지에 양도하는 데 실패한 결과이다. 신의 의지에의 적극적 내맡김은 선택에 따른 것이자 의지의 결정이고, 그래서 이것은 수동성, 무감정이나 체념과는 전혀 다르다. 신성Divinity과 진실Truth에 대한 정렬을 의식적으로 선택하는 것은 다시 힘을 불어넣어 주고 정체를 자기에서 참나로 바꿔 놓는데, 이는 자기 비하나 자기 모욕 대신 자신감, 용기, 개인적 품위를 높여 주는 결과를 낳는다. 전적인 내맡김은 평화를 가져다 준다. 그러나 부분적이거나 조건적인 내맡김은 의심의 잔존을 낳는다.

에고/자기가 점진적으로 내맡겨질 때, 그것은 참나 속으로 녹아들어가 참나로 대체된다. 참나는 영원하고 스스로 광채를 발하며 모든 의심을 영구히 지운다. 동일한 각성이 임사 체험을 경험한 이들, 혹은 변형적 각성을 겪은 의식이 앞선 이들에게 일어난다. 의식 연구는 죽음이 가능하지 않다는 것을 확인해 준다. 생명 자체는 생명의 영원한 근원Source으로 지지되며, 둘은 서로 분리될 수 없다. 선형적인 것, 경계를 가지고 있는 것, 시간적으로 유한한 것은 영속적이고 비선형적인 그것으로 인해 존재 속으로 들어온다. (이는 1,000으로 측정된다.)

두려움과 종교

두려움은 위반, 오류, 그리고 일시적이었을 수도 혹은 장기적이었을 수도 있는 도덕적 타락이 미래에 가져올 귀결에 대한 앎과 더불어 일어난다. 화난 신이나 심지어 복수하는 신에 대한 인격적 묘사에 관한 두려움은 물론 신의 심판Divine Judgment에 대한 두려움이 있다. 신성Divinity을 보는 관점이 원시적일수록, 신성의 이미지는 더욱 두려운 것이 된다. 두려움은 죄책감, 징벌이나 심지어 지옥Hell 자체에 대한 예측과 연결되고 결합된다. 이러한 두려움은 문화화된 신화적 신념 체계로 인해 고조된다.

의식 수준이 높아질수록 신에 대한 두려움은 줄어든다. 전통적으로 인간은 에고의 동물 본능으로 인해 죄를 짓는 것은 물론, 무지로 인해 죄가 없다고("저들은 저들이 무엇을 하는지 모릅니다.") 애매하게 묘사된다. 무지는 이원적 에고/마음의 구조와 한계에 내재해 있으며, 에고/마음은 진화적 발달의 한계로 인해 현상과 본질을 식별할 수 없다. 그래서 구세주Savior, 화신Avatar, 위대한 스승Great Teacher이 없다면 세계 속의 인간은 심하게 불리한 처지에 놓인다. 종교들 자체도 일신교의 원리를 제외하면 서로 충돌하는 경향이 있다. 그리하여 인간은 갈등 속에 있고, 운용상으로 위험에 처해 있으며, 안팎으로부터의 유혹에 둘러싸여 있다.

유대 기독교와 이슬람교는 구원과 대속의 해결책을 제시하는 반면, 불교와 힌두교는 선형적 에고의 한계로부터 영적 동일시의 보다 높은 비선형적 수준들을 향한 영의 진화를 강조한다. 어떤 식으로 맥락화되든, 죄/오류/한계/무지의 귀결은 신성한 자비Divine Mercy, 사랑Love, 연민Compassion으로 상쇄된다.

의식 연구를 통해, 영혼의 운명은 분노한 신의 보복이 아닌 자신의 선택과 결정의 귀결임이 확증 가능하게 명백해진다. 그래서 바다 속의 코르크가 그것이 가지고 있는 부력의 정도만큼 떠오르는 것처럼, 혹은 쇳가루가 보편적 전자기장 안에서 자동적으로 움직이는 것처럼, 각각의 영혼은 의식의 전체적인 무한한 장의 비선형적 맥락 안에서 자신의 진화상의 위치를 결정한다.

신성한 정의Divine Justice는 창조Creation의 귀결 자체로서 선천적이고 자동적이다. 게다가 전부임Allness의 전체적 편재는 항상 현존하는 구원의 선택지들을 포함한다. 그래서 신의 정의Justice는 의식 진화와 영적 앎의 기회는 물론 완벽한 자유 또한 제공한다는 측면에서 완벽하다. (위의 문장은 945로 측정된다. 이와 대조적으로 신에 대한 인격적 묘사들은 75로 측정된다.)

두려움의 이원성

두려움은 기본적 생존 메커니즘이며, 최초의 원시 동물일 때부터 에고의 진화에 내재했다. 우세하고 지배적인 의식 수준으로서의 두려움과는 대조적인, 단기간의 현실적 두려움이 있다. 두려움은 어린 시절에 일찌감치 시작되며, 전반적 안전감으로 맞서지 않는다면 평생에 걸쳐 증식된다. 삶에 대한 반응으로 충족감을 느끼기 위해서는, 에고의 수많은 위치성의 결과로 출현하는 비이성적 두려움을 극복하는 것이 필요하다.

▶ 두려움의 이원성

매력적인 것	혐오스러운 것
위험의 흥분	'냉정함'을 유지한다.
공황, 과잉반응	자제
극화劇化한다	차분하게 다룬다.
강조한다	김을 뺀다.
주목과 도움을 얻는다.	자급자족한다
생존한다	신을 믿는다.
보호한다	잃는다, 상실
통제한다	내맡긴다
감정주의	명료하게 생각한다.
과장한다	최소화한다
상상한다	논리적 태도를 취한다.
미래에 투사한다.	지금 이 순간에 산다.
증식시킨다	상상을 억제한다.

적을 본다.	안전함을 본다.
저항, 방어, 회피한다	수용한다
정교화한다, 고조시킨다	지각을 감소시킨다.
품고 있는다.	헤치고 나간다.
정당화한다	현실적으로 바라본다.
원인을 투사한다.	책임을 인정한다.
죽음	삶을 영원한 것으로 본다.
육체에 초점을 맞춘다.	영에 초점을 맞춘다.
생명을 물질로 본다.	영성을 실상으로 본다.
젊음, 돈, 소유물의 상실	행복의 근원을 내재하는 것으로 본다.
타인의 사랑의 상실	참나를 근원Source으로 본다.
자기에게 의지한다.	신, 참나를 믿는다.

TRANSCENDING THE LEVELS OF CONSCIOUSNESS

06

욕망 (측정 수준 125)

서론

욕망의 수준에서는 이용 가능한 에너지가 한층 더 많다. 욕망은 경제를 포함하는 인간 활동의 방대한 영역에 동기를 부여한다. 광고인들은 본능적 욕구와 결부된 필요로 우리를 프로그램하기 위해 욕망을 이용한다. 욕망은 우리를 움직여서 목표 달성이나 보상의 획득을 위해 엄청난 노력을 쏟아붓게 만든다. 돈과 명망, 혹은 힘에 대한 욕망이, 삶의 유력한 동기로서의 두려움Fear을 극복한 많은 사람의 삶을 지배한다.

욕망은 또한 중독의 수준이기도 한데, 이 수준에서 욕망은 생명 자체보다 더 중요한 갈망이 된다. 욕망Desire의 희생자들은 자신의 동기의 밑바탕에 있는 것을 사실상 알지 못할 수도 있다. 어떤 이들은 주목받으려는 욕망에 중독되어 끊임없는 요구로 타인들을 쫓아 버린다. 성적으로 인정받으려는 욕망이 매력과 유혹을 찬양하는 거대한 화장품 산업과 패션 산업을 창출해 냈다.

욕망은 획득 및 축적과 관련되고 이러한 것은 만족을 모르는 경우가 많은데 왜냐하면 욕망은 진행중인 에너지 장이기 때문이다. 한 가지 욕망의 충족은 더한 어떤 것에 대한 그칠 줄 모르는 욕망으로 대체될 뿐이다. 예를 들면, 백만장자들은 더욱더 많은 돈을 모으는 일에 사로잡혀 있는 경우가 많다.

욕망은 명백히 무감정이나 슬픔보다는 훨씬 높은 상태이다. 사람은 '얻기' 위해서는 먼저 '원'하려는 에너지를 가져야만 한다. TV는 수많은 억눌린 사람에게 큰 영향을 미쳤는데, 그것은 사람들이 무감정Apathy에서 벗어나 더 나은 삶을 추구하기 시작할 정도로 원하는 마음을 심어 주었고 욕망을 강화시켰다. '원함'은 우리를 성취를 향한 길 위에 세울 수 있다. 욕망은 그러므로 한층 더 높은 앎의 수준들을 향한 도약대가 된다.

임상적 측면

건설적 욕망은 선택된 선택지들의 기분 좋은 충족으로 귀착되는데, 선택된 선택지들의 기분 좋은 충족은 이성理性의 자원이라는 관점에서 본 그러한 선택지들의 완성을 기초로 한다. 여기에는 의지에서 나온 하나의 행위가 뒤따르는데 이러한 것은 차례로 전체적 의식 수준에 영향을 미친다. 이렇게 해서 원함과 욕망은 선택과 결정으로 대체될 수 있다.

욕망의 그늘은 그 강박적 성질로 표현되며, 이 강박성은 끊임없는 갈망과 충동으로 인도할 수 있다. 욕망이 감정성을 통해 확대될 때 그것은 '필요'로 경험될 수 있다. 끝없이 추구하는 삶의 귀결이자, 만족의 외재화된 인위적 근원을 획득하는 데 대한 불안의 귀결은 상실의 두려움에 대한 잦은 노출이다.

원함의 패턴과 추진력의 진화상 기원은 최초의 동물에까지 거슬러 올라간다. 동물들은 내적 에너지원이 없었으므로 시행착오를 거쳐 외부에서 에너지원을 구해야만 했다. 이렇게 해서 필요와 원하는 것이 생존 및 두려움과 연결되었다. 인간에게서 욕망과 원하는 것은 사회적·추상적 표현으로 정교해지게 되고, 강박적 추구나 심지어 위험도가 높은 행동에의 의존조차 낳았다.

내적 만족 메커니즘의 기능 부전으로 인해 갈망이 계속될 수 있고, 이로 인해 충분함은 결코 없는 듯하며, 획득은 끝없이 추구하는 생활 양식이 된다. 원함은 배고픔/갈증이라는 최초의 욕구에서 파생된 것인데, 이는 만성적 욕구 불만이라는 자가 추진적 행동 방식이 될 수 있다. 고전적 밀교 용어로 말하면, 원함과 욕망은 에너지상으로 태양신경총 차크라에 자리 잡고 있으며, 이는 사람이 '태양신경총의 지배를 받고 있다.'는 표현을 낳는다. 만성적 원함의 병리적 형태는 관계, 섹스, 물질주의, 축적, 중독 및 그 이상의 것을 향한 끝없는 욕구로서 사회에 널리 알려져 있다. 인정받고자 하는 지속적 욕망은 '남을 즐겁게 해 주는' 행동들, 복종, 아첨으로 인도한다. 사회적 갈망은 자신 없음, 낮은 자존감, 쾌락의 외적 근원을 지속적으로 공급해 줄 필요에 대해 보상적인 경우가 많다.

결핍과 부족의 사회적 표현이 외적 개념과 정치적 위치에, 그리고 타인을 통제할 필요에 부착될 수도 있는데, 타인을 통제할 필요는 자신이 중요 인물이 된 것 같은 느낌, 대중적으로 주목받는 느낌을 추구해 마지않는 데서 비롯된다. 그래서 부족과 필요는 표면적으로 이타적인 사회적 표현과 위치성들을 나타냄에도 불구하고 지나치리만큼 자기애적이다. 사회적 결핍은 또한 조종하고, 경쟁하며, 지위를 추구하는 성격 특성을 표현한다.

욕망과 에고

에고는 그 진화상의 기원으로 인해 '얻음'이라는 획득 기능을 발달시키는데, '얻음'은 생물학적으로 생존을 위해 필요하다. 따라서 만족의 근원은 '저 밖에' 있는 것으로 파악되는데, 반면에 쾌락의 현실적 근원 자체는 단지 '원하는 것'의 획득으로 활성화되는 내적인 두뇌 메커니즘이다. 에고의 보다 온건한 표현들에서, 에고의 원함과 필요는 가족, 부족, 무리가 제공하는 것과 같은 사회적·감정적 양육을 향한 것이다. 사회화는 지배와 통제, 끌어당기는 능력을 성취하려는 동기 부여를 낳는다. 인간에게서 욕망의 정교화는 신분, 지위, 소유물, 그리고 질투와 선망으로 이끄는 경쟁적 생활 양식의 추구에서 사회적으로 표현된다.

욕망Desire의 의식 수준의 기본적 문제는 내면의 결핍감이며 이는 만성적 불만족, 불완전한 느낌, 부단히 구하는 행동을 낳는다. 에고의 원함의 취약성은, 충족이 외적 근원으로부터의 획득에 달려 있다는 에고의 추정에 있다. 과장된 필요성은 외적인 것에 대한 과대평가를 낳고, 또한 외적인 것의 중요성에 대한 비현실적 부풀림을 낳는다. 그래서 원함은 욕심, 탐욕, 만성적 소유욕은 물론 만족할 줄 모르는 것, 욕구 불만, 불안으로 인도한다.

욕망Desire의 문제는 지각된 대상, 사람들, 혹은 성질에 특별함을 투사하는 에고의 성향과 연결된다. 그래서 욕망되는 사람, 속성, 소유물은 부풀려지고 낭만적이 되며, 과장된 마술적 속성으로 미화된다. (고전이 된 『글래머Glamour: A World Problem』 [Bailey, 1950] 에서 묘사된 바와 같이) 그래서 에고는 자신이 투사한 것들에 넋을 잃게 되는데, 이를 조장하는 것이 매혹이라는 독특한 에너지이다. 매혹의 에너지는 욕망되는 대상, 사람, 성질에 마술적 매력과 유혹적 흡인력을 부여하는데, 대부분의 사람들은 애달프게도 이것이 환상임을 발견한다. (예 십대의 낭만적 사랑은 깨진다.)

증폭되고 비대해진 욕망은 그다음에 합리성을 거부하는 갈망과 강박이 된다. 환상적이며 마술적인 약속이 현실 속에서 사라질 때, 쓰라림이나 상실, 비탄이 일어난다. 대중 매체는 성격들은 물론 상품을 미화하는 일이 전문인데, 여기서는 '포장'이 저변의 현실보다 훨씬 더 중요하다. 그래서 언론 매체를 통한 집중적 홍보는 영향력 있는 주요 산업이다. ("어떤 식으로든 알려지는 것이 묻혀 있는 것보다는 낫다.") 그 결과는 계속 조명 받으려는 끝없는 갈망과 욕망이며, '주목받는' 것은 에고의 유혹들 중 하나이다. 인생이라는 내면의 영화에서 주인공은 에고다.

자신이 투사한 필요들의 충족에 대한 에고의 내적 불안은, 타인을 지배하고 통제하려는 그칠 줄 모르는 탐욕으로 이어지는데, 이러한 탐욕은 그것의 가장 확대된 형태인 독재, 자기애적 과대망상, 과대성으로 출현하고, 이 모두는 전세계의 지배를 추구한다. 이기적 욕망의 좌절은 결국 격분, 복수, 전 역사에서 수백만의 무고한 사람의 살해로 치달았다. 이것은 그칠 줄 모르는 에고 중심성의 귀결이며, 야만성과 전체주의적이며 호전적인 극단주의를 낳는다. 그러한 상태를 '악성 메시아적 자기애'라고 부르는데, 진화되지 않은 에고의 핵심은 은밀히 신을 시기하고 증오하며 신성Divinity을 경쟁자로 보기 때문이다. 영리한 에고가 자신의 내적 과대성을 표현하는 방식은 스스로를 신으로 선언함으로써 신성Divinity을 대체하려는 것이거나(네로, 시저 등) 자신을 신에게Divinely 임명받은, 따라서 권한을 부여받은 존재로 선언함으로써 특별한 신성의Divine 권위를 주장하는 것이다.

신성Divinity의 찬탈은 전제적 인물이 '위대한 지도자' 등으로 과시하는 것에서 볼 수 있는데, 이들은 노골적으로 숭배받기를 기대한다. 세력가들은 자신의 면전에서 절하고 무릎 꿇기를 요구했으며, '주님lord'이라는 칭호를 사용했다. 왕들은 항상 그 누구의 자리보다 높은 옥좌에서 '신성한Divine 권리'로써 통치했다. 옥좌 자체는 통치권, 무제한의 권력, '신성한 왕권'에 대한 주장을 상징했다.

역사상 세계 지도자들의 메시아적 주장에서 역설적인 것은, 그 중에서 실제의 내재적 힘을 나타낼 만큼 높은 측정 수준을 유지하는 것들이 극히 적다는 것이다. 그들은 내재적 힘 대신 낮은 힘(무기, 비밀경찰, 군대, 테러)에 의존한다.

욕망Desire의 그늘: 욕구 불만, 시기, 질투

내적 결핍감과 그것의 사회적 표현으로서 외적인 것들을 통해 보상하려는 욕구는 강박적 행동으로 인도하고 또한 중요성의 상징들, 명망, 신분, '이목 끌기', 인기 등을 향한 욕망으로 이끈다. 이러한 욕구는 경쟁, 지위 추구, 입신출세, 소유물을 향한 끝없는 욕망(이로 인해 돈은 그 자체로 목적이 된다.)으로 치닫는다. '남다른 사람'이고자 하는 욕망은 특별함과 암묵적 우월성으로 맥락화되고, 이러한 욕망은 그런 것을 상징하는 모든 것에 매력을 불어넣는다. 극단적 행동을 동원하는 다른 방식들이 추구될 수도 있는데 이는 뉴스에 크게 취급되고 대중 매체의 주목을 받기 위한 것이다. 지위를 향한 욕망의 명백한 근원은 형제간의 경쟁에서, 그리고 경쟁과 성취에 보상이 주어지는 학교에서 기원한다. 어떤 값을 치르고서라도 '남다른 사람'이고자 하는 동기는 명사 살인범들의 기본적인, 공인된 동기다. (예 존 레논 살인범)

미충족 욕구 장애는, 상습범이나 호전적인 정치적 극단주의자들에게서 보이는 것과 같은 극단적이고 병리적인 정도에 이를 수 있는데, 이들은 폭력적이고 극단적인 행동과 소름끼치는 기괴한 행위에 대한 '공로'를 자랑하지 못해 안달하며, 그러한 행위에 대한 대중적 인정을 원하고 대중 매체를 통해 주목받고자 한다. 미충족 욕구 장애의 또 다른 표현은 연쇄 살인자인데, 이들은 '서명'을 남기며, 명성을 얻는 동시에 체포를 피함으로써 경찰을 조롱한다. 인정받는 데 대한 강박적 욕구는 대외적 이미지와 자아상에까지 공히 미쳐서 그 자체를 완벽주의나 과도한 야심으로 표현할 수도 있다.

속박으로서의 욕망

행복과 만족은 선택의 충족에서 일어나지만, 반면에 원함은 불안과 긴장을 불러일으킨다. 집착은 뇌 자체에 의한 보상 체계의 내적 감각을 추구하는 것인데, 뇌 보상 체계의 내적 감각은 진화 초기에 감각 기관과 연결되었다. 중독과 강박적 원함은 희망하는 뇌 반응을 유발하는 수단(활동, 생각 등)이 인간적으로 정교화된 것이다. 그래서 붓다는 기본적이고 일차적인 속박은 감각 기관에 대한 것이라고 말했다.

탐식이 일곱 가지 대죄에 포함된 것은 육체 및 육체의 쾌락에 대한 속박 때문인데, 육체의 쾌락으로 인해 음식이나 섹스는 가장 흔한 중독이 되었다. 나중에 문명사회에서, 뇌의 보상 체계를 인위적으로 자극하는 술과 마약이 여기에 더 포함되었다.

중독으로서의 욕망

욕망-포만 주기의 반복적 만족은 습관화로 이끄는데, 습관화는 취약한 개인들에게서 갈망과 중독으로 고조될 수 있다. 그러한 고조는 본능적 욕구와 같은 수준으로까지 일어나며, 그것이 정상적인 생존 본능보다 우선하게 될 수조차 있다. 갈망의 충족이 지배적으로 될 때 이성에 의한 억제는 부질없는 헛수고가 되는데, 그것은 높은 사망률을 기록하고 있는 위험천만한 모험들의 추구에서 볼 수 있는 것과 같다. (예 에베레스트 등정, 통 속에 들어가 나이

아가라 폭포 건너기, 심해 잠수 기록에 도전하기 등) 화산 용암으로 죽을 가능성이나 눈사태를 만나 질식사할 가능성조차도 그칠 줄 모르는 갈망에 내몰리는 상태 및 죽음과 희롱하는 스릴을 통제하기에는 역부족이다. 죽음과 희롱하는 스릴은 자포자기적인 극단적 범죄에서도 볼 수 있다. (예 영화「우리에게 내일은 없다」)

중독은 심각한 귀결에도 불구하고 합리성과 자기 보존을 대신한다. 강박 행동은 만족할 기회가 돌아오면 신속히 되돌아오는데, 그것은 비이성적 사치, 저장貯藏 등은 물론이고 강박적 도박, 소아성애, 마약과 알코올 중독, 범죄, 도벽, 성행위, 방화, 정신병질적 행동, 섭식 장애, 강박적 쇼핑, 약자에 대한 괴롭힘에서 볼 수 있다.

뇌에 대한 신경 화학 연구는 중독의 유전적 신경 전달 물질 메커니즘을 드러냈는데, 이 메커니즘은 약물 치료에 반응한다. 일반적으로 중독은, 뇌에서 쾌락과 관련된 신경 전달 물질의 분비를 자극한다는 측면에서 운용상으로 전부 비슷하다. 본질적으로 모든 중독은 어떠한 수단에 의한 것이든 쾌락 반응 자체에 대한 중독의 귀결이다. (최근의 임상적 발견에 따르면, 항파킨슨 제제조차도 도박, 섹스, 쇼핑과 같은 강박 행동을 유발할 수 있다고 한다. [Tanner, 2005])

이러한 강박 행동은 억만장자의 약탈적 투자 계획에서 연쇄 아동 강간과 살인에까지 이를 수 있지만, 저변의 메커니즘은 동일하다. 선택되는 특정한 행동 방식은, 카르마적으로 영향받는 유전적·문화적 요인들과 조화를 이루며, 개인의 의식 수준으로 귀착된다. 중독은 그 부정적 귀결이 아무리 비참하다고 해도 그로 인해 소멸되지는 않는다. 그러므로 징역형이 범죄 행위를 단념하게 만들 거라고 기대하는 보통의 정상인에게 중독은 이해 불능이다. 대부분의 상습범들은 출소 후 불과 며칠만에 다시 범죄에 빠져드는데, 이는 아동 강간범들에게서 전형적으로 나타나는 것처럼, 강박 행동의 억제할 수 없는 충동성으로 인한 것이다.

중독으로서의 에고

중독을 이해함으로써 에고의 끈질김을 이해할 수 있는 길이 열린다. 자기自己는 쾌락을 구하고 또한 위치성에서 얻는 쾌락에 중독되게 된다. 이 반응 주기는 그다음에 습관적으로 강화되어 하나의 우세한 두뇌 패턴을 낳으며 이는 자기나 타인들에 대한 부정적 귀결에도 불구하고 지속된다. 부정성에서 얻는 만족조차도 일차적으로 중독으로 인한 것이다. 이것은 수세기에 걸쳐 전 문명들을 지배했던 사회적/영적/감정적 병리의 만성적 본성을 설명해 준다. 오늘날에도 그러한 병리가 세계 인구의 78퍼센트를 지배하는 것은, 부정적 행동과 감정을 놓는 것은 쾌락과 만족의 상실을 나타낼 것이기 때문이다.

자부심이 지불하는 대가는 명백하다. 욕심, 획득, 오만함이 지불하는 대가 역시 분명하다. 사람들은 증오에 매달린 채 수세기 동안 끝없이 그에 대한 정당화를 추구한다. 불의 수집가들이 넘쳐나고, 선동가와 온갖 종류의 폭군은 물론 순교자, 증오심을 퍼뜨리는 자들, 가학증 환자, 피학증 환자, 패배자들 역시 넘친다. 폭력의 증오심은 도취감을 부르고, 무고한 이들을 살해한 자들은 기뻐 날

띈다. 정치적, 종교적, 철학적 분쟁은 중독성이 매우 강해서 문화와 인구 전체가 '정당함'과 복수의 큰 쾌락을 위해 죽음도 불사한다.

이상은 극단적인 사례들이지만, 은밀한 대가의 쾌락이라는 동일한 저변의 메커니즘이 고집, 분개, 자책에서 파생되고, 얼핏 보기에는 기괴해 보일 수도 있지만 괴로움 자체에서 파생된다. 중독의 다른 형태로는 만성적 죄책감, 끝없는 두려움, 강박적 사고, 강박적 행동, '걱정'이라는 일상생활의 끝없는 두려움에 대한 것이 있다. 역설적이지만 패배와 상실조차도 처벌로서, 혹은 운명의 잔인함에 대한 증거로서 만족스러울 수 있다. 에고 위치들은 책임지기를 거부하고 비난을 '저 밖'으로 돌리는 특징을 갖는다. 결국, 에고가 얻는 대가는 에너지이고 그것으로 에고는 지속되는데, 왜냐하면 에고에는 영적 에너지 투입이라는 쾌락이 결여되어 있기 때문이다. 에고가 얻는 대가는 자신이 신성$_{Divinity}$을 대체하는 것인데, 이렇게 해서 에고는 통치권을 유지하고, 그것이 사람 생명의 근원 자체라는, 즉 에고 그것이 신이라는 은밀한 무언의 신념은 설득력을 갖는다.

에고에 대한 중독으로부터의 회복

에고는 저 혼자서는 자신의 또아리를 뛰어넘을 수 없다. 에고는 환상의 거울로 가득한 집이라는 우회적 함정이다. 에고가 자진해서 구원을 추구하는 일은 결코 없을 것이다. 의식의 수준들은 오직 영적 에너지의 깨어남에 의해서만 초월될 수 있다. 구원에 이르는 메커니즘은 의지를 경유하며, 의지는 신성Divinity의 중재를 초대한다.

에고는 원시적 생존에 필요 불가결한 것으로서, 고대의 격세유전*적 발생의 결과로 우세해졌다. 에고에게 어떤 '원하는 것'은 '필요'이자 '가져야 하는 것'으로 해석된다. 그래서 에고의 추구는 광란적이 될 수 있고, 모든 조심성은 팽개쳐질 수 있다. 이로 인해 욕망은 필사적이 되어 그 어떤 희생이라도 요구하는 정도로까지 고조되는데, 수백만 명의 죽음조차 여기 포함된다. 에고는 어떤 값을 치르든 자신이 원하는 것을 반드시 가져야 하며, 자신을 정당화하는 구실을 수없이 찾아낼 것이다. 에고가 비난을 덧댄 교묘한 수사로 이성理性을 제거하고 타인을 악마화하는 것은 그 어떤 값을 치르고서라도 얻어 내야 하기 때문인데, 그것은 에고가 수억 년에 걸친 진화의 세월 동안 자신의 원함과 필요를 채우지 못하면 죽었기 때문이다. 에고에게는 많고 많은 기억과 수억 년간 강화되어 온 세월이 있다.

욕망의 초월

문제는 외적이 아닌 내적인 것이기 때문에 '의지력'(에고)으로 강박적 갈망을 통제하려는 시도는 좀처럼 성공하기 힘들다. 그것은 끝없는 욕망의 충족 역시 마찬가지다. 욕망의 충족은 일시적

---

* 이것은 가까운 조상에게서 사라진 먼 조상의 특징이 다시 나타나는 것인데, 주로 열성 형질이 여러 대를 걸쳐 나타난다.

휴식을 주는 데 그치고 만다. 잘 알려진 바와 같이, 보다 파괴적인 형태의 강박적 욕구는 믿음을 기초로 하는 치료 프로그램과 모임들에 대해 가장 좋은 반응을 보이며, 이와 같은 치료 프로그램과 모임들의 기본 토대는 12단계 모임들이 이루어 낸 성공 사례를 따르고 있다. 그러한 모든 조직은 동일한 기본 개념을 강조하는데, 그것은 겸손함, 내적 정직성, 책임, 자신보다 더 큰 어떤 힘에의 내맡김이다. 그러한 프로그램들에 반응하지 않는 것은 에고의 핵심 자체에서 일어나는 저항을 놓기 꺼려하기 때문이다. 장애의 고통이 참을 수 없는 정도에 이르지 않는 이상, 에고에게 내맡김은 기피 대상이다.

덜 심하지만 성가실 정도로 욕구에 내몰리는 상태는 요구를 선호로 바꾸고 각각의 충동을 올라오는 대로 신에게 내맡김으로써 초월할 수 있다. 또 다른 수행은 "그다음에는 무엇?"이라고 묻는 영적 과정인데, 이 과정에서 모든 두려운, 예상되는 귀결은 하나하나 신에게 맡겨진다. 처음에 이 과정은 불가능해 보이지만, 조사해 보면 '불가능'은 그저 꺼려함 자체일 뿐이라는 것이 판명된다. 그래서 내맡김은 '못하는'이 아니라 '하기를 원함'에 달려 있다.

'그다음에는 무엇?'이라고 묻는 과정의 또 다른 예는 이런 것이다. "만약 내가 이런저런 것을 포기한다면 난 지루하고, 불행하고, 고립되고, 별 볼일 없는 사람이 되고, 궁핍해질 거야." 그래서 참을 수 없다고 추정되는 조건들의 목록은 계속되는데, 살펴보면 그중에서 참을 수 없는 것은 아무것도 없다는 것과, 참을 수 없음은 조건이 아니라 저항 때문일 뿐이라는 것이 드러난다. (예 만약 위의 이야기에 현실성이 있다면 부자에 유명인이 아닌 이들은 누구도 행복하지 않을 것이다.)

꺼려함과 저항은 책임을 회피하고 에고 동기의 내맡김을 피하기 위해 "난 못해."라고 핑계 대는 형태를 취하는 일이 잦다. 이러한 태도는 다음과 같은 질문으로 가면을 벗길 수 있다. "누군가가 장전된 총을 당신 머리에 들이대고, 내맡기지 않으면 쏘겠다고 한다면, 당신은 그렇게 하겠소?" 그 답은 물론, 할 수 있다 이다. 그래서 문제는, '가능'이 아니라 '의지'이다. '피골이 상접한' 금욕적 생활 방식조차도 스스로 선택한 것이라면 받아들일 수 있다는 점에 주목하라. 세속과 절연한 사람들이나 혹은 '적을수록 좋다'는 원리의 신봉자들이 모인 수많은 영성 공동체가 있다. 하나의 선택으로서의 단순성은 수용 가능하지만, 강요받는다면 그것은 분개의 대상이 된다.

사람의 의식 수준이 진화할수록, 필요의 압력은 적어진다. 크게 진화할 때 원함과 필요는 사라지는데 왜냐하면 만족은 사람이 가진 것에서가 아니라, 자기 존재의 근원Source에 대한 각성에서 생겨나기 때문이다. 따라서 만족은 그 어떤 외적인 것이나 인위적으로 변화된 뇌 생리에 의존하지 않는다. 진화된 사람은 내면의 자유로움의 기쁨을 경험한다.

"그다음에는 무엇?"이라는 연속적 질문을 따라가면, 결국에는 질문 전체를 유발하는 맨 밑바닥의 두려움은 죽음 자체에 대한 두려움이라는 것이 판명된다. 인간이 경험하기 쉬운 무수한 두려움의 배후에 억압된 채 의식되지 않고 있는 것이 바로 이 죽음에 대한 두려움이다. 생명 자체 및 생명의 화현을 신의 의지에 내맡길 때, 참나의 내적 광휘는 빛을 발하고, 자신의 생존은 기쁨의 출현과 더불어 신에게 내맡겨진다. 죽음에 대한 두려움을 없애는 데 성공하려면, 신에게 깊이 내맡김과 동시에 신성한 은총Divine Grace을 구해 기도하는 것이 필수 조건이다.

옥죄는 한계에서의 벗어남은 '소유'에서 '행'을 거쳐 '존재'로 가는 고전적 단계를 통과한다. 자신의 영적 잠재력이 실현되는 것은 필요한 것과 원하는 것을 모두 없애 준다. 왜냐하면 행복의 근원은 항상 있어 온 곳 내면에 있기 때문이다. 에고의 행복의 근원은 조건부이고 일시적이며, 덧없고 환상적인데, 이는 오직 경험적으로만 검증될 수 있는 실상Reality이다. 참나는 아무것도 원하지 않는다. 왜냐하면 참나는 존재하는 모든 것의 원초적 근원Source이므로 선천적이고 전적으로 완전하기 때문이다.

그래서 생존을 위한 기본적인 물질적 필요와는 별개로, '결핍'은 하나의 지각이다. 영적 과제는 행복의 근원Source을 발견하는 것이다. 수많은 큰 부자와 성공한 사람은, 물질적으로 편리한 것 외에는 자신들이 무일푼이던 학생 시절보다 기본적으로 더 행복하지 않다는 사실을 솔직히 인정한다. 그래서 오페라 라보엠(푸치니, 1896)의 매력과 인기는 시들지 않는다.

에고/자기는 개인의 행복이 조건적이라고 믿으며, 이는 두려움을 불러일으킨다. '아무것도 원치 않는' 것에는 두려움이 없고, 따라서 이것은 면역되어 있는 두려움 없는 상태이다. 결국에는 육체를 가지려는 욕망조차 사라지는데, 육체는 선형적 영역을 탐구하는 데 유용하긴 해도 거추장스럽게 보인다.

운용상으로 육체는 선형적 차원에 대한 일시적 '우주 탐사기'로 비칠 수 있으며, 그 과정에서 영적 진화를 돕는다. 육체에 대한 집착의 밑바탕에는 육체를 '자기'로서, 그리고 생명의 근원이자 근거지로서 동일시하는 환상이 깔려 있다. 높은 의식 상태의 관점에서, 육체는 주의를 분산시킴은 물론 귀찮은 것이자 한계로 보일 수도 있다. 이것 또한 그다음에는 내맡겨져야 한다. 결국 육체와의 동일시는 사라지며 그다음에 육체는 '나'라기 보다는 '그것'으로서 저절로 돌아다닌다.

욕망의 교체

마음은 욕망과 원함이 목표 달성에 필요한 동기 부여라고 생각한다. 이러한 신념은 오래된, 진화상의 동물적 갈망-보상 체계에서 비롯된다. 의식 수준 200 이상에서 목표를 이뤄 내는 것은 원함이 아니라 결정과 몰두, 의지에서 나온 행위로서의 선택이다. 그다음에는 목표가 영감을 불러일으키게 되고 이는 우선순위를 갖는 것들의 정렬로 귀착되는데, 이것은 영적 수행에서처럼 봉헌 및 저항을 놓음과 함께 이루어진다. 결정은 어떤 목표 실현에 필요한 노력 과정에 가치를 보탠다. 목표를 '갈망'할 필요는 없으며 그저 실현에 필요한 과정을 따르기로 결정할 필요가 있을 뿐이다. 이를 촉진하는 것이 저항의 내맡김인데, 에고/마음이 목표 실현에 필요한 과정을 '희생'으로 볼 경우 저항이 일어날 수 있다.

욕망의 위치성들

의식의 각 수준은 추정과 결부되어 있는데, 추정은 해당 수준의 지각을 강화하고 저항을 낳는다. 추정은 매력과 혐오라는 이원적 짝의 형태를 취하는 것이 특징이다.

욕망과 혐오는 고전적으로 태양 신경총 차크라와 결부된 인지 가능한 욕구들이다. 이러한 욕구는 사회적으로 널리 수용되고 강화된다. 욕망과 혐오는 집단적으로 태도와 동기 부여로 출현하는데 이러한 것은 집착으로 내맡겨져야 한다. 필요한 과정은 자발성 외에 관상, 성찰, 명상이지만 뒤따르는 보상은 매우 크며, 생명의 주관적 성질을 재맥락화해 주는, 예기치 않은 숱한 이익을 향한 문을 열어 준다.

▶ 욕망의 이원성

매력적인 것	혐오스러운 것
특별한	평범한
이긴다, 번다	잃는다
부	가난
통제	수동적
얻는다	잃는다
갈망한다	욕구 불만
세력	약함
찬성	비판

성공	실패
명성	익명
고집 센	굴복한다
공격	복종
저항한다	변화한다
방어한다	내맡긴다
획득	가난
정복한다	진다
인기	이목을 끌지 않는
'가져야 한다.'	선호한다
중요한	보통의
고양감	그냥 정상
예외적	평균
주목받는	무시당하는
흥분	지루함
매혹적인	평범한
세상을 변화시킨다.	자기를 변화시킨다.
소유	단순성
과시	무미건조한
우월한	평범한

TRANSCENDING THE LEVELS OF CONSCIOUSNESS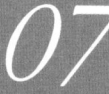

분노 (측정 수준 150)

서론

분노Anger는 건설적이거나 파괴적인 행위에 이를 수 있다. 삶의 한 방식으로서의 두려움Fear을 극복하기 위해 무감정Apathy과 슬픔Grief에서 빠져나올 때, 사람들은 원하기 시작한다. 욕망은 좌절로 인도하고 좌절은 차례로 분노로 인도한다. 그래서 분노는 하나의 발판이 될 수 있으며, 억눌린 이들은 이것을 딛고 마침내 자유를 향해 도약할 수 있다. 사회적 불의, 피해자화, 불공평함에 대한 분노는 사회 구조에 큰 변화를 몰고 온 거대한 운동에 에너지를 불어넣었다. 건설적 이로움을 낳은 것은 운동이었지 분노 자체는 아니었다는 점에 주목하라.

하지만 분노는 분개로서, 혹은 걸핏하면 화를 내는 격정적인 사람들이 예시하는 생활 양식으로서 그 자체를 표현하는 일이 가장 흔하다. 이런 사람들은 호전적이고 논쟁적이며 다툼이나 소송을 좋아하는 것은 물론, 무시당하는 것에 과민하고 '불의 수집가'가 된다.

좌절된 원함에서 비롯되는 분노의 밑바탕에는 그 밑의 에너지 장(욕망Desire)이 있다. 좌절감은 욕망의 중요성을 과장한 결과다. 분노한 사람은 욕구 불만의 아기처럼 격하게 날뛸 수도 있다. 분노는 쉽사리 증오에 이르며, 증오는 한 사람의 삶의 모든 분야에 파괴적인 영향을 미친다.

하나의 감정으로서 분노는 일시적 반응으로 사회 전반에 만연해 있지만, 하나의 의식 수준으로서 분노는 에고의 왜곡된 지각을 반영하는, 침투하는 부정적 에너지 장의 지배를 가리킨다. 왜곡의 주된 측면은 자기애적으로 편향된 세계관과 기대인데, 말하자면 그것은 세상이 자신의 소망과 지각에 맞춰 주고 부응해야 한다는 것이다. 세상이 특정 개인 자체에게 집중하거나 관심을 갖지 않는 한, 그 결과는 만성적 좌절감과 분개다.

자기애적 에고는 경쟁적이며 최소한의 도발에 대해서도 무시나 모욕을 느끼는 경향이 있다. 왜냐하면 에고의 핵심은 그 자체를 통치권자로 보며 자신의 욕구나 성향을 만족시켜 줄 것은 물론 우선권과 동의를 기대하거나 자신의 기대에 부응해 줄 것을 기대하기 때문이다. 이것은 만성적 분개와 들끓는 분노를 낳는데, 이러한 것은 표면 바로 아래 잠복해 있다가 뾰로통함, 샐쭉함, 혹은 흠을 잡거나 시비를 거는 태도, 일촉즉발의 민감한 태도로 표현된다. 분노는 또한 한결 위장되고 세련된 사회적 위치를 점할 수 있는데, 이러한 위치는 상습적 항의자 역할의 행동화 및 지각된 적들에게 성난 공격을 가하는 자칭 비평가 역할의 행동화로 인도한다. 억눌린 분노는 약자에 대한 괴롭힘, 폭동과 같은 표현으로 나타나는 것은 물론 과도한 행동적 공격성이나 심지어 물리적 폭력으로 주기적으로 분출된다. 분개가 차곡차곡 쌓이는 동안, 주기적 분노 발작이나 격노가 터져 나올 수 있다. 이러한 것은 일반적으로 인간관계에서 배우자 학대나 아동 학대로 표현된다. 만성적 분노는 지나치게 공격적인 성격을 낳는데, 이러한 성격은 협박과 우세함으로 타인을 강제하려고 시도한다. 뒤따르는 생활 양식은 '파란만장하다'고 묘사되는 것이 특징이다.

분노의 에고 기제들

에고 구조는 이원적이며 실상Reality의 단일성을 대조적인 짝들과 표면적 대립쌍으로 분열시키는데, 이러한 것은 따라서 지각의 산물이자 내용이고, 바로 이것*이 투사를 구성한다. 이는 데카르트가 주목한 마음의 기본적 결함이다. 데카르트는 마음이 그 자체의 정신 작용(레스 인테르나, 레스 코기탄스)을 있는 그대로의 자연 외적 실상(레스 엑스텐사/레스 엑스테르나)과 혼동한다는 것을 명확히 했다. (이 기본적 결함에 대해서는 『진실 대 거짓』 1부에서 폭넓게 다루었다.) 그러므로 사적인 자기는 운용상으로, 그 자신의 투사

---

* 지각의 산물이자 내용을 가리킨다.

된 이원적 지각의 피해자다. 측정 수준 200 이하에서 이것은 유력한 한계인데, 여기서 마음은 감정에 물든 자신의 지각(의견)과 실제로 있는 그대로의 외적 세계를 구별하지 못한다. 이러한 손상은 세계 인구의 78퍼센트와 미국 인구의 49퍼센트에 영향을 미친다.

분노한 사람은 그다음에 에고에 봉사하지 않는 것을 적으로 본다. 따라서 항상 방어적이며, 감정적인 흥분에 빠지는 경향이 있는데, 이러한 흥분은 일차적으로 동물 좌뇌 메커니즘에 에너지를 불어넣음으로써 전파된다. (2부 개관의 뇌 기능과 생리 도표를 볼 것) 분노와 분개가 뒤따르는 그릇된 지각의 주기는 그다음에 신체의 전반적인 교감 신경계를 자극하여 투쟁 혹은 도주 반응(Cannon, 1929)을 유발하는데, 여기에는 아드레날린과 코르티손 분비 증가가 동반된다. 이렇게 해서, 분노한 사람의 전반적 신경계는 고전적인 경보 반응과 스트레스 반응(Selye, 1978)에 맞춰지는데, 이는 심장 박동 증가, 나트륨 정체, 혈압 증가를 불러온다. 에고는 부정적 감정이 지불하는 대가를 양식으로 취하며 그래서 생존을 위해 부정성에 매달린다. 영화靈化된 뇌는 영적 에너지로 지지되는 반면, 동물적이고 에고 지향적인 좌뇌는 진화의 시간 전반에 걸친 동물 에너지의 근원에 의존한다.

위치화된* 에고는 실수를 인정하는 것을 두려워하고, 분노가 내부로 방향을 트는 것을 방지하기 위해 책임을 회피한다. 에고의 주된 방어는 처벌적 양심(그것의 '초자아')을 외부 세계에 투사하

---

* positionalized, 이것은 에고가 어떤 위치를 점하고 있는 상태를 가리키는 저자의 조어다.

는 것인데 그다음 에고는 복수에 대한 두려움의 형태로, 투사된 처벌적 양심에 대한 두려움 속에서 살아간다. 분노한 에고는 자신의 우위를 약화시킬 진실, 정직함, 균형을 두려워하고, 따라서 용서나 타인의 무고함을 보는 것을 기피 대상으로 간주한다. 분노한 사람의 에고는 인간관계를 우위, 통제, 원시적 태도와 행위를 위해 각축을 벌이는 전장으로 본다. 악성의 태도를 포기하는 데 대한 저항은, 주관적으로 에고가 부정성에서 쾌락을 뽑아낸다는 것인데, 바로 이것이 200 이하로 측정되는 성격들을 증식시키고 이들에게 동기를 부여한다.

이와 대조적으로, 200 이상의 사람들은 자신이나 타인들 속의 분노를 싫어하며 그로 인해 불편해진다. 사회적으로 분노는 개인의 건강에 해로운 것은 물론 가족과 직장, 다른 인간관계에 대해서도 해롭다. 내적으로 약하고 상처받기 쉬운 사람들에게 분노는 위력적으로 보이는 반면, 강한 사람들에게 그것은 원시적인, 상스러운 약점으로 보인다. 이들에게 분노는 미성숙하고 '저급'하며, 당황스럽고 유아적인 사회적 결례로 비쳐 그들은 그것을 싫어한다.

분노는 이성과 자제력의 이용과는 달리, 그 자체로는 세상에서 어떤 것도 스스로 성취하지 않는 주관적 감정일 뿐이다. 에고는 용기 대신 분노를 이용하는데, 용기는 사실상 단호함, 결연함, 몰두를 요구할 뿐이다.

에고는 원시적 동물과 마찬가지로 분노로써 팽창하며, 무의식적으로 자신을 강력하고 무시무시하게 연출하려고 한다. 에고의 위치는 그 자체를 증식시키는데 왜냐하면 에고가 은밀히 추구하는 보상은 분노의 감정 그 자체이기 때문이다. 이 자기 증식 메커니즘은 과거에 매달림으로써 더욱 강화되는데, 과거에의 매달림은 원한을 정당화하고 품기 위한 것이고 또한 자신의 진짜 동기에 대한 자기 정직성에서 빚어질 죄책감을 무효로 돌리기 위한 것이다. 과거에서 젖을 짜는 일의 허위성을 나타내는 것은 그것의 낮은 측정 수준인데, 이는 과거는 더 이상 현실에 존재하지 않는다는 사실로 인한 것이다. 사람은 사실상 현재를 '알' 수 있을 뿐이며, 현재는 기껏해야 쏜살같이 스쳐가는 지각일 뿐이다. 진실은 선형적 내용만이 아닌 맥락의 귀결이기도 하기 때문이다.

임상적 표현

만성적 분노는 종종 부부간의 불화나 이혼과 같은, 파괴적인 사회적 귀결을 낳는다. 직장에서 일어나는 분노의 폭발은 근무 기록에 오점을 남기며, 그에 대해서 상담을 권유받는 일이 많다. 특히 분노가 범죄로 표현된 경우 법 위반에 대한 집행 유예의 조건으로, 법원에서 치료 명령을 내리는 일이 종종 있다. 연구에 따르면 그러한 패턴은 대개 어린 시절에 뚜렷해지며 형제 및 급우들 간의 문제로 인도한다. 만성적 호전성은 사회적 거부에 이르게 되는데, 사회적 거부는 만성적 분개와 분노를 고조시키고 살인으로 분출될 수조차 있는 감정을 정당화한다.

분노가 우세한 생활 양식은 '경계성 성격 장애'는 물론 '폭발성 성격 장애'와 같은 임상적 표현에서 다양하게 나타나는데, 이러한 장애에서는 표면적으로 사소한 일이 격노를 유발할 수 있다. 임상적 분노의 또 다른 표현은 '수동 공격성 성격 장애'로 나타나는데, 여기서 수동성은 저항으로서의 공격성이 위장된 형태이며 공공연한 분노로 주기적으로 분출된다. 공격적 저항은 세 살 적부터 비롯되는데, 그것은 세 살배기의 전형적인 "싫어."로 출현한다. 공공연한 적대적 공격성은 정신병질적 성격의 특징인데, 여기서 양심의 부재는 원시적 공격성의 공공연한 행동화를 허용하고, 이는 결국 낮은 자제력과 지체를 참지 못하는 태도를 낳는다. 여기에는 또한 자신의 행동의 귀결을 평가하지 못하거나 그에 대해 책임지지 못하는 무능력이 있다.

심한 성격 장애는 기대나 요구가 신속히 충족되지 않을 때 악화되는 일이 잦다. 역설적으로 기대의 충족은 에고를 팽창시키는 경향이 있는데, 그 결과 분노한, 참을성이 없는 사람과 정신병질적 성격을 가진 사람은 자존감 저하에 시달릴 거라는 일반적 선입견과 달리 오히려 팽창된 에고를 가지게 된다. 이 내적 과대성의 점진적 충족은 사회에 극적으로 재앙스러운 귀결을 가져오는데, 그중에서 가장 눈에 띄는 사례는 자기애적이며 메시아적인 폭군이다. 자기애적이며 이기적인 기대를 만족시키는 것은 요구를 만족시키거나 가라앉히는 대신 공격성을 고조시킬 뿐이다. 그래서 달래기는 공격을 중단시키는 것이 아니라 공격에 불을 지핀다. 에고의 탐욕은 만족할 줄 모르며, 에고의 탐욕의 좌절은 군대와 주민 전체는 물론이고 무고한 일반 시민이 말 그대로 수백만 명씩 이유 없이 무자비한 죽음을 당하는 결과를 초래할 수 있다.

적개심에 불타는, 분격憤激한 에고의 배후에는 이 시대의 야만적

'투사'는 물론이고 고대의 무자비한 '광포한 전사'들이 지닌 유혈에의 욕망이 숨어 있다. 이 분노와 증오의, 유혈에의 욕망의 깊은 뿌리는 격세 유전적이다. (프로이트의 '이드'와 타나토스* 본능) 팽창된 에고에는 이성, 논리나 합리성을 통한 개선은 물론 현실 검증력이 결여되어 있다.

 카리스마적이고 메시아적인 지도자는 선전을 통해 유혈에의 욕망에 불을 지피는 데 능하다. 심리학에서는 그러한 욕망의 방출을 권위자나 사회의 재가에 따른 것으로 설명하는데, 여기서 프로이트의 고전적 초자아(양심)는 군중의 동의를 거쳐 제거된다. 이것은 역사적으로 로마 원형 경기장, 단두대, 만주 민간인 대학살, 투우장을 통해, 혹은 폴포트, 마오 의장, 아돌프 히틀러를 비롯한 여러 인물이 증명해 보인 엄청난 악의를 통해 입증된다. 독재자로 존재함의 위치는 에고의 원시적, 무의식적 측면인 발생기적 과대망상증을 무의식으로부터 끌어올린다. 에고의 핵심은 그것이 신이라는 망상적 신념이다. (예 네로, 시저, 위대한 지도자) 역설적인 것은, 신성Divinity의 실상이 무한히 자비로운 반면, 신성Divinity의 기만적 찬탈은 결국 엄청난 잔학 행위와 죽음, 자비의 대립물을 낳는다는 것이다. 만성적 분노는 정당화를 요구하므로 분노한 성격의 일반적 표현은 전형적 불의 수집가에게서 나타난다. 이들은 불평불만을 품고 망상적 확장을 통해 적개심을 정당화해 줄 불평거

---

* 타나토스: 프로이트가 말한 죽음과 자기 파괴를 향한 본능. 이것은 삶의 본능인 에로스와 반대이자, 에로스와 균형을 이루는 것으로 설정되었다.

리를 수집한다.

12단계 프로그램들과 같은, 믿음을 바탕으로 한 회복 모임들의 기본적 금언이 '정당한 분노와 같은 것은 없다.'임은 주목할 만하다. 에고는 또한 자신의 극단주의를 정당화하기 위해, 역사에 대한 그럴싸한 그릇된 해석을 즐겨 인용한다.

'지각知覺은 자신이 구하는 것을 찾아낸다.'(예 인터넷 검색 엔진)는 말이 있다. 그래서 역사적 정당화의 고의적 선포와 선전은 주민의 생명과 자유를 희생시키면서, 수세기에 걸쳐 이기적으로 계속된다. 이것이 수천 년간 이어지는 종교적 증오의 특징이다. 마하트마 간디가 언급했듯이, '눈에는 눈'이 전 세계를 눈멀게 한다. 그래서 극단주의 지도자들의 정치 권력 밑바탕에는 증오, 분노, 분개, 불의 수집의 지속과 그러한 것에 대한 선전이 있다. 그러한 정치화된 운동에 대해 평화는 명백히 최대의 위협일 것이다. (출발 당시는 440으로 측정되지만 마지막은 65로 측정되는 야세르 아라파트의 생애를 보라.) 반대와 증오의 고의적 선전은 언론 자유를 악용하고 전복시키는 것이다. (예 인종, 성, 계급, 나이 등의 카드를 활용하는 것)

분노의 초월

정상적인 사람에게 분노는 해로운 것으로 보인다. 분노는 일시적 짜증이며 파괴적인 것으로 비친다. 명백한 해독제는 연민, 수용, 사랑, 기꺼이 용서하려는 자발성이다. 초월을 위해서는 주된 위치성들을 내맡기려는 자발성이 요구된다.

1. 만성적 분개를 품는 것과 '불의'에서 젖을 짜는 것
2. 세상과 인간관계에 비현실적인 기대를 갖는 것. 편리함, 동의, 찬성, 순응 등을 향한 기대가 여기 포함된다.
3. 생활 방식으로서의 자기중심성을 내맡기는 것과, 세상이 아닌 자기 자신의 변화에 초점을 맞추는 것
4. 자기와 타인, 불완전하게 지각된 세계에 대해 남아 있는 유아적 기대(세 살배기의)를 내맡기려는 자발성
  예 "신께서는 내가 바꿀 수 없는 것을 받아들일 마음의 평정을, 가능한 것을 변화시킬 용기를, 그리고 그 차이를 알 수 있는 지혜를 내게 허락하신다."(12단계 프로그램에 따르면)
5. 내면의 유아적 태도를 표면으로 끌어올리는 일에 대한 책임을 받아들이고, 그러한 태도를 이성, 균형, 타인에 대한 배려와 같은 성숙하고도 본질적으로 더욱 만족스러운 과정들에 종속시키는 일에 대한 책임을 받아들이는 것
6. 분개나 분노는 타인이 '어떠하다'에 대한 것이 아니라, '어떠하지 않다'에 대한 것임을 각성하라. (즉, 인색한 것이 아닌 관대하지 '않은' 것, 이타적이지 '않고' 이기적인 것, 조심스럽지 '않고' 부주의한 것 등에 대한 분노)
7. 인간의 오류 가능성과 한계를 수용하는 것. 인구 일부에서 그것은 선천적으로 자기 정직성의 능력이 없기 때문이다.

분노를 처리하여 없애는 일은 내적 정직성을 요구하며, 또한 온전치 못한 것, 본질적으로 작용하지 않는 것을 내맡기고 그 자리

를 자신감으로 대체하려는 자발성을 요구한다. 또 다른 과정은 '그다음에는 무엇?' 과정을 활용하는 것인데, 이 과정에서 사람은 표면상으로 불가능한 시나리오를 신에게 내맡긴다. 분노보다 훨씬 더 강력한 보상적 태도는 봉헌, 이성, 겸손함, 감사, 인내, 관용이다. 내면의 에고가 분노의 인위적 '도취감'과 더불어 분노의 팽창된 동물 특징에 중독된다는 것을 아는 것 또한 도움이 된다. 성공한 역할 모델을 정해 놓고 결의, 몰두, 기술, 온전성과 같은 특성을 본받는 일 또한 교육적이다. 성공한 사람을 모방하는 대신 시기하고 악마화해서는 성공한 사람이 되지 못한다. 그래서 분노한 사람은 자신의 교육과 발달에서 빠져 있는 부분으로 되돌아가 그것을 보완해야만 한다.

걸림돌

다른 수준과 마찬가지로, 이 수준의 위치성은 상충하는 이원성들을 낳고, 이러한 이원성은 매력적인 것에 탐닉하는 일시적 쾌락 및 혐오스러운 것에 대한 저항을 내맡길 것을 요구한다. 자발성은 장기적 · 영적 성장을 위해 단기적 방종을 내맡길 수 있게 해준다.

▶ 분노의 이원성

매력적인 것	혐오스러운 것
감정을 행동화한다.	자제심
협박한다	용서한다
붙들고 있는다.	놓는다
처벌한다, 복수한다	'그냥 풀어준다.'
자기 변명	면죄免罪
남을 헐뜯는다.	자제
흥분, 들뜬다	냉정을 유지한다.
감정화한다	생각한다
극화한다	무시한다
표현한다	억누른다
자신을 증명한다.	깨끗이 잊는다.
정당하다	틀렸다
지지를 모은다.	혼자만 알고 있다.
팽창한다	약해 보인다.
'마초'	'겁쟁이'
으르렁거린다, 이빨을 드러낸다.	차분하다
흥분	평화
고함지른다	이성
위협한다	타협한다
시비분별	수용

TRANSCENDING THE LEVELS OF CONSCIOUSNESS **08**

자부심 (측정 수준 175)

서론

사람들은 이 수준에 도달할 때 보다 긍정적으로 느끼는데, 이 수준에서의 자존감 상승은 그보다 낮은 의식 수준에서 경험되는 모든 고통에 대한 진통제이다. 자부심Pride은 수치심Shame, 죄책감Guilt, 두려움Fear에서 충분히 멀리 떨어져 있으며, 절망을 벗어나 상승한 엄청난 도약이다. 자부심은 그 자체로는 일반적으로 좋은 평판을 가지고 사회적으로 장려되지만, 의식 지도에서 볼 수 있듯이 그것은 임계 수준 200 이하에 잔류하기에 충분하리 만큼 부정적이다. 자부심은 그보다 낮은 수준과 대비될 때만 좋게 느껴진다.

"자부심에는 멸망이 따르"기 때문에 방어적이고 상처받기 쉬운데, 그 이유는 자부심이 외적인 조건에 의존하므로 그것 없이는 보다 낮은 수준으로 갑작스레 복귀할 수 있기 때문이다. 팽창된 에고는 공격 받기 쉽다. 자부심은 발판에서 떨어져 수치심으로 곤두박질칠 수 있기 때문에 여전히 약한데, 이것은 자부심 상실에 대한 두려움에 불을 지르는 위협이다.

자부심은 분열과 파벌주의를 낳고, 값비싼 귀결을 부른다. 인간은 습관적으로 자부심$_{Pride}$을 위해 죽었고, 군대는 자부심을 위해 여전히 정기적으로 서로를 학살한다. 종교 전쟁, 정치 테러, 정치적 열광, 그리고 중동과 중부 유럽의 무시무시한 역사는 모두 자부심과 증오의 값이며 그 비용은 전 사회가 치른다.

자부심의 그늘은 오만함과 부정이다. 이러한 특징은 성장을 차단한다. 자부심의 수준에서는 중독에서 회복되는 것이 불가능한데, 그것은 감정상의 문제나 성격적 결함이 부정되기 때문이다. 부정의 문제 전체가 자부심의 문제다. 그래서 자부심은 진짜 힘의 획득을 가로막는 대단히 큰 걸림돌인데, 진짜 힘은 진정한 높이와 위신으로 자부심을 대체한다.

토론

의식 수준이 상승할수록, 경험되는 행복의 현존 또한 상승한다. 분노$_{Anger}$ 수준에 있는 사람들 중에서는 약 12퍼센트가 삶에 행복을 느끼지만, 자부심의 수준에서 그 비율은 22퍼센트까지 올라간다. 하지만 자부심은 분노 및 두려움과 마찬가지로, 자신의 위치에

---

* 잠언 16장에 나오는 '거만엔 재난이 따르고 불손엔 멸망이 따른다.'는 구절을 변형시켜 인용했다.

대한 보호와 방어를 필요로 하는 내재적 취약성으로 인해 여전히 방어적인 자세를 취한다. 자부심은 만족스럽지만 용기Courage라는 단단한 터전으로 이동하는 데 있어 여전히 걸림돌이다. 용기는 그 견고함으로 인해 두려움을 넘어서 있다. 자부심의 에고 팽창은 그 취약성의 핵심인데, 왜냐하면 에고는 자신의 중요성을 과대평가하고 자신의 가치를 오산하여 스스로를 기능, 생존, 타인과의 상호 작용에 있어서의 안내자로 보기 때문이다. 자부심의 자존감은 실상에 근거하는 것이 아니라 팽창되고 과장된 의견에 근거한다. 그래서 에고는 확증을 구하는데, 확증은 의견의 불안정한 전제들에 근거한다.

자부심은 성취에 대한 일시적 자기 보상으로서 운용상으로 유용하며, 그러므로 착한 행동에 대한 부모의 인정과 보상을 통해 어린 시절에 학습되는 정상적 반응이다. 이렇듯 자부심은 하나의 보상 체계로서 성숙과 사회화를 촉진한다. 오류가 일어나는 것은 에고가, 보상받는 것이 행동 자체가 아닌 '나'라고 추정할 때이다. 이것은 감탄이라는 보상의 추구에 이르게 되며, 이로 인해 행위는 인정받는다는 목표를 보조하는 것이 된다. 그러한 동기 부여 패턴은 대부분의 성인들에게 다양한 정도로 지속된다. 그러나 점차적 성숙과 더불어 그러한 방식은 내면화되며, 내면화된 부모 인물 및 내면화된 기준의 권위로 말미암아 자기 보상이 일어난다. 그 이상으로 성숙할 때 타인의 의견이나 타인의 인정이 가지는 중요성이 감소하면서 자기 인정으로 대체되며 그다음에 삶은 내면화된 기준에 따라 영위된다. 보다 성숙한 수준에서는 타인들의 인정이 좋긴 하지만 그것이 행동을 결정하지는 않는데, 다음의 흔한 격언이 바로 그러한 것을 표현한다. "나는 나 자신과 더불어 살아야 한다."

사회화된 자부심

자부심은 종종 사회적 이미지에 의존하며, 또한 소유물, 명성, 호칭, 부 등을 매개로 하는 자부심의 표현에 의존한다. 사회적 지위 및 그것의 상징은, 성공에 대한 독자적이고 고유한 증표를 가지고 있는 하위문화들에 동기를 부여한다. 이러한 성공의 증표에는 거주지, 집의 크기, 자동차, 부의 부속물은 물론이고 언어와 옷차림에서부터 '누구를 알고 있나.'에 이르는 모든 것이 다 포함될 수 있다.

미국과 다른 민주 국가들은 비록 가설적으로 무계급 사회지만, 실제로 사회적 계급은 강력한 현실이다. 나이와 성별을 제외하고, 사람들이 서로에게서 맨 먼저 주목하는 것 중 하나가 바로 계급이다. 각각의 하위문화에는 '내부자'와 '외부자'를 가르는 독자적인 분류 체계와 계층이 있다. 이러한 것은 책임과 기대는 물론 역할과 특권에서의 미묘한 차이로 나타나는데, 더불어 복잡계 동기 유발 요인의 결과로서 필연적인 보상과 의무가 수반된다. 일정한 활동과 성질들, 예컨대 교육, 성격 특성, 행동 및 언어 양식 같은 것들에 대해, 자동적으로 가치가 발생할 수 있다. 가치가 부여된 활동과 성질들은 하위문화 내부에서 체계적으로 분류되며, 각각의 하위문화에는 또한 수용되는 독자적인 내부 규범이 있다.

하위문화의 사회적 압력은 대단히 강해 내면화된 행동 방식의 내용을 결정하는 일이 많은데, 내면화된 행동 방식은 성공이나 실패냐를 규정하고 자부심, 자존감, 지각된 사회적 가치에 영향을 미친다. 어느 하위문화에서는 인정이나 성공으로 이끌어 주는 바로 그 행동 양식이 다른 곳에서는 실패와 거부를 초래할 수 있다. 그리하여 "로마에서는 로마인이 하는 방식이 옳다."는 속담의 지혜는 적절하다. 역설적으로, 불순응이라는 자체의 특성에 순응할 것을 강조하는 하위문화도 있다.

각각의 하위문화에는 태도 및 신념 체계와 뒤얽혀 있는 독자적이고 고유한 불문不文 철학이 있는데, 태도와 신념 체계는 추정적 가치에 대한 판단, 목표, 선택지들의 범위로 표현된다. 이러한 것들은 측정 가능하고 진화적인 하나의 의식 수준으로서 맥락화되고 표현되는데, 여기서 그 의식의 장 전체는 보이지 않지만 강력한 에너지를 가진 어떤 끌개장에 지배되며, 개별적 의식은 이 끌개장에 동승되고 지배된다. 끌개장의 현존은 미묘한 신호들을 통해 직관되고 인지된다. 이러한 신호는 감정적 태도 및 심리적·행동적 태도들로 표현되고, 태도는 추정과 기대를 낳는 가시적이고 명료한 어휘가 된다. 이렇듯 태도는 특정한 의식 수준의 가시적이고 속기적速記的 표현이다.

일부 하위문화에서는 자존감 및 자신감과 대비되는 자부심이 강점으로 간주되지만, 일반적으로 사회 전반에서 그것은 사회적 방해물이다. 오만함과 개인적 우월성으로 표현되는 자부심은 적대적인 사회적 위치성이 되는 경향이 있는데, 이는 자부심이 그

암묵적 우월성의 분위기(즉, '정치적으로 올바른', 혹은 '엘리트')와 함께 허영으로 비치기 때문이다.

자부심은 자기 예찬이다. 이것은 남들은 비교적 열등하거나 유용성, 지위, 가치가 덜하다는 것을 암시한다. 보다 성숙한 사람들은 이러한 허식의 투명성을 재빨리 간파하는데, 이들은 자부심을 곤혹스러운 것이자 사회적으로 해로운 속성으로 간주한다. '특별함'으로서의 이기적 자부심은 타인들과 일반 사회에서 분개를 유발한다. 이와 대조적으로 진정으로 성공한 이들은 받아들여지는데, 왜냐하면 성숙한 성공에는 우월성의 분위기 대신 겸손함과 감사가 동반되기 때문이다.

자부심은 눈에 잘 띄는 것은 물론 그 취약성으로 인해 방어적이다. 자부심의 그늘은 시기, 경쟁심, 질투이자 이러한 것들의 귀결인 증오, 악의, 앙심이다. 자부심의 허약함은 그 자기애적 핵심에서 비롯되는데, 자부심의 자기애적 핵심은 진정으로 중요한 것을 위협이자 은연중에 자신보다 우월한 것으로 본다. 그래서 허영심은 결국 무시나 비교에 대한 예민함을 낳고 공격에 대한 두려움과 사회적 편집증으로 인도한다. 사회적 편집증은 급속도로 표면화될 수 있는 발생기적 적개심을 수반한다. 이러한 경향은 사회적으로 '지도자 증오' 증후군이나 성공에 대한 증오로 표현되는데, 예컨대 '반미' 증후군이 그것이다.

이 자기애의 그늘은 학급의 우등생들을 시기하고 적대시하며, 결국에는 동급생들의 높은 성취를 비웃기에 이르는 아이들에게서 표현된다. 자기애의 적개심은 이익이 되는 문화적 표현들을 발견하는데, 여기서 적개심은 정치적이거나 경제적인 이득과 시선 끌기에 이용된다. 역설적인 것은, 명사들을 향한 적개심이 비평가 자신의 내면에 있는 명성-추구 동기에서 솟아난다는 것이다.

  자부심을 바탕으로 한 자기 중요성의 귀결은, 내적 의심 및 완전함과 완벽함의 결핍을 상쇄하기 위한 끊임없는 지지와 보강의 필요성이다. 완전함과 완벽함은 온전성의 요구를 충족시킨 귀결이다. 자부심은 '예민'하고, 경쟁적이고, 위협감을 느끼며, 사회적 지위나 타인에게 쏠리는 시선에 대해 적대적 질투심에 불타게 된다. 그러므로 자칭 비평가들의 비웃음, 조롱, 이른바 '풍자'라는 것의 동기는 자부심이고, 공인 및 인정받는 지도자들의 평판을 공격하는 산업 전체의 동기 또한 자부심이다.

  인터넷은 아주 현저하게, 온전성을 비방하는 논쟁적인 이들의 영역이 되었다. 이들은 '의견'으로 표현된 자기애의 팽창을 나타낸다. 자기애적 에고는 온전한 진실과 정렬되지 않으므로, 그 표현 형태는 불쾌하고 거짓되며 따라서 지극히 낮게 측정된다.

  원시적이고 자부심 강한 에고는 탐욕스러우며, 그것의 훤히 들여다보이는 약점은 결국 교만의 귀결을 끌어당기는데, 이것은 역사상 수많은 위대한 고전의 주제이다. "자부심에는 멸망이 따른다."는 것은 허영에 찬 대의명분에 대한 사회의 구슬픈 헌사이고, 이는 역사가 증언하는 바와 같다.

  인간 에고의 표현으로서 자부심Pride이 가진 침투성으로 인해, 그것의 일부 형태는 사회적 수용이나 승인조차 얻으며, 정상으로 받아들여진다. 가장 두드러지는 것이 '언론 자유'로 여러 가지 표현을 갖는 개인적 의견의 지위이다. '언론 자유'라는 이 암묵적 승인의 망토는 철저한 발뺌에서 다양한 형태의 거짓말에 이르는 모든 것을 다 덮어 준다. 에고의 한 기능으로서의 의견에 대해 살펴볼 때, 의견이란 한 생각에 지나지 않는다는 것과 그것이 '나의' 의견임으로 하여 한 생각에 자기 중요성이 더해졌다는 것이 저절로 드러난다. 의견은 자기 중요성의 매혹을 획득한 생각이며, 따라서 단순한 이성, 논리, 사실들에 비해 훨씬 매력적이다.

의견은 회의론(측정 수준 160)이 나타내는 것과 같은 어떤 위치성을 정당화하기 위해 수사를 통해 합리화되는 일이 종종 있는데, 회의론은 비선형적 영역을 이해할 수 없기 때문에 그것을 규탄한다. 에고는 타고난, 자부심 넘치는 자기애로 인해 추상적인 것을 이해할 수 있는 능력이 원천적으로 없으며, 그래서 이 수준에서의 추론은 500 이상의 의식 수준의 실상을 부정하는 물질주의적인 선형적 환원주의의 한계를 벗어나지 못한다. 이는 제한된 뇌 생리의 귀결이다. (2부 개관의 도표 참고)

회의론은 표적에 대한 불신을 조성하려는 시도에서 실패하는데, 왜냐하면 그렇게 하기 위해서는 자신이 비판하는 대상을 이해해야 할 것이기 때문이다. 그래서, 양자 역학이나 상대성 이론은 뉴턴 물리학으로 반증되지 않는다. 회의론과 냉소주의에는 논증에 타당성을 부여할 학식이 결여되어 있다.

---

* 회의론은 인간의 인식이 주관적, 상대적이라고 보아서 진리의 절대성을 의심하고 궁극적 판단을 하지 않으려는 태도를 가리킨다.

겸손함은 대부분의 자기기만의 오류에 대한 해독제다. 자부심은 맥락, 특히 패러다임의 엄청난 의의에 대한 인지를 원천적으로 배제한다. 따라서 인간 지식의 큰 진보는 매번 비웃음을 샀는데, 이에 대해서는 역사가 입증하고 있다. (예 키티 호크에서의 라이트 형제, 감염의 원인이 독기가 아닌 병원균이라는 발견)

에고는 타고난 구조로 인해, 원천적으로 진실과 거짓을 식별하지 못하고 지각과 실상을 혼동한다. 그래서 에고는 자신이 가진 한계의 희생양이다. '그 당시에는 좋은 생각처럼 보였던' 것이 나중에 후회의 원천이 되는 일이 많다는 것을 모르는 사람은 없다. 그래서 의식 측정의 가치는 어떤 진술의 상대적이며 실제적인 진실을 하나의 체계를 통해 이끌어낼 수 있다는 점인데, 이 체계는 타당성에 대한 어떤 절대적 척도를 가지고 진실을 평가한다.

노골적인 거짓에서부터 앞선 지혜의 표현에 이르기까지, 온갖 종류의 인간 표현에 대해 무제한의 자유를 허용하는 자유로운 사회는, 세월이 흐르며 지혜와 상식이 과도함과 수사를 누르고 승리하기를 사실상 희망한다. 하지만 거짓은 팽창되면 정교해지게 된다. 그래서 거짓이 드러나기 전에 그것의 귀결로 인해 수십 년이나 심지어 수백 년에 걸친 괴로움의 세월이 필요할 수도 있다.

에고 역동

자부심Pride의 내재적 근원은 에고의 자기애적 에너지다. 이로 인해 자부심은 이미지와 상징을 매개로 우회적 자기 강화 방식을 통해 자가 증식된다. 중요성은 가치나 중요성을 의미하는 복합적 구성 요소를 수반하는 하나의 감정적 가치이며 항상 상대적이어서 모순을 일으키기 쉬운 것은 물론 오류에 빠지기 쉽다. 에고는 부정됨으로써 수축되는 것을 두려워하며, 따라서 끊임없이 칭찬은 물론 인정과 동의를 통한 강화를 구한다. 이것은 대중 매체의 끝없는 선전 광고로 공공연하게 표현되는데, 이를 통해 유혹적이고 미화되며 왜곡된 가상적 대용품이 창조되어 이미지가 실상을 가리고 대체한다. 현명한 사람은 보란 듯이 과시하는 것을 피하는데, 그것은 과시는 감탄이 아닌 시기와 질투를 끌어당기는 일이 더 많기 때문이다.

자부심은 부서지기 쉬우며, 따라서 자부심의 방어는 종종 편집증이라고 해도 좋을 만큼 완강하고 극단적이다. 팽창되어 있는 것은 수축하기 쉽고, 수축은 급속히 수치심을 유발한다. 그래서 에고는 겸손함을 굴욕과 맞먹는 것으로 잘못 해석한다. 반면에 실상에서 겸손함은 굴욕이나 취약성에 대한 가장 강력한 안전장치이다. 이것은 무예의 기본적인 전술적 지혜인데, 무예에서 위치성을 갖는 것은 패배를 자초하는 결함이다. 왜냐하면 고정된 자세는 상대에게 하나의 공격 패턴을 허용하는 것이기 때문이다.

에고 역동에서, 고정되어 있는 일련의 기대는 결국 부서지기 쉬운 자존감을 낳는다. 자부심Pride의 구조는 선형적이어서 취약한 반면, 참나는 비선형적이므로 선형적 공격에 영향받지 않는다.

에고는 조건화되는 반면 참나는 조건에 지배되지 않는데, 그 이유는 참나가 한계, 정의, 성질들 없이 자기 충족적이며, 형용하는 것이 불가능하기 때문이다. 에고의 자기 평가는 주장과 의견에 기초하는 반면, 진정한 자존감은 온전성과 진실의 에너지로 말미암아 솟아난다. 참나는 그 완성으로 말미암아, 그리고 무조건적인 '있음'이라는 신원 증명으로 말미암아 완전하다.

자부심의 초월

자부심은 불필요한 짐이자 허약한 버팀목이며, 수축되기 쉬울 뿐 아니라, 역설적으로 공격을 유발하고 끌어당기기조차 한다. 자부심은 사람의 내재적 가치가 정의 가능한 변수라는 그릇된 추정을 바탕으로 한다. 자기 수용은 자기 의심을 내맡긴 결과이다. 존재하는 전부는 그것의 창조 및 창조 자체의 근원으로 말미암아 원천적으로 동등하다. 유용성이나 가치는 선형적 가치 판단에 기초하는데, 이 모든 선형적 가치 판단은 임의적 형용사들에 불과할 뿐이다. 모든 '덧붙임'은 추측이며, 덧없고 일시적인 사회적 상징이나 공공연한 감탄 역시 그렇다. 자기 가치를 증명하거나 주장하려고 시도하는 것은 자기 가치를 잃는 것이다.

취약성의 그러한 패턴*은 어린 시절 유아의 무력함에서 일어나는데, 유아에게서 자존감은 타인의 의견의 귀결이자 타인들이 욕구를 만족시켜 준 귀결이다. 그래서 힘과 가치는 임시적인 것이라는 환상이 솟아난다. 정상적 발달에서는 충족의 외부적 근원에 대한 의존은 철회되며 그 대신 자기 인정으로 내면화된다. 자기 인정의 내면화를 가능하게 해 주는 것은 온건한 양심, 그리고 현실

---

* 이것은 자부심을 가리킨다.

적 목표와 기준의 실행에 대한 현실적 기대이다.

현실적 자존감은 온전한 원리를 충족시키는 데서 일어나며 그 결과 의도가 중요한 요인이 되는데, 의도는 그 자체로는 이상화된 결과에 비해 덜 취약하다. 운 좋은 아기는 무조건적인 사랑을 받는다. 설령 인정받는다는 자부심은 조건부일 수 있지만 말이다. 어린 시절에 인정받은 경험이 충분하지 않으면 나중에 불안정이 생겨난다.

자부심Pride이라는 버팀목을 내던지고, 불멸의 근원에 속해 있는 자신의 내적 실상을 겸허히 수용하는 데는 용기가 필요하다. 독립적 실상으로서 자기 존재의 내적 핵심을 수용하기 위해서는 '누구'로서의 자기에 대한 그 모든 정의를 놓아 버리고, 스스로를 '무엇'으로 보는 것이 필요하다.

자부심Pride에 대한 해독제는 중요성, '정당성', 되갚음, 비난에 탐닉하는 것, 혹은 찬양을 구하는 것과 같은 위치성 대신 겸손함과 온전성을 선택하는 것이다. 성취에 대한 모든 영예는 에고가 아닌 내면의 신성Divinity의 현존Presence으로서 신에게 돌려지며, 따라서 성취는 취약한 자부심이 아닌 감사와 기쁨을 낳는다.

영적 자부심Pride의 저변에 있는 오류는 에고의 통치권에 대한 추정과 주장인데, 에고는 스스로를 실행 및 행위 결과들의 저자이자 작인作因으로 본다. 알아 달라는 에고의 요구는, 전구가 빛에 대해 공로가 있음을 주장하는 것과 비슷하다. 그러나 전구가 가진 힘의 근원은 전기 자체의 비개인적 에너지에서 유래한다.

자부심의 처리

전부는 신성한 명령Divine Ordinance으로 말미암아 존재한다. 그래서 창조Creation의 근원Source으로 말미암아, 만인은 신의 아이다. 자부심은 실상Reality을 환상으로 교체한 것이다. 존재하는 전부All that Exists의 동등성은 존재Existence라는 선물 자체의 귀결이다. 그러므로 오직 '존재'할 필요가 있을 뿐인데 존재는 이미 주어진 것이다. 감사는 쉽사리 자부심을 대체하는데, 감사는 그 자체가 보상이며 안팎에서 일어나는 모든 시비분별을 무색하게 만든다.

내면의 평화는 겸손함의 귀결이자, 자신의 카르마적 유산을 그 한계는 물론 내재한 선물과 함께 수용한 귀결이다. 자신의 인간 존재조차 의지의 동의에 따른 귀결임을 아는 것은 크게 도움이 된다. 붓다는 이렇게 가르쳤다. "인간으로 태어나는 것은 드문 일이다. 깨달음Enlightenment에 대해 듣는 것은 더욱 드문 일이다. 그중에서도 가장 드문 것은 깨달음Enlightenment을 추구하는 일이다."

제한적인 그 어떤 에고 위치와도 마찬가지로, 포기될 필요가 있는 것은 위치 자체가 아니라 그러한 위치에 달라붙어 있는, 에고에 공급되는 감정적 대가*나 에너지다. 자부심이 한계임을 각성하는 것은 이미 그 자체가 한 발짝 크게 내딛은 것이다.

자부심이란 본래 결핍에 대한 진술이고, 따라서 끊임없이 궁핍하며, 자신의 불충분함을 보상하기 위해 외부에서 보급과 지지를 구한다는 것은 주목할 만한 사실이다. 또한 주목할 만한 것은,

---

* 감정은 에고에 주어지는 보상이나 대가라는 의미다.

보급을 받으면 받을수록 자부심의 식욕이 더욱 왕성해져 결국에는 만족할 줄 모르게 된다는 것이다. 자부심의 좌절은 쉽게 격노에 이른다. 그래서 자부심이 강한 이들은 앙심이나 복수심을 품게 될 수 있으니 그런 이들을 조심하라는 지혜로운 격언이 생겨난 것이다.

영적으로 지혜로운 이들은 아첨, 호칭, 세속적 성공, 겉치레, 부, 세속적 권력, 다른 환상의 유혹들을 통한 에고 팽창에의 유혹을 거부한다. 마지막으로 겸손함 속의 자부심이라는 역설적인, 숨은 유혹이 있는데, 그것이 이른바 영적 에고다. 영적 에고에게는 경건함이나 겸손함조차 과시일 수 있다.

가난한 척하는 것 또한 일종의 허식일 수 있으며, 영적 자부심에서 이를 배지처럼 달고 다닐 수 있다. 진정한 금욕주의는 노력의 경제성이나 투사된 가치의 문제이다. 문제는 소유물 자체가 아니라 그것에 부착된 중요성이다. 그래서 사람은 부유하면서도 부 자체에는 집착하지 않을 수 있는데, 이것은 무관심의 문제다. 예를 들면, 아시시의 성 프란체스코가 제안한 대로 "세상을 헐렁한 의상처럼 걸치는 것"이다. 일단 기본적인 육체적 필요가 충족되고 나면 행복의 능력은 소유물에 의존하지 않는다. 행복률은 명백히 측정된 의식 수준과 상호 관련된다. (도표에 나온 것처럼) '원하는 것'이 덜 득세할수록, 자유의 경험은 더욱 커진다. 사람의 의식 수준이 발전함에 따라 소유물은 거추장스러운 것이 될 수 있다. 거대한 영지를 소유한 부자들은 겨우 두세 개의 방에서 아주 단순하게 생활하면서, 저택의 다른 부분에 몇 년 동안 가 본 적도 없는 일이 많다.

의식의 다른 수준들과 마찬가지로, 자부심Pride의 수준과 부합하는 추정 및 위치성들이 있으며, 이러한 것들은 매력과 혐오라는 이원적 짝의 귀결로서 지배를 강화한다. 각각의 짝에는 예상되는 보상이 있고 상실에 대한 두려움이 있다.

하나의 주된 전반적 자세, 예컨대 겸손함 같은 것이 내면의 모든 영적 수행을 촉진한다. 보통 이것이 간과되는 것은, 마음은 유력한 쟁점들의 내용에 초점을 맞추지, 그 안에서 영적 노력이 추구되는 전반적 맥락에 초점을 맞추지는 않기 때문이다. 겸손함은 하나의 태도일 뿐 아니라 사실에 근거한 실상이다. 내적 정직성으로써, 헌신자는 그저 한 인간으로 존재하는 데 내재한 한계를 각성할 필요가 있다. '사람'은 실은 자신이 '누구' 혹은 '무엇'인지, 어디서 왔으며, 어떤 운명을 타고났는지를 인식하지 못하며, 또한 개인적이고 집단적인 다수의 카르마적 요인들에 대해 알지 못한다.

마음은 심령의 여러 측면들에 대해, 그리고 의식의 상호 작용하는 끌개장들의 여러 보이지 않는 에너지가 가진 영향력에 대해 알지 못한다. 그래서 마음은 도움이 없으면, 자신이 욕망하는 것이 축복으로 판명될지 혹은 방해로 판명될지를 사실상 알지 못한다.

"나는, 나 자신에 대해, 정말 아무것도 모른다."는 사실이다. 마음에 있는 것은 기껏해야 인상과 추정일 뿐이기 때문이다. 삶은 되돌아볼 때에야 비로소 '이해'된다. 헌신이 수반된 영적 수행은 힘을 더해 주고 보이지 않는 지지를 불러 모은다. 그리하여 믿음과 신뢰 외에 자발성과 의도는 유서 깊은 안내자이다. 오늘날의 세계에서는 의식 측정을 매개로 영적 진실과 실상에 대한 검증이라는 재보증이 추가된다. 진실은 또한 길을 걸어간 사람들의 증언으로 강화되는데, 이 또한 경험적으로 그리고 의식 측정을 통해 검증될 수 있다.

▶ 자부심의 이원성

매력적인 것	혐오스러운 것
뽐내는, 자랑스러운	겸손함, 겸허한
더하다	덜하다
중요한	보잘것없는 사람
찬양받는	경시당하는
지위	평범한, 보통
주목받는	무시당하는
특별한	보통
보다 나은	똑같은
우월한	열등한
매력적인, 유행을 따르는	따분한
정당하다	틀렸다
자기주장이 강한	침묵하는
전율	따분한, 지루한
'내부자'	배제된

독점적인	평범한
성공	실패

이상의 것들을 내맡길 때 결국 내면의 자유는 크게 확장되고, 숱한 두려움과 억압에서 벗어날 수 있다. 역설적으로, 매력적인 것들의 상상적 '상실'은 결국 전체적으로 큰 이득이 되는데, 이러한 이득은 상실되지 않으며 세상이나 지나가는 사건들과는 독립적으로 존재한다. 지나가는 사건들은 '행'의 부산물로서 인과의 귀결로 이해된다. 지각된 '이득'이나 '손해'를 내맡길 때, 카르마적 가능성이 동의를 거쳐, 그리고 사람이 되어 있는 것의 귀결로서 현실화된다. 사람이 진화함에 따라 세상이 찬양하는 것은 거추장스러운 것으로, 세상이 손해로 보는 것은 영적 자유로 비칠 수 있다. 내면의 평화는 매력과 혐오 모두를 내맡긴 결과이다.

TRANSCENDING THE LEVELS OF CONSCIOUSNESS

/ 2부 / 측정 수준 200-499:
선형적 마음

개관

—진실의 생리학: 낮은 마음에서 높은 마음으로의 이행

서론

낮은 의식 수준들에서 에고는 일차적으로 동물 생존의 기술과 감정들을 바탕으로 하는 삶을 지배하는데, 이러한 삶은 쾌락, 포식, 이득과 정렬되어 있다. 세월과 함께 의식이 진화함에 따라, 인류의 일부는 물론이고 어떤 동물 종은 의식 수준 200까지 상승했다. 이 수준은 낮은 힘이 아닌 힘에 대한 의존을 예고하는 주요 경계선이다.

인간 의식에서 이러한 이행은 변형을 일으키는 영적 에너지의 점점 커 가는 영향력을 반영한다. 영적 에너지의 영향력에는 점진적 앎이, 그리고 사랑의 에너지에 대한 민감한 반응이 동반되며, 그 결과 행동, 감정성, 정신화는 갈수록 온건해진다. 사랑의 에너지는 또한 진실에 대한 점진적 앎과 정렬되고 저변의 실상 Reality과 정렬되는데, 존재 Existence와 창조 Creation는 물질성과 영성 모두의 진화로서 저변의 실상 Reality에서 출현한다.

물질성과 낮은 힘은 그 선형적 표현들에서의 진화를 나타내는 반면, 기본적 생명 에너지 자체는 물론 영적 에너지는 비선형적이며, 형상과 본질 간의 대비를 보여 준다. 이러한 대조적 성질들을 구별하는 능력은 영적 앎으로, 그리고 영적 실상을 진실로 인지하는 능력으로 출현한다.

생존 능력을 도운 것은 지성이었는데, 지성은 먼저 선형적 영역을 이해할 수 있고, 점점 진보하면서 추상적 원리를 이해할 수 있는 생명 의식의 성질이다. 사람과(科)에서 지적 능력의 진화적 진보는 전뇌의 출현으로 가능해졌는데, 전뇌는 양족(兩足) 동물의 진화와 더불어 우세해졌다. 이 신생(新生)의 정신 능력, 인지는 의식 수준 200 이하에서 일차적으로 생존, 공격, 지배의 동물 본능을 돕는 데 이용되었다. 따라서 그것은 형상이라는 제한된 선형성을 보조했다. 의식이 200 수준 이상으로 진화하면서, 생명과 앎의 에너지는 점진적으로 사랑의 비선형적 실상들과 박애, 영적 진실의 탐구와 정렬되었다. '타자'의 고유한 가치가 하나의 실상이 된 것은 오직 200 수준에서의 일이다.

뇌 생리와 진실의 기능

진실을 인지하고 이해할 수 있는 능력은 의식 수준과 일치하는데, 이것은 뇌의 해부학적 구조의 진화에서뿐 아니라, 보다 중요한 것으로, 인간 뇌 생리의 변화 및 뇌의 우세한 정보 처리 방식의 변화에서 반영되는 것과 같다. 이러한 것은 차례로, 저변의 보이지 않는 영적 에너지 장들에 의지한다. 인간에게 결정적이고 심오한 변화는 의식 수준 200에서의 뇌 생리와 정보 처리 방식에서 일어난다. 이러한 변화는 다음과 같이 요약될 수 있다.

의식 수준 200 이하

좌뇌(오른손잡이의 경우)는 정보 처리가 우세하다. (왼손잡이는 우뇌) 입력은 중계 중추(시상)를 거쳐 빠른 경로를 통해 감정/본능

중추(편도체)로 곧장 처리되고, 전전두 피질에서는 느린 경로를 통해 입력이 뒤늦게 처리된다. 그래서 감정 반응은 지성과 인지가 반응을 수정할 기회를 갖기 전에 일어난다.

사건에 대한 기억은 학습으로서, 그리고 회상을 위해 뇌의 해마 영역에 저장된다. 이 좌뇌 과정은 기능상으로 동물 뇌와 유사한데, 그것은 좌뇌 과정이 개체의 생존에 경도되어 있고, 그래서 인간에게서 그것은 에고에 봉사하기 때문이다. 좌뇌 과정의 이러한 지향으로 인해, 가족이나 부족(무리) 구성원을 포함하는 '타인'은 일차적으로 개인적 생존을 위한 대상이나 수단으로 비친다. 또한 대단히 중요한 것은, 전전두 피질에서 나온 정보intelligence의 지연 입력을 통해 공급된 정보information가 반응 중추에 도달하는 것은 느릴 뿐 아니라, 반응 중추에 도달했을 때는 이미 미리 유발된 감정 반응에 종속되게 된다는 것이다. 그래서 지성은 일차적으로 동물 욕구와 이기적 목표의 도구가 된다. 따라서 후속 반응은 원시적이고 생존 지향적이며, 투쟁 혹은 도주 패턴을 거쳐 나오는데, 여기에는 코르티손이나 아드레날린 분비와 같은 신경 호르몬적 귀결이 동반되고 이는 차례로 경락과 면역계의 생리에 부담을 준다.

이 좌뇌의 자기중심적 반응 체계는 신체 근육의 일시적 약화와 부정적이거나 약한 운동 역학 반응을 동반한다. 하지만 신체의 에너지계는 경락 균형을 신속히 복구하고 회복시켜 주며, 그 결과 전체적 에너지계는 다음번 자극 반응 주기에 앞서 다시 평형 상태를 이룬다. 한스 셀리에Hans Selye는 스트레스 반응 패턴을 다음과 같이 설명했다. (1956, 1974)

1. 경보 반응
2. 저항 단계
3. 피로 및 생리적 손상 단계(이화적)

좌뇌 우위는 제한적이거나 존재조차 하지 않는 영적 앎을 통해서도 반영되는데, 그것은 좌뇌는 동물적 생존을 위해 프로그램되기 때문이다. 사건들의 이러한 연쇄*에 대한 기억은 뇌의 해마 영역에 저장된다. 그래서 나중에 일어나는 회상은 사건들의 그러한 연쇄에 대한 기억을 다시 일깨우는데 그것은 기억이 에고의 원시적 생존 목표와 생존 기술로 맥락화되어 있기 때문이다. 따라서 기억은 부정적 감정에 물든 채 두려움, 불안, 분노, 분개, 혹은 이득의 쾌락과 더불어 저장된다.

의식 수준 200 이상

오른손잡이의 경우 우뇌(왼손잡이는 좌뇌)는 200 이상의 의식 수준에서 우세해지게 된다. 입력은 중계 중추를 경유하여 전전두 피질로, 여기에서 감정 중추로 빠르게 전달된다. (나중에 살펴보겠지만, 이 과정은 에테르 뇌의 전전두 영역을 통해 한층 더 빠르게 일어난다.) 따라서 지각은 지성에 의해 수정되고, 사건의 전체적 의미는 우세한 의식 수준에 따라 맥락화된다. 일반적으로, 회상은 순전히 좌뇌 반응으로 기록되었을 경우에 비하면 보다 온건

---

* 이것은 좌뇌 반응에 의한, 스트레스 반응 패턴을 따르는 사건들의 연쇄를 말한다.

해진 사건에 대한 회상이다. 우뇌의 영화靈化된 뇌 정보 처리와 영화된 뇌 생리로 인해, 신경 호르몬 반응은 동화적이어서 엔돌핀을 방출하고 경락 균형을 유지한다. 또한 편도체(감정 중추)로 옥시토신과 바소프레신이 분비되는데, 이것은 모성 본능, 부성 행동, 암수 결합, 그리고 포유동물의 '사회적 뇌'를 매개로 한 사회적 능력(Moran, 2004)과 관련된다.

동시에, 운동 역학 테스트 반응은 강하고 긍정적이다. 보다 건강한 경로를 통해 정보를 처리하는 경향은 어린 시절의 교육과 더불어 고전 음악, 아름다움, 종교 활동에의 노출에 영향받는데, 이 모든 것이 뉴런의 패턴화 및 뉴런 연결에 영향을 미친다.

뇌 연구는 비우세 뇌반구*가 미술, 자연, 음악, 영성, 아름다움으로 자극받는다는 것과 이는 결국 이타주의와 내면의 평온을 심화시키고 의식 수준을 높여 준다는 사실을 보여 준다. (Matthews, 2001) 티베트 불교의 승려들에 대한 심도 깊은 연구는 뇌의 '신경가소성'과 명상 결과로 일어나는 생리적 변화를 입증했다. (Begley, 2004)

의미 있는 주된 차이들은 다음과 같이 도표 형태로 요약할 수 있다. (편의상 『진실 대 거짓』에서 재수록함)

---

* 우뇌를 가리킨다.

▶ 뇌 기능과 생리

낮은 마음(200 이하)

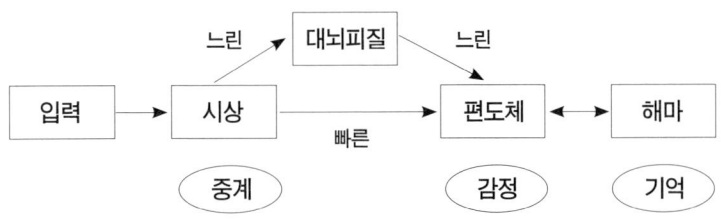

높은 마음(200 이상)

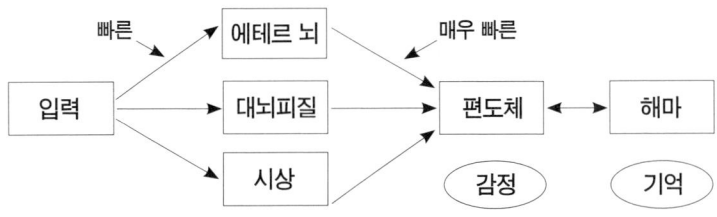

200 이하	200 이상
좌뇌 우위	우뇌 우위
선형적	비선형적
스트레스 – 아드레날린	평화 – 엔돌핀
투쟁 혹은 도주	긍정적 감정
경보 – 저항 – 소진	흉선을 지원
(샐리에 – 캐넌Selye-Cannon : 투쟁/도주)	

↓식세포와 면역	↑식세포
흉선에 스트레스	↑면역
경락을 붕괴시킴	경락의 균형
질병	치유
부정적 운동역학 반응	긍정적 운동역학 반응
↓신경전달물질 - 세로토닌	
감정으로 가는 경로는 전전두 피질을 통해 감정으로 가는 것보다 2배 빠르다.	감정으로 가는 경로는 전전두 피질과 에테르 피질에서 가는 것보다 느리다.

중요성: 영적 노력과 의도는 뇌 기능과 신체 생리를 변화시키고, 우뇌 전전두 피질 및 그와 부합하는 에테르(에너지) 뇌 안에서 영적 정보를 위한 특정 영역을 구축한다.

의식 수준 200에서의 정신적 변화

의식 수준은 측정 가능한 에너지 장과 정렬되는데, 비선형 동역학에서는 이러한 에너지 장을 '끌개장'이라고 한다. 끌개장은 특정한 의식 수준과 관련된 일치하는 에너지 장의 개별적 수준을 지배하며 지성의 정도에 영향을 미친다. 일차적으로 생존과 정렬된 끌개장을 '낮은 마음Lower Mind'이라고 하며 이것은 155 수준으로 측정된다. 낮은 마음은 육체적 생존, 감정적 쾌락, 개인적 이득과 관계한다. 낮은 마음은 본질적으로 자기 이익과 정렬된 것으로 표시된다.

의식은 진화를 계속함에 따라, 갈수록 타인의 중요성을 알게 되고, 더욱 큰 식별력과 함께 결국에는 '높은 마음Higher Mind'으로 표시되는 275 수준에 도달한다. 높은 마음은 비선형적 추상과 본질을 다룰 수 있다. 따라서 그것은 원리에 대해, 그리고 본질의 미묘한 성질에 대해 한층 민감하다.

태도

태도는 지각, 감정, 정신 작용, 합리성이 의식의 다른 수준들에서 영향받는 정도를 반영한다. 155 수준의 낮은 마음Lower Mind과 대비되는 의식 수준 275의 높은 마음Higher Mind에서 세상은 전혀 다르게 경험되고 보인다. 이러한 수준들은 삶의 모든 측면에 심원한 영향을 미친다. 차이의 정도는 두 개의 다른, 대조적 문명들에 대해 묘사하는 것과 흡사한데, 이 두 문명은 인간관계의 성질, 쾌락, 삶의 행복, 세속적 성공, 철학, 정치, 그리고 가장 중요한 것으로 영적 앎과 영적 정렬의 수준이 다르다.

낮은 마음Lower Mind이 상황의 선형적 세부에 초점을 맞추고, 그것을 자기 이익의 견지에서 바라보는 것은 분명하다. 이와 대조적으로 높은 마음Higher Mind은 전체적 맥락을 포함하며, 그로 인해 영적 의의를 포함하는 추상적이고 비선형적인 의미에 대해 안다.

다음은 편의상 이미 출간된 연구 및 강연 자료에서 뽑은 것이다.

| 표1 | 마음의 기능 – 태도

낮은 마음(측정 수준 155)	높은 마음(측정 수준 275)
축적	성장
획득한다	음미한다
기억한다	반성한다
유지한다	진화한다
생각한다	처리한다
사전적 의미 denotation	추론
시간 = 제약	시간 = 기회
현재/과거에 초점을 맞춘다.	현재/미래에 초점을 맞춘다.
감정/원하는 것에 지배된다.	이성/영감에 지배된다.
비난한다	책임진다
부주의한	규율 있는
내용(세부)	내용 외에 장(조건들)
구체적, 사실적	추상적, 상상적
제한적, 시간, 공간	무제한적
개인적	비개인적
형상	의의
세부에 초점을 맞춘다.	일반성
배타적 사례들	유형을 분류한다. – 포괄적
민감하게 반응	초연한
수동적/공격적	보호적

사건을 회상한다.	의의를 맥락화한다.
계획한다	창조한다
정의定義	본질, 의미
특수화한다	일반화한다
지루한	뛰어난
동기	영감을 주는, 의도
도덕	윤리
사례	원리
육체적·감정적 생존	지적 발달
쾌락과 만족	잠재력의 실현

    모든 점진적 변화는 온전성을 반영하는 대조적 쌍들 사이에 존재한다. 예를 들면 갈망, 원함, 욕망, '꼭 가져야 함', 요구와 이와 대비되는 선택지들인 선호, 희망, 소망, 선택, 애호, 수용 간에는 차이가 있다. 이 단 하나의 성질에서의 차이만으로도 살인, 격노, 우울, 비참함과 이와 대비되는 만족, 이완, 느긋한 기대 간의 차이를 가져올 수 있다.

    심리학, 정신 의학, 뇌 화학 분야에서는 지금 태도에 대한 연구에 크게 주목하고 있는데, 이것은 태도가 인간의 행복, 만족, 성공에 얼마나 중요한지를 입증해 준다. (Szegedy-Maszak, 2004; Arehart-Treichel, 2005; Moran, 2004 등) '태도'는 지각된 자기를 지각된 세계 및 지각된 타인들과 관련시키는 정신적 습관으로 정의할 수 있다. 우리 사회에서 태도는 이른바 '자기 계발' 분야에서 연구되며, 이에 대해서는 연수회들과 방대한 문헌이 존재한다. 일반적인 집단적 경험에 따르면, 자기와 타인에 대한 기대는 성장과 점진적 성숙 및 영적 진화와 더불어 수정된다. 그래서 성장의 문화적 장은 최근에 '문화적 창조자'(Ray and Anderson, 2000)로 명명된 사회의 진보적 부문을 끌어당긴다. 간단한 연습 삼아, 다음을 포함하는 대조적인 목록을 살펴보는 것만으로도 자유로워지는 효과를 낳는데, 왜냐하면 그것은 그동안 간과되어 온 다양한 선택지들을 알게 해 주기 때문이다.

| 표2 | 마음의 기능 - 태도

낮은 마음(155로 측정)	높은 마음(275로 측정)
성급한	참을성이 있는
요구한다	선호한다
욕망한다	소중히 여긴다
당황, 긴장	평온한, 신중한
통제한다	놓아준다, 내맡긴다
실리적 이용	잠재력을 본다
고지식한	직관적
에고-자기에 지배되는	에고 지향적이자 타인 지향적
개인과 가족의 생존	타인의 생존
옥죄는	확장하는
이용한다, 고갈시킨다	보존한다, 증진시킨다

설계	예술
경쟁	협력
예쁜, 매력적인	미美
순진한, 인상받기 쉬운	정교한, 학식이 풍부한
죄책감	후회
잘 속는	사려 깊은
비관주의자	낙관주의자
과도함	균형
낮은 힘force	힘Power
눈치 빠른, 영리한	지적인
생명을 착취한다.	생명에 봉사한다.
무정한	자비로운
둔감한	민감한
특수화하다	맥락화하다
진술	가설
마감	중도 변경이 가능
말기적	초기적
동정한다	공감한다
등급을 매긴다.	평가한다
원한다	선택한다
회피한다	직면하고 수용한다.
유치한	성숙한
공격	회피

비판적	수용적
비난	용서
회의론	이해한다

표2는 자기 앎에 도움이 되는 그 이상의 선택지와 가능성들을 드러내 준다. 한계가 있는 태도는 '성격 결함'으로 불렸는데, 영적 성장을 지지하는 단체는 이러한 결함을 인지하고 자신의 것으로 인정하자마자 그것이 감소하기 시작한다는 것을 알아챘다.

자신의 결함을 부정하는 대신 수용하는 것의 이로움은 자기 정직성의 내적 감각의 증가, 안심, 고양된 자존감으로 나타나며, 이와 함께 방어적 태도 및 지각된 '무시'에 대한 신경질적 '예민함'이 크게 줄어든다. 자신에게 정직한 사람은 감정을 다치거나 남에게 '따져야 할' 일이 없는 경향이 있다. 정직한 통찰에는 잠재적인 것은 물론 실제의 감정적 고통을 줄여 주는 즉각적 이로움이 있다. 사람이 겪는 감정적 고통은 자기 앎의 정도 및 자기 수용의 정도와 정확히 관련된다. 사람들이 자신의 약점을 인정할 때 타인은 그 부분을 공격하지 못한다. 결과적으로 사람은 감정적으로 덜 취약하며, 보다 안전하고 무사하다고 느낀다.

집 안에서 벌어지는 대부분의 언쟁은 단순한 성격 결함에 대해서조차 인정하거나 책임지기를 거부하는 데서 비롯된다. 예를 들어 그것은 어떤 심부름이나 사소한 일을 깜빡하는 것인데, 기묘하게도 이런 것들이 대인 관계 갈등의 대부분을 차지한다. 대부분의 말다툼은 감정적 성숙함과 정직성이 있었다면 미연에 방지되었을, 사소한 일들에 대한 끝없는 상호 비난을 나타낸다. 가정 폭력과 배우자 살해는 아무것도 아닌 일에서 시작되지만 그것이 자기애적 에고를 풀어 놓으면서 점점 고조된다. 놀랍게도 자기애적 에고에게 '정당성'은 생명 그 자체보다 중요하다.

고통 없는 성장의 비결은 겸손함인데, 겸손함이란 자부심과 가식을 버리고 오류 가능성을 자신과 타인의 정상적 인간 특성으로 수용하는 것과 다르지 않다. 낮은 마음은 관계를 경쟁적인 것으로 보지만, 높은 마음은 관계를 협력하는 것으로 본다. 낮은 마음은 타인에게 관여하게 되고, 높은 마음은 타인과 정렬되게 된다. "미안합니다."라는 단순한 말이 대부분의 불을 고통 없이 끈다. 삶에서 승리한다는 것은 '누구 잘못이냐?'에 대한 강박적 사고를 포기함을 의미한다. 상냥함이 호전성보다 훨씬 더 강력하다. '승리'보다는 성공이 더 낫다.

| 표3 | 마음의 기능 - 태도

낮은 마음(155로 측정)	높은 마음(275로 측정)
방어적	우호적, 너그러운
냉소적	낙관적, 희망찬
의심하는	신뢰하는
이기적인	배려하는
인색한	관대한
계산	계획

솔직하지 않은	솔직한
돈키호테식	안정된
까다로운, 까탈스러운	쉽게 기뻐하는
쪼들리는	필요한 게 충분한
조른다	부탁한다
과도함	균형
무례한	정중한, 상냥한
극단	타협
돌진한다, 서두른다	'계속 움직인다.'
물욕	돈이 전부는 아니다.
욕정	욕구
감사할 줄 모르는	감사하는
헐뜯는다	칭찬한다
비난을 퍼붓는다.	찬성하지 않는다.
성차별 주의자	인도주의자
무기력한	진보적인
자신에게 집중한다.	다인과 세계에 대한 관심
기회주의적	인생 계획을 세운다.
자족적	자기 계발
상스러운, 천박한	절제된, 미묘한
발뺌한다	정직한, 진실한
시기한다	감상, 존중
냉혹한, 가혹한	유머 감각, 명랑한

부정적 태도 대신 긍정적 태도를 채택할 수 있는 힘은 의지의 영역 안에서 이미 이용 가능하다. 도움을 구하는 신성Divinity의 간청은 결국 변형을 일으키는 어떤 과정을 낳는데, 이 과정은 수행과 더불어 더욱 강력해지게 된다. 왜냐하면 성격*은 이제 나약한 선형적 에고 대신 강력한 긍정적 끌개장에 정렬되고 있기 때문이다. 수행 초기에는 거짓이나 인위적인 것으로 보일 수도 있는 것이 놀랍게도 자연스럽고 쉬워지는데 왜냐하면 그것은 실상Reality과 정렬되고 실상Reality의 지지를 받기 때문이다. 선형적 에고/자기는 생존하기 위해 안간힘을 쓰지만, 영적 참나의 힘은 무한한 장으로 지지되고 생명은 이 무한한 장으로 인해 진화하고 생존한다. 사랑은 지지를 불러내고, 분노는 지지를 쫓아낸다. 저항이라는 납추를 던져 버리면 코르크는 자신이 가진 부력의 귀결로서 자동적으로 해수면으로 떠오른다.

성격 특성: 성격 형성

건설적이면서 보다 성숙한 태도의 학습과 적용은 보다 유쾌한 성격을 낳고, 이는 자신과 타인에 대한 더욱 큰 전반적 만족감과 정렬된다. 155 수준에서 주관적 행복률은 15퍼센트에 불과하지만, 의식 수준 275(높은 마음Higher Mind)에 이르면 그 비율은 4배인 60퍼센트가 된다.

에고는 서로 맞물린 벽돌로 이루어진다는 것, 그리고 벽돌 한

---

* 저자는 개별적 사람들을 가리킬 때 종종 '성격'으로 지칭한다.

장이라도 빼내면 무더기 전체가 흔들리고 그다음 그것은 자체의 중력으로 인해 무너지기 시작한다는 것을 알게 될 것이다. 표면상으로 사소한 노력조차 매우 큰 효과를 낼 수 있는데, 사람은 단순한 미소만으로도 자신의 삶을 완전히 바꿀 수 있음을 발견한다. 자기 계발과 영적 길을 따르는 수많은 사람은 이러한 발견이 실상임을 확증한다.

다음은 '승자'의 태도에 대한 목록인데, 이 모든 것은 아주 간단하게 선택할 수 있고 그 이로움은 지극히 장기적이다. (『진실 대 거짓』에서 발췌) 측정 수준 200 이상의 에너지 장에서 사는 삶은 그 수준 이하에서 사는 삶과는 전혀 다르다.

긍정적 성격 특성 – 1부

건강한	360	우호적인	280
공정한	365	유연한	245
공평한	305	윤리적인	305
균형 잡힌	305	의지할 만한	250
근면	200	이용할 수 있는	265
느긋한	210	점잖은	295
마음에서 우러난	255	즐거운	335
만족한	255	참된	255
배려하는	295	충실한	365
부지런한	210	평온한	250

온건한	225	행복한	395
외교적인	240	확고한	245

위의 표는 200 이상으로 측정되는 역사상의 모든 성공한 사회가 소중히 여기고 지지해 온 성질들을 드러낸다. 영적 앎에 이르는 길을 뒷받침하는 사실은, 높은 동기는 힘을 반영하는 에너지로 강화되는 반면, 이기적 위치는 약하고, 제한적이며, 소모적이라는 것이다. 부정적 성질이 서로 얽혀 있는 것처럼 긍정적 성질 또한 서로 얽혀 있고, 그 결과 한 영역에서의 진보는 의식적으로 다뤄진 적조차 없는 다른 영역들에서의 놀라운 발전을 가져온다.

의식 연구를 통해, 긍정적 태도의 채택은 곧장 어느 의식의 장 전체의 끌개장을 불러들인다는 것과 이것은 그다음 부지불식간에 성격을 바꾸기 시작하고 타인은 물론 자신의 삶을 이롭게 해 준다는 것을 알게 된다.

긍정적 성격 특성 - 2부

건강한	360	사려 깊은	225
건전한	300	'세상의 소금'	240
겸손	270	안정된	255
공손한	245	열린	240
근면	200	유머 감각	345
긍정적인	225	유쾌한	275
기분 좋은	220	이상주의적	295

끈질긴	210	존경할 만한	250
도움이 되는	220	좋은	255
따뜻한	205	지각 있는	240
명예로운	255	지지하는	245
믿을 만한	290	지혜	385
보호적인	265	질서 정연한	300
인내심 있는	255	참을성이 있는	245
인도적인	260	책임 있는	290
정상적인	300	친절한	220
정중한	305	합리적	405
정직한	200		

낮은 마음Lower Mind에서 높은 마음Higher Mind으로의 이행은 50퍼센트에 육박하는 실업율을 단 8퍼센트로 떨어뜨리는 결과를 빚어낸다. 또한 빈곤률은 22퍼센트에서 1.5퍼센트로 떨어지고, 범죄율은 50퍼센트에서 단 9퍼센트로 극적인 하락을 보여 준다. 비슷한 큰 이익이 삶의 다른 모든 중요한 분야에서 나타나는데, 교육 수준, 수입, 결혼 생활의 성공, 평판, 외모, 사회적 인정, 첫인상, 언어 습관, 정치적이고 사회적인 관점들이 거기 포함된다. 이 모든 것은 개인적 책임의 수용을 반영하며 그래서 교통 법규 위반률, 신용 등급, 주택 보유율, 신체적 건강, 수명, 그리고 아주 중요한 것으로, 개인적 만족에서 큰 변화를 낳는다.

　이러한 이점은 개인적 수준에서 매우 분명하고 명백한데, 집단적으로 표현될 때 한층 더 그러하다. 155 수준으로 측정되는 사회는 혜택받지 못한 특성의 우세를 특징으로 하는데, 예컨대 빈약한 경제 발전, 낮은 문자 해독률, 높은 출산률과 높은 영아 사망률, 높은 실업률이 그것이다. 그와 같은 사회를 나타내는 것으로 또한 시민권의 악용과 억압, 부패의 만연, 극단적인 부의 편중이 있다. 이러한 사회는 빈곤의 만연, 시민적 자유의 부재, 폭력과 억압의 횡행을 보여 주며, 집단적으로는 미발달 상태라거나 심지어 대단히 원시적이라고 묘사된다.

경험적 '실상'

에고/마음은 삶의 경험에 대한 자신의 지각과 해석이 '실재'하며 따라서 '진실'이라고 추정하고 확신한다. 에고/마음은 또한 타인들이 자신과 동일한 방식으로 보고, 생각하며 느낀다고 믿는다. 만약 그렇지 않다면 투사를 통해 그것은 타인들의 잘못이고 따라서 그들이 틀린 것이라고 믿는다. 이렇듯 지각은 구체화와 추정을 통해 그것의 지배력을 강화한다.

그동안 묘사해 온 것처럼, 의식의 각 수준은 의식의 어느 한 지배적 끌개장과 일치하고 또 그것을 반영하는데, 바로 이것이 의미와 가치를 맥락화한다. 따라서 누구나 각자가 만들어 낸, 동의와 다양한 합리화의 추구로 강화된 하나의 세계에 살고 있다. 그 세계들 간의 불일치는 공감, 연민, 수용, 성숙의 지혜로써 긍정적으로 보상된다. 이와 대조적으로, 부정적 태도는 그 세계들 간의 차이를 분노, 분개, 기타 부정적 감정의 근원으로 본다.

경험상의 차이가 단지 레스 인테르나(지각)에 한정된 것인지, 혹은 경험 자체에서의 외적 차이로 인한 것인지에 관한 의문이 솟아난다. 엄밀한 관찰에 따르면, 사람들은 자신의 의식 수준대로 폭넓은 편차를 지각할 뿐 아니라 사실상 전혀 다른 사건들을 경험한다. 적대적인 이들에게 타인은 실제로 냉정하고 적대적인 경우가 많다. 따뜻하고 사랑할 줄 아는 사람에게는 동일한 환경이 기운을 북돋아 주며 지지적이다. 그래서 자신의 존재*로 말미암아, 우리는 주변 사건들에 미묘한 영향을 미친다. 사랑할 줄 아는 사람들은 온건한 태도로 인해 긍정적 사건들을 끌어당기는데, 정반대의 경우도 꼭같이 사실이다. (카르마의 영향에 따른 편차가 있다.) 동물조차도 의도를 직관할 수 있고, 인간은 의도, 태도, 의식 수준을 반영하는 식역하識閾下** 신호들의 안내를 받는다. 한계 내에서, 우리는 우리가 되어 있는 것의 반영을 경험하는 경향이 있다.

회의론자가 영적 실상의 확실성을 의심하는 것은, 이들은 기적과 같은 것을 경험하지 못했고 따라서 그런 일이 흔히 일어나는 더 높은 차원들의 실재를 부인하기 때문이다. 사실적이고 기계적인 마음은 그런 모든 현상(싯디 등)을 기껏해야 신기한 것, 심지어는 망상적인 것으로 보며, 본질을 파악하는 능력을 이해하지 못한다. 이렇듯 의식의 각 수준은 스스로를 비준하는 경향이 있으며, 이는 의식의 진화가 느려 보이는 이유를 잘 설명해 준다.

---

* what we are, 직역하면 '우리인 것'이 된다.
** 잠재 의식에 강한 인상을 주는

요약

전술한 모든 것으로부터, 의식 수준 200을 뛰어넘는 것이 개인적으로나 집단적으로 삶의 모든 분야에서 매우 크고 결정적인 중요성을 갖는다는 것은 명백하다. 영적 관점에서 볼 때, 200 수준이 거짓에 지배되는 상태에서 진실과 정렬됨으로의 이행을 가리킨다는 것은 한층 더 중대하다. 앞서 말했듯이, 의미심장한 것은 아직도 세계 인구의 78퍼센트가 200 이하로 측정된다는 것이다. (미국은 49퍼센트) 200 이상의 수준에서 힘의 엄청난 증가(로그값으로 상승)로 인해, 온전성에 전념하는 인구는 전 세계 인구 대다수의 부정성을 상쇄한다. 그래서 문명은 살아남아 진화를 계속할 수 있는 것이다.

TRANSCENDING THE LEVELS OF CONSCIOUSNESS 09

용기 (측정 수준 200)

서론

용기Courage의 수준에서, 영적 에너지는 자신과 타인에 대한 경험을 크게 바꿔 놓는다. 따라서 이것은 힘의 부여가 시작되는 수준이다. 용기는 탐험, 성취, 불요불굴, 결단의 지대이다. 낮은 수준들에서 세계는 희망 없고, 슬프고, 겁나고, 유혹적이고, 혹은 좌절을 안겨 주는 곳으로 보이지만, 용기의 수준에서 삶은 흥분을 불러일으키는, 도전적이며 자극적인 것으로 보인다.

용기는 새로운 일들을 시도하고, 삶의 부침에 대응하려는 자발성을 의미한다. 힘이 부여되는 이 수준에서, 사람은 삶의 기회에 적절히 대처하고 이를 효과적으로 다룰 수 있다. 예를 들면 200 수준에는 새로운 직업 기술을 배울 수 있는 에너지가 있고, 성장과 교육은 이제 성취 가능한 목표이다. 두려움이나 성격 결함을 직시할 수 있으며 그런 것에도 불구하고 성장할 수 있는 능력이 있다. 그리고 진화의 낮은 단계들에서처럼 불안으로 인해 노력 자체가 어려워지지는 않는다. 의식 수준 200 이하의 사람들에게 패배를 안겨 주는 장애가, 진정한 힘의 첫 번째 수준으로 진화해 온 이들에게는 자극제로 작용한다.

이 수준에 있는 사람들은 자신이 세상에서 받은 만큼의 에너지를 세상에 돌려준다. 낮은 수준들에서 개인과 집단은 다른 개인과 사회로부터 에너지를 짜낼 뿐 보답하지 않는다. 성취는 긍정적 피드백을 낳기 때문에, 자기 보상과 자존감은 점차 스스로 강화된다. 여기가 생산성이 시작되는 지점이다.

200 수준을 넘어서는 것은 인간 의식의 진화 및 그에 조응하는 내외적인 삶의 성질의 진화에서 가장 중대한 한 걸음이다. 사적인 이득 대신 인지된 진실과 정렬할 수 있는 능력의 발달이 진실과 거짓을 명료히 갈라 놓는다. 이 걸음을 내딛는 결정적 선택은, 책임을 받아들이기로 하는 것과 자신의 결정이나 행위에 책임지기로 하는 것이다. 200 수준을 넘는 것은 또한 원시적 감정에 지배되는 상태에서의 전환을 가리키는데, 원시적 감정은 그릇되고 왜곡된 추론을 낳는 사리 추구적 감정성 대신 지성과 검증 가능한 타당성으로 약화된다. 그래서 용기는 진실의 보다 장기적인 보상으로 이득을 대체했을 뿐 아니라 이득을 잃는 데 대한 두려움을 정복했음을 나타낸다.

200 수준에서는 책임성이라는 진실을 하나의 영적 · 사회적 실

상으로 직관적으로 수용한다. 여기에 수반되는 것이, 책임이란 단지 육체와 에고 만족에 대한 것이 아닌 자신의 영혼의 운명에 대한 것이라는 앎의 출현이다. 진실은 이제 적이 아닌 동맹으로 보인다. 이득이 아닌 진실과의 정렬은 에고 팽창 대신에 능력, 자기 존중, 진정한 힘의 부여를 가져다 준다. "세상을 다 얻고도 자신의 영혼을 잃는다면 그게 무슨 소용인가?"라는 속담이 이제는 결정을 안내하고 선택지들의 선택을 안내하는 자명한 이치가 된다.

용기는 내적 확신과 더불어 개인적 힘의 감각을 더욱 확대시켜 주는데, 그것은 용기는 외적 요인이나 결과에 의존하지 않기 때문이다. 온전성과 자기 정직성의 선택은 자기 보상적이며 스스로 강화된다. 진실의 모든 위반에 미묘하게 수반되는 죄책감과 두려움을 던 것으로 인해 내적 자유의 감각은 더욱 커진다. 무의식의 수준에서 영은 에고가 거짓말을 할 때와 의식적 앎에서 작동하는 전제를 위반할 때 그것을 알기 때문이다. 이것은 스위스의 정신 분석의 카를 융(측정 수준 520)이 묘사한 바와 같이 집단 무의식 속의 한 원형에서 나온다. 무의식적인 영적 부채의 누적(카르마)은 진실을 위반하는 이들의 측정된 의식 수준을 점차로 끌어내린다. 진실을 위반하는 이들은 그다음에 방어적 자부심, 분노, 죄책감, 수치심, 궁극적인 신의 심판 Divine Judgment 에 대한 두려움으로 보상해야만 한다.

확고함과 온전한 실행은 내적 충족감을 낳는데, 내적 충족감은 내적 기준을 만족스럽게 충족시키는 데서 생겨난다. 이 수준에서 중요한 것은 결과만이 아닌 노력과 의도이다. "그대 자신에게 진실하라."가 선택과 결정, 내적 명예심의 출현을 점차로 지배한다. 삶의 장기적 목표는 외적인 것의 획득이 아니라 강함과 같은 내면 잠재력의 개발이 된다.

비록 용기는 사회에서 인지되고 보상받지만 사회적 인정은 부차적인 것이 될 뿐인데, 그것은 온전한 이들은 세상을 속일 수는 있어도 자신을 속일 수는 없다는 것을 알기 때문이다. 200 수준에서 일어나는 더욱 큰 앎으로 인해 이득을 위해 온전성을 위반하려는 유혹은 인지되고 거부되지만, 반면에 200 수준 이하에서 그러한 유혹은 귀결에 대한 고려 없이 눈앞의 이득을 대가로 합리화된다.

의식 측정 연구를 통해, 사람은 누구나 타인이 자신에게 거짓말을 할 때 그것을 무의식적으로 안다는 사실이 검증되었으며, 사람들의 거짓말은 진실과 거짓을 즉각 식별해 내는 운동 역학 테스트에서 신속히 드러난다. 이러한 신체 근육 반응의 약화 및 경락 에너지 흐름의 변화는, 진실과 거짓의 차이에 대한 앎이 생명 에너지에 내재해 있으며, 설령 마음이 부인한다고 해도 그것은 신체 반응을 통해 반영된다는 것을 나타낸다.

의식 수준 200의 에너지는 이성의 온전성과 정렬되며, 따라서 수사修辭의 왜곡된 기만은 약하고 결함 있는 것으로 거부된다. 진화에서 이 한 걸음을 내딛을 때, 감정성과 희망적 공상은 크게 감소한다. 그로 인해 삶은 덜 극적으로 되고, 부정적 에고 위치들이 지불하는 일시적 대가는 그 매력을 상실한다. 부정적 에고 위치에는 이제 보상이 없기 때문이다. 그 대신, 마음의 평정이 더욱 커지며 전반적 안정감이 찾아드는데, 이는 오직 내적 정직성을 고수함으로써 얻을 수 있는 것이다. 시행착오를 거쳐, 자신감(온전성은 이에 익숙해지게 된다.)을 위태롭게 하면서까지 타협할 만한 가치는 없다는 사실이 밝혀진다.

사회적 표현들

타인에 대한 관심과 사회적 책임 능력은 200 수준 이상에서 일어난다. 세계 인구의 78퍼센트가 의식 수준 200 이하(미국은 49퍼센트)라는 사실은 세상이 왜 이와 같은지를, 그 끝없는 갈등, 전쟁, 빈곤, 범죄 등을 설명해 준다. 연구는 이러한 문제들의 근원이 외재적이지 않고 내재적임을 가리킨다.

자기 정직성은 낮은 에너지 장의 부정적 감정을 덜어 준다. 불안, 두려움, 불안정, 죄책감이 감소하고, 좌절, 분개, 분노 역시 줄어든다. 자신과 타인 속의 부정적 감정은 이제 공히 달갑지 않고 불쾌한 것이 된다. 논쟁, 갈등, 불화는 더 이상 매력적이지 않은데 왜냐하면 이들은 그 에고 팽창을 잃어버렸기 때문이다. 사회 현실의 일시적 어려움은 개인적 모욕으로 비치기보다는 인간 삶이 가지는 수용되는 측면이다. 폭력에 대한, 그리고 정치적·이데올로기적 극단주의의 연극적 언동에 대한 점차적 혐오가 있는데, 이는 아드레날린의 흥분 대신 내적 평온의 항상성이라는 편안함이 선호되기 때문이다.

성숙해지면서, 적대적 공격과 폭발을 대체하는 유머 감각이 개발된다. 낮은 의식 수준에는 지루해 보이는 평화와 정적이 선호되며 생각하고 관상할 수 있는 평온한 시기 역시 선호된다. 이제는 성찰이 감정화된 반응성보다 더욱 중요해진다. 욕망은 요구가 덜해지며, 참을성이 충동성과 욕구 충족이 지체되는 것을 참지 못하는 성질을 대체한다. 200 수준에서 삶은 보다 신중한 것이 되고 충동성은 감소한다. 개인적 행복은 성취 가능한 목표가 되고, 분개, 자기 연민, 타인에 대한 비난 대신에 감사가 들어선다. 세계에 대한 주관적 경험은 보다 나은 쪽으로 변하고, 사람들은 더욱 우호적이며 살갑게 보인다. 특별함의 매혹은 매력으로서의 빛이 바래고, 과도함은 균형으로 대체된다. 용기는 탐험과 자기 계발로 이끌어주며 개인적 성장과 의식의 진화를 촉진한다.

용기라는 강함으로 이동할 수 있는 결정적 비결은 개인적 책임과 책무의 수용이다. 이 중대한 이동은 피해자/가해자의 이원적 허위를 포기할 것을 요구하는데, 피해자/가해자 모델은 사회적으로 비난과 변명을 매개로 온전성을 좀먹고, 비난과 변명의 바탕에는 이원적, 도덕적, 사회적인 상대주의적 허위와 이론들이 깔려 있다. 그리고 상대주의 이론에 의거하여 외적 '원인'이나 사회적 조건이 온전한 개인적 자율성과 자기 정직성을 밀어낸다. 그래서 용기는 또한 합리화와의 동일시를 딛고 일어섬을 포함하는데, 합리화는 200 이하로 측정되는, 그리고 비난과 핑계라는 추정을 바탕으로 하는 사회적 신념 체계의 특징을 이룬다. 설령 외적인 '원인'이 지금 있거나 과거부터 있었다고 하더라도, 개인은 마땅히 그것을 딛고 일어서야 한다. 사회에는 가혹한 재난 앞에서도 그렇게 용기를 불러일으킨 유명한 사례들이 수두룩하다. (예 Mccain,

2005) 경험적으로, 용기에 대한 가장 흔한 도전은 두려움이다. 그 밖에 그에 상응하는 자기 의심 및 실패에 대한 두려움이 있다. 용기는 두려움의 부재를 의미하는 것이 아니라 두려움을 극복하려는 자발성을 의미하는데, 이러한 자발성이 성취될 때 숨은 강함과 불굴의 능력이 드러난다. 실패에 대한 두려움은 사람의 책임이 의도와 노력에 있지 결과에 있지는 않음을 각성함으로써 감소되는데, 결과는 다른 많은 비개인적 조건과 요인들에 달려 있다.

강력한 의도 외에 영감으로 뒷받침된 봉헌이 있을 때, 놀랍게도 이전의 실패에도 불구하고 성공하는 것이 가능하다. 이것은 내면에 있는 용감함과 굴하지 않는 능력을 드러내 주며 이러한 것은 자존감과 확신을 크게 높여 준다. 삶의 숱한 수고는 오직 '주먹을 불끈 쥐고' 견뎌냄으로써 통과할 수 있는데, 자신감은 이를 통해 강화된다.

에고 역동

200 수준은 내적 균형, 온전성 및 진실과의 정렬, 성공적인 기능으로 인해 스스로 강화되는 경향이 있다. 200 수준의 내부적 금언은 '침로를 유지하라.'는 것인데, 이는 선박과 마찬가지로 삶의 파도의 일시적 효과에서 자신을 바로잡으라는 것이다. 낮은 감정은 여전히 주기적으로 분출되며 교정을 요구하지만, 그것은 이제 추구되거나 가치가 부여되는 것이 아니라 반갑지 않은 것이 된다.

측정된 의식 수준은 영적 원리들과 정렬한 귀결이다. 의식 수준은 사람의 운명을 지배하며, 선박의 나침반을 설정하는 일과 흡사하다. 온전성과의 정렬을 통해 성격 결함을 수용할 수 있게 되는데, 성격 결함은 비난하고 자기 연민을 가지며, 분개할 구실이 아닌 자기 계발을 고무하는 도전으로 비친다. 200 수준에서 목표는 가치 주도적이며, 목표의 성취는 현실적이고 실행 가능하다.

정신 분석에 따르면, 심리적 에고의 기능은 성격을 외부 세계의 사회 현실과 정렬시키고 동시에 양심이라는 성격 요소(프로이트의 초자아)가 '자아 이상'(내면화된 기준)과 균형을 이루도록 하는 것인데, 여기서 '자아 이상'은 원시적인 본능적 동물 욕구('이드')와 대립한다. 에고의 이 필수적 기능을 성취하지 못할 때 병리적 상태와 특성에 이르게 되는데, 예를 들면 그것은 내적 불안정과 두려움, 혹은 원시적 본능을 외부 세계의 타인들에게 투사하는 것이다. (예 비난이나 편집증) 본능을 제어하는 것에서의 실패는 결국 두려움과 우울은 물론, 억눌린 격노의 분출을 낳는다. 과대하거나 가학적인 초자아는 또한 타인에게 투사될 수 있고, 결국에는 완고한 성격 특성, 자기혐오, 자기 처벌적 죄책감을 낳는다. 이러한 메커니즘에 대해서는 잘 알아 둘 필요가 있는데, 그것은 안나 프로이트의 저서 『에고와 방어기제 Ego and Mechanisms of Defense』(1971)에 가장 잘 묘사되어 있다.

성공적 자기 탐구는 인간 발달의 한계에 대한 현실적 평가를 요구하며, 애매함에 대한, 그리고 완벽하지 못한 것이 정상인 상태에 대한 참을성을 공히 요구한다. 영적 힘의 내적 증가로 인해 낮은 에고 위치가 지불하는 대가를 거절할 수 있게 되는데, 그러한 대가를 정직성과 온전성으로 대체하는 데는 고유한 즐거움이 있다.

마음의 평정은 자신감을 높여줌은 물론 그 자체가 만족스러우면서도 흐뭇한 것이라는 사실이 밝혀진다.

200 수준 이상부터는 책임 있는 사회적 관계가 가능하다. 낮은 감정 수준은 타인에 대한 관여로 인도하는 반면, 200에서 의도는 이제 타인들과의 정렬로, 그리고 에고 중심성 대신 보상이 따르는 상호성의 원리와의 정렬로 이동한다.

자기애적 왜곡이 간섭하지 않을 때, 현실 검증력이 지각의 환상과 꾸밈을 대체한다. 불화의 지속적 간섭이 없으면 하나의 작용 원리로서 조화가 출현하는데, 그것으로 남들과 사이좋게 지낼 수 있고 활동을 조정할 수 있다. 그 귀결은 사회적 인정과 수용의 증가다. 사회적 인정과 수용은 차례로 온전한 목표와 동기 부여를 강화해 준다. 불안과 불확실성은 정상이며 성장(새로운 직업, 새로운 관계 등)과 동행하는 것으로 수용된다.

200에서는 진실과의 정렬로 인해 진실과 거짓을 식별하는 능력이 개선되고, 지성은 현저히 발전하여, 감정에 물든 수사修辭가 유효하고 확증 가능한 타당성을 대체한 것을 간파할 수 있는 능력이 생겨난다. 따라서 200에서는 가식과 환상을 간파하는 능력이 있는데, 환상에 의해서 상상과 공상이 논리와 균형을 대체한다. 200 수준 이하에서는 이득을 구해 진실을 팔아 버렸기 때문에 진실과 거짓을 식별할 수 있는 능력이 없고, 허위가 설득력 있는 것으로 무비판적으로 수용된다. 그래서 200 이하에서는 사실상 지적 능력은 물론 현실 검증력의 현저한 상실이 있다. (측정 수준 200 이하의 사람들은 진실을 구하는 데 운동 역학 테스트를 이용할 수 없으며 그릇된 결과를 얻는다.)

200 수준 이하에서는 '사실'(선형적)을 처리할 수 있는 능력은 있지만, 진실의 식별력은 아직 없다. 진실은 비선형적이며 추상적인 사고 능력에 의존한다. 낮은 마음Lower Mind은 위치성을 뒷받침하기 위해 사실을 이용하는 반면, 높은 마음Higher Mind은 균형, 의미, 추상의 수준들의 일치를 존중한다. 그래서 점차로, 의미는 진실의 수준들과 정렬되는데, 진실은 희망적 사고가 아닌 논리와 이성의 엄정한 법칙의 귀결이다.

200 수준 이하에서는 사실이 동등한 가치로 이루어진 범주에 대한 존중 없이 조합되고, 반대 증거는 무시되거나 합리화된다. 그래서 높은 마음은 훈련, 변증법, 지적 온전성의 요건들을 필요로 한다.

그리하여 진실의 식별은 맥락에 대한 인지에 달려 있는데, 맥락은 의미와 의의에 심원한 영향을 미치고 그러한 것을 범주화한다. 사실들은 논리적으로 조합될 때 '증거'로 인용될 수 있는 반면, 진실은 다른 추상 수준에 속해 있으며 별도의 확증 수단을 통해 비로소 실증될 수 있다. 인간의 마음은 아무리 잘해 봤자, 그 자체로는 본질적으로 진실에서 '사실'을, 그리고 거짓에서 진실을 식별할 수 없다. 진실의 식별을 뒷받침하는 것은 겸손함과 균형 잡힌 온전한 탐구 정신이다. 고전적 예가 라이트 형제의 사례인데, 이들 형제는 비행기가 공기보다 무거워 날 수 없다는 '사실'로 인해 조롱당했다. 취사선택된 사실들이 매우 그릇된 결론으로 인도할 수 있다는 것은 회의론의 논증에서 잘 예시된다.

200 수준의 초월

200 수준의 신에 대한 관점에서, 신은 신뢰, 정의, 권위 있는 균형이며, 또한 구원을 통해 완벽함의 결여를 보상하고 결함에 대한 책임을 수용하며 도덕성을 위해 노력하는 메커니즘들의 예비이다. 신성Divinity에 대한 보다 온건한 이 관점이 낮은 수준에서의, 인류학적이고 투사된 신의 이미지를 대체한다. 낮은 수준에서 신의 이미지는 극단적인 인간적 약점, 예컨대 자부심, 가혹함, 시비분별, 복수, 분노, 편파성, 표면적인 민족적·지리적 편애에 따른 질투심을 나타내는 경향이 있다.

200 수준에서 종교는 존중되며, 위협이 아닌 선택지로 보인다. 주된 원리는 죄를 피하고, 영적 책임을 수용하고, 유혹을 거부하는 것(예 주기도문에 나오는 것처럼)이다. 기도는 신의 의지에 대한 숭배이자 확인으로 비치며, 그래서 안내를 구하는 것은 겸손함의 귀결이고 성격 결함을 수용한 귀결로서 자연스럽다. 도덕이 주된 초점이 되는 경향이 있는데, 이는 사회적으로 책임있는 태도 및 전통적 가치에 대한 존중으로 그 자체를 반영하는 일이 많다. 신의 심판Divine Judgment에 대한 두려움은 여전하지만, 그것은 신의 공정함과 자비에 대한 믿음으로, 또한 회개에 대한 응답으로의 용서 및 구원의 약속에 대한 믿음으로 완화된다.

죄없음과 온전성에 대한 봉헌은 성격 결함을 알게 해 주는데, 이는 영적 겸손함을 낳고 또한 신의 도움 없이는 에고와 에고의 한계를 극복하는 것이 어렵거나 때로 표면적으로 불가능하다는 앎을 낳는다. 죄에 대한 두려움은 압도적이진 않다 하더라도, 여전히 심각한 고려 사항이다. 이는 종교에의 입문과 종교 의식으로 이끄는데, 이러한 것은 위안이 되는 것은 물론 합리적으로 보인다. 권위에 대한 존중은 종교적/영적 개념의 수용 및 그에 대한 순응으로 귀착되고 더불어 믿음의 필요성에 대한 이해를 낳는다.

용기는 의지에서 나온 행위의 결과이며, 의지를 통해 온갖 저항과 유혹, 장애에도 불구하고 내적 정직성과 온전성을 따라야 할 자명한 삶의 원리로 수용하겠다는 결정이 내려진다. 자신과 타인에 대한 의무는 결국 영적 원리들과의 정렬 및 장애와 저항을 극복하려는 용기와의 정렬을 낳는다. 의도와 성공적 실행을 통해, 내외적인 삶의 부침浮沈은 강함을 키울 수 있는 기회가 된다. 이 강함은 자기 자신, 신, 영적 진실, 삶 자체에 대한 신뢰의 기초이며, 그 기초는 바위처럼 굳건하게 다져졌다.

TRANSCENDING THE LEVELS OF CONSCIOUSNESS

10

중립 (측정 수준 250)

서론

에너지가 중립Neutral으로 불리는 수준에서 매우 긍정적이 되는 것은 낮은 수준들의 위치성에서 풀려났기 때문이다. 200 이하의 수준에서 의식은 세상을 흑백논리로 보고 고정된 위치를 점하는 경향이 있는데, 이는 단순히 이것 아니면 저것으로 나눌 수 없는 복잡하고 다원적인 세상에서 방해물로 작용한다.

이원적 위치를 점하는 것은 양극성을 창조하고 양극성은 그다음 대립과 분할을 창조한다. 무예에서와 마찬가지로 고정된 위치는 하나의 허점이 된다. 즉, 휘어지지 않는 것은 부러지기 쉬운 것이다. 사람의 에너지를 흩어 놓는 장벽이나 대립을 극복하면서, 중립적 상태는 유연성을, 그리고 문제에 대한 시비분별을 따지지 않는 현실적 평가를 허용해 준다. 중립적이라는 것은 상대적으로 결과에 집착하지 않음을 의미한다. 내 마음대로 하지 못하는 것은 더 이상 패배나 끔찍한 일, 혹은 좌절을 가져다 주는 것으로 경험되지 않는다.

중립적 수준에 있는 사람은 이렇게 말할 수 있다. "글쎄, 이 일자리를 못 잡으면 다른 일을 잡지 뭐." 이것은 내적 자신감의 시작이다. 자신의 힘을 느낄 때, 사람은 쉽사리 겁을 먹지 않고 뭔가를 증명하려는 충동에 사로잡히지 않는다. 삶에는 오르막과 내리막이 있지만 펀치를 맞고도 그 충격을 유연하게 흡수할 수만 있다면 삶은 기본적으로 괜찮을 것이라는 기대가 250 수준의 태도이다.

중립에 있는 이들에게는 안녕well-being의 감각이 있다. 이 수준의 표식은 세상을 살아가는 자신감 넘치는 능력이다. 이것은 안전의 수준이다. 중립적 수준에 있는 이들과는 잘 지내기가 쉽고 안전하게 교제할 수 있는데 왜냐하면 이들은 갈등, 경쟁이나 죄책감에 관심이 없기 때문이다. 이들은 편안하며 기본적으로 감정이 차분하다. 이러한 태도는 시비를 분별하지 않으며, 타인의 행동을 통제하려는 그 어떤 필요성에도 이르지 않는다. 따라서 중립의 수준은 결과적으로 자신과 타인에게 더욱 큰 자유를 가져다 준다.

토론

용기Courage는 저항을 극복하고 도전에 맞서며, 불굴의 태도와 결의로서 그러한 것을 헤쳐 나가려는 동기 부여, 힘, 강함을 갖고 있다. 이것은 차례로 결정을 실현하는 능력을 강화한다. 용기가 요구되는 것은 용기의 수준은 여전히 문제나 어려움을 보기 때문인데, 그러한 것을 헤치고 나가기 위해서는 노력과 결의가 요구된다. 그래서 표면적 장애는 실제로는 투사된 예상일 수도 있다. 하지만 이러한 예상은 실상이 아닌 잔존한 위치성에서 일어난다. 용기는 불편함, 거리낌, 불확실성, 불안과 같은 처리되어야 하는 어려움을 예상할 수 있다.

 이와 대조적으로, 중립의 수준은 이원적 지각을 투사하지 않는데, 왜냐하면 중립은 의심, 예기 불안[*], 혹은 낯섦이 빚어낸 용기에 대한 장애물과 같은 위치성들을 떨쳐 냈기 때문이다. 결과에 대해, 혹은 '내 방식'대로 하는 것과 같은 자기애적 목표를 고집하는 데 대해 감정 투입을 하지 않는 것에서 자유가 생겨난다. 중립은 이기적으로 승리를 거두는 일이나, 타인을 통제하는 일, 이득을 얻는 일에는 관심이 없다. 중립은 조장하기보다는 끌어당기는 데 만족한다. 중립은 온건하며, 전향시키려 하거나 중요성의 매혹을 높이 평가하지 않는 경향이 있다. 또한 거짓 겸손함에서 자신을 깎아내리거나 낮추지도 않는다. 중립은 설득이나 강압, 협박, 위협에는 관심이 없다. 중립에 있을 때, 사람은 자신에 대해 무엇이든 '증명'하려는 시도에서 자유로워진다. 게다가 중립은 장려하거나 방어해야 할 대의명분에 끌리지 않는다. 따라서 중립은 평화로우며 평정과 평온을 소중히 여긴다. 이는 또한 요구, 압력이나 자기애적 필요가 결여된 수준이다.

---

* 豫期 不安, 어떤 일이 있기 전에 미리 부정적인 일의 가능성을 예측하고 불안해하는 것

이 수준의 일반적 태도는 감정적 관여가 아니라 관심을 갖는 것이어서 느긋하고 유쾌한 태도를 가능하게 해 주는데, 여기에는 걸어 놓은 '판돈'이 없기 때문이다. '승리'하거나 '이득'을 얻을 필요가 없으므로, 중립성은 상대적으로 자족적이며 있는 그대로에 만족한다. 타인으로부터 필요로 하는 것이 전혀 없는, '하든지 말든지 마음대로 하라.'는 확신과 내재적 가치의 태도이다.

중립의 수준은 편안하며 상대적으로 불안에서 자유로운데, 그것은 미리 예상한 결과에 생존가[*]를 두지 않기 때문이다. 그래서 행복의 근원은 타인이나 바깥세상을 향해 외부로 투사되지 않는데, 이는 상대적으로 갈등이 없는 내면의 안정과 자유를 가져다 준다. 중립은 또한 위협당하는 느낌의 사회적 불안에서 상당히 자유롭고, 따라서 편집증이 없다. 불간섭의 태도는 느긋한 진심 어린 태도를 허용해 주는데 왜냐하면 거기에는 타인의 동의를 필요로 하는, 걸려 있는 것이 없기 때문이다. 중립의 자유는 위치성, 조건, 기대를 놓아 버린 귀결이다. 자기애적 요구와 에고 중심적 필요는 더 이상 우세하지 않다. 그러므로 중립의 수준에서는 결핍으로 괴로워하는 일이 없으며, 욕망과 원함에 사로잡히거나, 사회적 쟁점에 대해 뭔가를 '하려고' 하거나 편을 들려는 강박적 행동에 사로잡히는 일이 없다. 그래서 이 수준은 유연성을 포함한다.

중립에서는 심판하지 않는 온건한 존재로서의 신에 대한 믿음

---

* 生存價, 한 유기체의 행동적 특성이나 물질적 특징의 효용이 그 유기체의 생존과 재생산을 돕는 데 있는 것을 말한다.

이 있는데, 이는 인간의 한계를 고려하는 신성한Divine 지혜에 대한 신뢰를 낳는다. 그래서 신은 정말로 자유의 근원인데 왜냐하면 신성Divinity은 더 이상 두렵거나 증오스러운, 따라서 부정되어야 할 위협으로 보이지 않기 때문이다.

이 의식 수준의 사회적 표현은 느긋한 공존이다. 중립은 분쟁에 대한 관심이나, 혁명 운동, 항의, 혹은 분쟁에의 참여에 대해 관심이 없다. 이것은 수동성으로 잘못 지각될 수도 있지만, 오히려 현실에서 그것은 변화를 조장하지도 변화에 저항하지도 않는 안정성이다. 그래서 중립에서의 마음의 평정은 과도한 사회 변화를 막는 평형추가 되어 주며 감정성으로부터 피난처를 제공하여 성찰과 차분한 평가를 허용해 준다.

중립의 에고 역동

위치성은 결국 이원적 지각을 낳는데, 이원적 지각은 이기적 왜곡의 결과이자 정확한 정신 작용 능력에 대해 에고가 갖는 고유한 한계의 결과이다. 투사된 지각은 실상과 혼동되고 상상적 이득이나 손해에 따라 주어진 강조와 혼동된다. 이와 대조적으로 중립은 무집착의 귀결이며, 따라서 투사되고 덧씌워진 가치, 의견 등의 왜곡이 상대적으로 결여되어 있다.

무집착을 분리와 구별하는 것은 중요하다. 분리는 부정은 물론 물러남을 가리키고 무관심으로 인도하는데, 무관심은 그 자체로 집착에 대한 두려움으로부터의 방어이다. 점진적 분리는 권태와 단조로움으로 이끌고 활기와 존재의 기쁨을 저하시킨다. 부정의 길로서 분리를 일관되게 따르면 결국 공Void에 이르는데, 공Void은 깨달음Enlightenment이나 붓다의 상태로 묘사된 아나타(산스크리트어)*를 나타내는 것으로 오해되는 일이 흔하다. 공Void은 매우 인상적인 상태지만, 이와 대조적으로 전부임Allness은 궁극적 상태이다. 공Void은 비선형적이고, 이는 인상적이지만 공Void에는 마찬가지로 비선형적인 신성한 사랑Divine Love이 부재하다. 전부임Allness의 참된 상태들 대 무는 경험상으로 매우, 매우 다르다. (18장에서 논의된다.)

깨달음Enlightenment의 상태에 이르는 길은 부정이 아닌 무집착을 경유한다. 이를 이해하는 데 있어 의식의 비선형적 에너지 자체가 선형 속에 내재한다는 것과, 무집착은 형상에 대한 비의존을 의미한다는 것을 각성하는 것이 중요하다. 무집착이란 매력도 혐오도 없음을 의미한다. 이와 대조적으로, 분리는 평가 절하는 물론 혐오와 회피로 인도하는 일이 많다. 무집착은 투사된 가치의 매력 및 이득과 같은 것에 대한 예상이 가지는 매력으로부터 자유를 허용해 준다. 매력에 대해서도 혐오에 대해서도 두려움이 없다면 중립은 참여와 삶의 기쁨을 허용하는데, 왜냐하면 경험적으로 삶은 큰 이권이 걸린 관여라기보다 놀이와 같은 것이 되기 때문이다. 이것은 삶의 흐름에 대한 추구도 저항도 없다는 측면에서 도교의 가르침과 일치한다. 그래서 삶은 수월해지고 존재 자체는 아무런 조건 없이 유쾌하며, 바다 속의 코르크처럼 태평스러운 것이 된다. 그것

---

* 무아(無我)를 의미한다.

은 아시시의 성 프란체스코가 권한 대로, '세상을 헐렁한 의상처럼 걸치는' 것이다.

경험적으로 일상생활은 하나의 오락인데, 오락에서는 결과에 큰 의의나 중요성을 부여하지 않는다. 이해관계가 결부되지 않으면, 상실에 대한 두려움도 표면적 이득이라는 에고 팽창도 없다.

용기는 도전을 보는 반면, 중립은 요구나 엄격한 규칙 대신 원리와 지침을 본다. 중립에서는 어떤 선택지를 수용하든 거절하든 괜찮은데, 거기에는 증명할 것도, 이득을 얻을 것도, 잃어버릴 것도 없기 때문이다. 결과적으로, 중립은 유연성을 허용하고 시비분별이나 예기 결과*에서의 자유를 허용한다.

정신 분석적 관점에서 볼 때, 중립의 수준에서는 건강하고 정상적인 에고 기능이 갖는 긍정적 측면들이 내외적 기능의 균형을 성공적으로 이루어 낸다. 원시적 충동은 탐탁지 않은 선택지로 인지되어 거부된다. 지성은 왜곡된 감정성에서 자유로우며, 또한 건강한 현실 검증력과 사회적 적응이 뒤따르게 해 준다. 양심(초자아)은 내적 태도를 타인에게 투사할 필요가 없을 정도로 약화된다. 인간 본성은 그 동물적 욕구까지 포함하여 정상적인 것으로 수용되며, 따라서 거부되고, 억압되고, 부정되거나 타인에게 투사될 필요가 없다. 그래서 중립은 육체적, 감정적, 사회적인 삶의 어두운

---

* anticipatory consequences, 조건 형성에서, 하나의 자극이 일관되게 두 번째 자극을 예고할 때, 첫 번째 자극이 두 번째 자극과 동일한 속성을 띠게 되는 것을 말한다. 파블로프의 개 실험에서, 종을 울릴 때마다 개에게 고기를 주면, 개는 나중에 종소리만 들려도 침을 흘리게 되는데, 이는 결과를 예상하기 때문이다.

면에 대해 시비를 분별하지 않는다.

중립의 수준에는 안정감과 안전한 느낌이 동반되는데, 이는 방어적이지 않은 태도와 비위치성의 귀결이며, 그 결과 두려움, 죄책감, 시비분별로부터의 자유가 있다. 또한 자기애적 필요나 명령들의 끊임없는 요구로부터의 휴식이 있다. 중립은 냉소적이지도 비관적이지도 않으며, 다른 한편으로 낙관적 목표를 전도하지도 않는다. 수동성이나 무관심으로 잘못 지각될 수 있는 것에 의해서가 아니라 결정과 수용에 의거하여, 중립은 진보, 변화, 의식 진화를 수용하며 저항도 예상도 하지 않은 채로 삶이라는 강물을 따라 흘러간다.

중립의 초월

중립의 평화와 평온은 낮은 수준들을 초월한, 그리고 그런 수준들의 격렬한 내적 고통을 견뎌 낸 이들에게 반가운 휴식이다. 이것은 절망, 우울, 격렬한 고통, 죄책감, 두려움의 늪에서, 그리고 이득과 인정, 결국에는 재로 돌아가고 말 지상의 재물에 대한 미친 듯한 추구의 늪에서 간신히 빠져나온 영/영혼에게 하나의 회복기로 비칠 수도 있다. 중립은 후회하는 대신 과거를 교육적인 것, 그리고 애처롭게 교훈적인 것으로 바라본다. 수많은 사람이 이 회복과 내적 치유의 수준에서 이번 생을 보내기로 결심한다.

중립은 그보다 낮은 수준들에 비하면 주관적으로 크게 선호할 만한 상태이긴 하지만, 아직은 신성Divinity의 기쁨과 광휘의 표현이거나 생명을 향한 드높임으로서의 사랑이나 연민의 표현은 아니다. 중립적인 것은 생명에 파괴적이지도 저항하지도 않지만, 적극적인 기여자도 아니다. 중립은 무저항의 참여를 통해, 그리고 걸림돌이 되는 데 대한 거절을 통해 생명에 봉사한다. 이 수준은 본질적으로 잠잠하며, 생명의 파노라마에 무언가를 보태지도 그것을 훼손하지도 않는다.

중립에서, 사람은 놓음과 내맡김의 과정을 통해 내면의 거울의 집에서 빠져나온 것에 감사한다. 중립에는 '반드시'나 '기필코'의 강박으로부터의 자유가 있다. '승리자'가 되거나 '성공'하는 것, 혹은 인정이나 수용을 얻는 것은 더 이상 필요하지 않다. '정당'할 필요는 없으며, 세상의 문제들에 대해 '뭔가를 하지' 않을 수 없다고 느끼지도 않는다. 하지만 결국에는 영적 원리와의 정렬로 인해, 의식은 영감 덕분에 다시 진화하고 이것은 의지의 동의를 구한다. 내적 균형은 그다음 중립으로부터 의식 척도의 보다 긍정적인 쪽으로 이동하는데, 이는 믿음과 긍정적 목적의 드높임으로 뒷받침되는 의도의 귀결이다.

무저항으로 인해 사랑임의 영적 에너지는 다시 영혼을 휘젓고, 영혼은 이제 앎과 표현의 한층 더 높은 수준들을 추구한다. 무조건적 사랑과 연민의 발달을 향한 잠재성은 아름다움에 대한 점증적 이해를 끌어당기고 또한 예배와 기도의 귀결로서의 영적 진보를 끌어당긴다. 그래서 무저항을 통해 의식 진화를 추진하는 신성한 Divine 에너지라는 은총 Grace을 향한 문이 활짝 열리고, 이로써 개인적 의지는 긍정적 대답이 된다. 그리고 끌어당김에 의해, 또한 신성한 사랑 Divine Love의 광휘 Radiance 자체의 점증하는 내적 온기에 의해 신성Divinity에 이끌린다. 영적 잠재성의 활성화는 무저항의 귀결이며, 그것은 마치 꽃과도 같이, 창조Creation 자체를 통해 물들게 된 그 내재적 성질로 말미암아 태양의 온기에 벌어지고 반응한다.

TRANSCENDING THE LEVELS OF CONSCIOUSNESS

11

자발성 (측정 수준 310)

서론

매우 긍정적인 이 에너지 수준은 앎의 더 높은 수준들에 이르는 관문으로 보일 수 있다. 예를 들면 중립의Neutral 수준에 있는 이들은 일을 적당히 하지만, 자발성Willingness의 수준에 있는 이들은 일을 잘하고, 모든 노력에서 성공하는 것이 일반적이다. 여기서 성장은 빠르다. 이들은 발전을 위해 선택된 사람들이다. 자발성은 사람이 삶에 대한 내적 저항을 극복했다는 것과 참여에 몰두한다는 것을 의미한다. 사람들은 200 수준 이하에서 마음이 닫혀 있는 경향이 있지만, 310 수준에 도달했을 때는 마음에 커다란 틈이 생긴다. 이 수준에서 사람들은 진심으로 우호적이 되고, 사회적·경제적 성공이 자동적으로 뒤따르는 듯하다. 자발적인 이들은 실업으로 곤란해하지 않는다. 이들은 필요하다면 어떤 직업이라도 가질 것이고, 혹은 경력을 쌓거나 자영업자가 될 것이다. 이들은 서비스직에 종사하거나 '밑바닥'에서 시작한다고 해서 품위가 떨어진다고 느끼지 않는다. 이들은 남을 돕고 자진해서 나서는 경향이 있어서 사회에 기여한다. 이들은 또한 자발적으로 내면의 문제를 직시하며, 큰 학습 장애가 없다.

이 수준에서는 자존감이 높은데, 이는 인정, 이해, 보상의 형태로 사회에서 긍정적 피드백을 받음으로써 강화된다. 자발성은 타인의 필요에 대해 동정심을 가지며 또한 그것에 반응한다. 자발적인 사람들은 사회의 건설자이며 기여자이다. 역경을 딛고 다시 일어서는 능력 및 경험에서 배우는 능력으로, 이들은 스스로를 교정하는 경향이 있다. 자부심Pride을 놓았기 때문에, 이들은 기꺼이 자신의 결함을 보고 타인으로부터 배우고자 한다. 자발성의 수준에서 사람들은 뛰어난 학생이 되며 사회는 힘의 상당한 근원을 대표한다.

토론

영적 봉헌과 노력은 그러한 몰두의 유효성을 확증하는 예기치 못한 보상을 가져다 준다. 표면적 희생은 가치가 충분한 노력임이 판명된다. 영적 충족은 더욱 큰 안녕감을 가져다 주는 뜻밖의 쾌락의 원천인데, 이는 영적 에너지의 흐름이 증가한 귀결이다. 활력감은 더욱 커지고, 삶의 성질이 점차로 개선되면서 삶에 대한 감상鑑賞이 있다. 그러한 경험은 주관적·비선형적이고 미묘하지만 어디에나 퍼져 있다. 확신과 낙관주의가 의심, 불신, 저항, 냉소주의를 대체한다. 악전고투는 수월함으로 대체되고, 삶 자체는 본래적으로 매력적이고 즐거운 것이 된다.

저항의 포기와 더불어, 세상에서 기능하는 데 드는 노력이 덜 필요하게 된다. 영적 성장에 따른 내재적 보상은 자아실현적인 동기 부여가 되고, 이러한 동기 부여는 자신과 삶에 대한 보다 긍정적인 관점의 귀결로서 열정으로 진화해 간다. 이 수준에는 건설적 활동에 긍정적으로 참여하는 데 대한 끌림이 있다. 삶에 저항하는 대신 즐기게 되며, 긍정적 예상이 삶에 동반된다. 동기 부여는 이득에 대한 욕망이 아닌 영감의 귀결로 일어난다. 에고 중심적 위치성과 목표들이 지불하는 부정적 대가의 내맡김은 더욱 큰 내적 보상을 가져온다는 사실이 밝혀진다.

자발성은 쾌활하고 협조적이며, 자진해서 나선다. 자발성에는 여분의 에너지가 있는데, 이것은 다른 상태에서라면 저항, 지체, 불평에 낭비될 것이다. 자발성은 타인의 필요를 충족시키는 일에 에너지를 불어넣으며, 그래서 그 사회적 표현은 박애적이고 인도주의적이다. 자발성은 또한 사회적 신뢰의 태도임은 물론 '선한 사마리아인'의 태도인데, 이것의 사회적 표현은 시대에 따라 달라진다.

자발성의 에너지는 또한 "남이 네게 해 주기를 바라는 대로 남에게 하라."는 황금률의 수준이다. 성공적 인간관계에서, 이것은 협력자이자 벗으로서 동반자들의 상호 관계로 귀착된다. 이 상호 관계는 보다 동물적인 감정적 관여에 정렬되는 대신 서로의 복지에 정렬된 결과인데, 동물적인 감정적 관여는 종종 제어하기 힘든 측면을 갖는다. 상호 관계를 통해 동반자들은 나란히 나아가는 반면, 관여하는 인간관계는 통제하기 위해 각기 다른 방향으로 잡아끄는 '얽힘'으로 묘사하는 것이 낫다.

자발성은 이득과 지배를 위해 경쟁하는 것이 아니라 서로 지지하며, 인간관계는 단지 자신의 성장과 목표만이 아닌 서로의 성장과 목표에 대한 봉사를 포함한다. 따라서 자발성은 조화로우며, 삶을 '승-패'의 이분법으로 보는 낮은 수준들의 태도가 아닌 '상생'의 태도로 표현된다.

타인의 복지와 행복에의 기여는 충족감을 가져다 주며, 관용에 대한 보상은 관용 자체라는 발견으로 이끌어 준다. 어떤 사람들은 이 현상을 오직 자신의 애완동물한테서만 경험할 정도로 한계가 크지만, 그러나 적어도 그것은 시작이다. 진정한 관용은 어떤 보상도 기대하지 않는데, 왜냐하면 거기에는 아무런 부대조건이 없기 때문이다. 자발성의 능력은 전 인구 속에 잠복해 있으며, 대참사에 대한 하나의 반응으로서 눈에 띄지 않게 표면화된다. 진정한 박애는 명예를 구하지 않으며 에고 팽창을 동기로 하지도 않는다. 수많은 진정으로 자비로운 이는 타인에 대한 봉사를 허락받는 것을 영예로 보면서도, 그것이 동시에 카르마적 공덕을 쌓는 데 도움이 된다는 것을 알지 못한다.

자발성은 풍족함과 지지적 반응을 끌어당기는데 이는 추구의 결과가 아닌 있는 그대로에 대한 반응이다. 그것은 '유유상종'이기 때문이다. 감사함은 주는 태도의 귀결이며 이러한 태도는 끌어당김을 더해 준다.

그레타라는 어느 지인의 실화는 이상의 모든 것을 예시해 준다. 아일랜드에서 미국으로 건너온 그녀는 보잘것없는 초등학교 학력에 아무런 기술이 없었던 까닭에 하녀로 일자리를 찾았다. 그녀는 매우 부유하고 사회적으로 명망이 높은 어느 집안의 큰 저택에 청소 담당 하녀로 취직했다. 그레타는 가족의 복지에 대한 명랑한 자발성과 헌신 덕분에 승진을 거듭하여 결국 가정부가 되었다. 그녀는 가족과 함께 호화로운 방식으로 전 세계를 여행하며 가족의 생활을 돌보았다. 많은 곳에 투자하고 있던 그 집 가장은, 가끔씩 저녁 식사 시간에 주식 시장에 관한 '정보'를 그레타에게 건네주었다. 묘하게도 그녀가 산 주식은 항상 값이 치솟았다. 시간이 가면서 집주인이 이따금씩 해 준 권고는 그레타의 보유 주식을 늘려 주는 결과를 낳았으며, 그녀가 산 주식은 비교적 자주 주식 분할이 되었다.

그레타는 나중에 주식 일부를 팔아서 맨해튼(뉴욕)에 부동산을 샀고 그 결과 백만장자가 되었다. 그녀는 이제 상당한 부를 갖게 되었음에도 불구하고 그 집 자녀들이 성장하는 동안 가족에게 계속 헌신했고, '사교계 데뷔' 파티와 혼사 등을 치러 냈다.

어느 날 그녀는 아일랜드에서 다니러 온, 아저씨뻘 되는 먼 친척에게서 전화를 받았다. 그는 여러 친지에게 전화해서 뉴욕에서 만나자고 했는데, 상당한 거리에도 불구하고 만나러 오겠노라고 승낙한 사람은 오직 그레타뿐이었다. 두 사람은 만나서 점심 식사를 같이 했고, 그다음에 그는 아일랜드로 돌아갔다. 몇 년 뒤에 그는 사망했는데, 그레타의 다정함에 대한 감사의 표시로 막대한 재산(수백만 달러 가치가 있는)을 남겼다.

그레타는 집안의 가정부로 일을 계속했고 마침내 사망할 무렵에는 어마어마한 갑부가 되어 있었다. 장례식에는 그녀가 오랫동안 친하게 지냈던 수많은 사람이 참석했다. 고인의 유언에 따라 재산의 상당 부분이 자선 단체에 돌아갔고, 모든 자녀와 친지 또한 엄청난 부자가 되었다. 그레타의 사연에 덧붙여서, 또 다른 지인은 최근에 이런 말을 했다. "백만 달러는 더 이상 별 게 아닙니다."*

자발성(310으로 측정)은 '공상적 사회 개량주의'(190으로 측정)와 대비되는데, 후자는 통제하려 하고 타인에게 추정적 가치를 부과하려 한다.

자발성의 에고 역동

영적 정렬과 봉헌을 통해, 영적 에너지 수준이 상승하여 우뇌의 화학과 생리를 강하게 활성화시킨다. (뇌 기능과 생리 도표에 나온 것처럼) 이것은 지각을 변화시키고 뇌에서 동화적 신경 전달 물질과 엔돌핀을 분비한다. 따라서 세계는 보다 온건하고 우호적이며, 지지적으로 보인다. 목표 실현은 목표를 외적 조건에 투사하는 대신 내면화시킴으로써 촉진된다. 그래서 이득은 내적인 것이 되고,

---

* 저자에 따르면, 이것은 그레타가 지니고 있던 태도와 대비하기 위한 것이다. 그레타는 이러한 태도가 거짓임을 보여 주었다.

또한 성공적인 내적 성장 및 발달상의 목표 성취로서 가치가 부여된다.

온건한 의도는 행위와 결정에 동기를 부여하는데 이러한 것은 긍정적 선택지들의 선택으로 인도한다. 의도의 온전성은 온건한 양심과 일치하며, 타인의 의견이나 외적 이득과는 무관한 자기 인정 및 건강한 자존감으로 귀착된다. 이것은 결국 자율성을 낳고, 내적 잠재력의 실현을 통해 일어나는 충족감을 낳는다.

영적 정렬에 수반되는 것은 성장하려 하고 완벽함을 구하고자 하는 내면의 충동인데, 이것은 내적인 삶의 방식이 된다. 영적 완벽함은 조장하기보다는 끌어당김을 통해 영향을 미치는 '자아 이상'이 된다.

자기애적 에고를 포기한 귀결로서 지각의 왜곡이 감소하는데, 지각의 왜곡은 사리를 추구하는 위치성들의 결과이다. 인간성의 불완전함을 수용하는 것은 한결 쉬워지는데, 자부심Pride의 수준에서라면 이것은 분노, 부정, 죄책감으로 처리되었거나 혹은 외부로 투사되었을 것이다. 온건한 양심으로써, 방어적 태도나 자존감의 상실 없이 실수와 오류가 인정되고 교정될 수 있다. 유머를 구사하는 능력 및 자신과 인간의 허점을 향해 웃음을 터뜨릴 수 있는 능력이 동시에 증가한다. (즉, "잘못은 인간, 용서는 신")

자발성의 수준이 세상에서 효율이 높은 까닭은, 그것은 저항으로 방해받지 않으며, 봉헌과 짝을 이룰 때는 "난 못해."라는 신념 체계의 내적 장벽을 돌파하여 "난 할 수 있다."로 갈 수 있기 때문이다. 그 밖의 좌우명들은 다음과 같다. "묵묵히, 계속 노력하라,

도전하라." 혹은, "상황이 어려워져도, 강한 자는 포기하지 않는다." 혹은, "무슨 일이 있더라도, 계속 전진하라." 혹은, "기회는 스스로 만드는 것이다." 이 모든 좌우명과 철학의 중심에 있는 것은 개인적 책임과 책무를 수용하려는 자발성이고, 비난이나 책임을 외부로 전가하는 일에 대한 거절이다.

자발성 수준의 초월

310 수준에서의 성공은 개인적 가치를 긍정해 주는, 능력과 믿음직성에 대한 내적 확신을 낳는다. 결과적 낙관주의는 그 이상의 성장을 북돋우고, 영적 진실 및 그 원리들의 추구와의 정렬이 갖는 주관적 가치는 물론 그러한 것의 실제적 가치의 검증을 장려한다. 더욱 커진 내면의 힘은 영적 교의가 작용하는 실상임을 확증하는데, 왜냐하면 영적 교의의 진실은 그 열매를 통해 드러나기 때문이다. 효과적 태도와 행위는 자기 보상적이며 스스로 강화된다. 이전 한계의 성공적 초월은 그 이상의 영적 탐구 및 기본 원리의 강화를 촉진한다.

이 수준의 한계는 성격에 초점을 맞추고 성격을 자기로서 동일시하는 것인데, 반면에 실상에서 성장은 참나의 광휘로 인한 것이다. 한계를 내맡기려는 자발성에 에너지를 불어넣는 것은 참나의 점진적 빛 비춤이다. 이 수준의 환상은 사적인 '내'가 영예를 얻어 마땅하다는 것이다. 그리하여 기본적 실상이 사적인 자기라는 신념은 아직 초월되어야 한다. 하지만 자발성의 긍정적 운동 에너지는 상당히 쉽게 그러한 신념의 초월로 이끌어 준다. 자발성은 마치 근원이 그것의 내부에 있는 것처럼 자발성의 원리적 교의와 확신을 추진력으로 본다. 그리하여 이 수준의 신념은 사적인 자기가 성공의 원인이라는 것이다.

이 수준의 일차적 한계는 자신의 생명의 근원을 하나의 분리된 성격으로 동일시하는 것이며, 이 분리된 성격은 의지 작용 자체로서 동일시되게 된다. 아직 각성되어야 할 이해는, 일체는 조건이 적절할 때 잠재성이 현실로 나타난 귀결로서 발생한다는 것과 의지와 의도는 방아쇠일 뿐 이 진화 단계의 제일 원인은 아니라는 것이다.

사심 없는 봉사의 영적 수행은 고전적으로 '카르마 요가'로 불리며, 이는 기도 및 헌신과 결합될 때 변형을 불러일으킨다. 그것은 마하트마 간디의 길이었다.

자발성은 의도를 뒷받침하고 영적 진화라는 정화 과정을 촉진하는데, 영적 진화는 어떤 상위 목표에 도달하기 위해 내면의 불편함과 맞서려는 자발성을 요구하는 일이 종종 있다. 자발성은 장애와 저항을 극복하려는 노력에 필요한 가외의 에너지를 불러낸다. 이것은 또한 상위 목표에 이르기 위한 인내의 기간에 몰두할 것을 요구한다. 자발성은 학습 과정 자체에 대한, 그리고 필요한 영적 정보의 획득에 대한 긍정적 태도와 몰두를 포함한다. 자발성은 고집스러운 태도와 대비되는 긍정적 태도인데, 고집은 저항의 한 형태이다. 위치성의 내맡김은 자발성의 귀결이며, 따라서 내면의 진지한 영적 노력의 중요한 성질이다.

TRANSCENDING THE LEVELS OF CONSCIOUSNESS

12

수용 (측정 수준 350)

서론

수용Acceptance이라는 앎의 수준에서는 자기 자신이 자기 삶의 경험의 근원이자 창조주라는 이해와 더불어 큰 변형이 일어난다. 그러한 책임의 수용은 이 진화 단계에 특유하며, 삶의 낮은 힘들과 조화롭게 살 수 있는 능력을 특징으로 한다.

의식 수준 200 이하에서는, 자신을 삶에 휘둘리는 피해자로 바라보는 경향이 있다. 그것은 행복의 근원이나 문제의 원인이 '저 밖에' 있다는 신념에서 비롯된다. 자신의 힘을 되찾는 엄청난 도약은, 행복의 근원은 자신의 내면에 있다는 각성과 더불어 이 수용의 수준에서 완성된다. 보다 진화된 이 단계에서는 '저 밖에' 있는 그 무엇도 사람을 행복하게 만들 수 있는 능력이 없으며, 사랑은 제삼자가 주거나 가져가는 어떤 것이 아니라 내면에서 창조되는 어떤 것으로 존재한다.

수용을 수동성과 혼동해서는 안 된다. 수동성은 무감정의 한 증상이다. 수용이라는 이 형태는 삶을 어떤 일정에 맞추려고 하는 대신 삶 자체의 조건에 따라 삶에 참여하는 것을 허용해 준다. 수용으로써 감정적 평온이 오고, 부정이 초월됨에 따라 지각이 확장된다. 사람은 이제 덜한 왜곡이나 덜한 그릇된 해석으로 일들을 바라보고, 경험의 맥락이 확장된 결과 '그림 전체'를 볼 수 있을 정도가 된다. 수용은 본질적으로 균형, 비례, 적당함과 관련된다.

수용의 수준에 있는 개인은 시비분별에 관심이 덜해지고, 그 대신 쟁점의 해결 및 문제 처리 방식을 찾아내는 데 전념한다. 힘든 일이 불편함이나 낙담을 불러일으키지 않는다. 장기적 목표가 단기적 목표에 우선한다. 자기 규율과 정통함이 현저해진다.

수용의 수준은 갈등이나 대립으로 양극화되지 않는다. 이 수준은 타인에게 동등한 권리가 있다는 것을 알고 따라서 평등을 존중한다. 낮은 수준들은 완고함을 특징으로 하는 반면, 이 수준에서는 문제 해결의 한 형태로 사회적 다원성이 출현하기 시작한다. 그러므로 이 수준은 극단적 차별이나 불관용에서 자유롭다. 이 수준에는 평등이 다양성을 배제하지 않는다는 데 대한 앎이 있다. 수용은 거부하는 대신 포함한다.

토론

350 이하의 의식 수준은 감정에 물든 위치와 추정된 가치들에

의한 지각의 지배를 반영한다. 200 이하의 수준에서 감정은 거칠고, 파괴적이고, 적대적이며 그래서 갈등과 다툼을 일으키는 경향이 있다. 200 수준에서, 감정성은 부정성으로부터 세계와 자신에 대한 보다 긍정적인 관점으로 이동하고 생명을 부양하게 된다. 310 수준에 이를 때, 감정성과 의지 작용은 현저하게 긍정적이 되지만 여전히 감정적 욕구를 나타낸다. 350 수준에서 수용을 통해, 평온이 마음을 어지럽히는 감정을 대체하는데, 그 결과 감정성의 간섭은 느낌을 결정하지 않고 배경 속으로 사라진다.

350 수준에서 타인을 통제하려는 자기애적 에고의 요구는 잠잠해지는데, 이는 가치 주도적 시비분별과 자신의 관점을 퍼뜨리려는 에고의 타고난 욕망이 그친 덕분이다. 이원적 정신 작용은 감소하는데, 선악의 양분을 바탕으로 한 지각에 입각한 분별 역시 감소한다. 선택은 대립하는 도덕주의적 범주로서가 아니라 선택지들의 자유로서 나타난다.

세상의 의식 수준에서, 바닐라를 선택하는 것은 초콜릿을 경쟁자, 적수, 혹은 미워해야 할 어떤 성질로 바라본다는 것을 의미한다. 350 수준에서는 그러한 것이 대안적 선택지일 뿐이라는 것과 사람은 다른 향을 악마화하지 않고 하나의 향을 선택할 수 있다는 것을 알 수 있는 자유가 있다. 그래서 이 수준에서는 선택지에 심한 정도의 바람직성이나 혐오스러움의 꼬리표를 다는 데서 비롯되는 강압에서 풀려나게 된다.

이 수준에 있어서 결정적인 것은 이전에 성취된 자발성(이는 310 수준에서 획득되었다.)의 능력을 이용하는 것이다. 350 수준에서의 성공은 도덕성과 시비분별을 상쇄하기 위해 용서의 원리를 적용하려는 자발성을 기초로 한다. 그래서 복수는 자비로 대체되고, 자비는 대인 관계와 사회에서는 물론 내적으로 더욱 큰 조화와 안녕을 허락해 준다. 오류는 징벌적인 태도나 징벌적 행위를 정당화하는 것이 아닌 교정, 용서, 연민을 필요로 하는 것으로 보인다.

시비분별의 내맡김에 저항하는 것은 에고의 부풀어오른 자기 중요성인데, 에고의 이러한 자기 중요성은 에고가 스스로를 정당한 것으로 그리고 도덕적 가치의 최고 결정권자로 보는 데서 생겨난다. 수용은 부정을 요구하지 않으며, 그 대신 현실적 지각과 에고의 타고난 한계에 대한 인지로 부정을 대체한다. 수용은 지각된 것에 대해 반드시 어떤 '입장을 가져야 한다'거나 혹은 행동을 취하여 그것을 반드시 '바로잡아야 한다'고 느끼지 않는다. 그러므로 수용은 균형과 평정을 잃지 않고 인간 삶의 한계를, 그리고 왜곡들의 세계를 바라보고 수용할 수 있다.

수용은 생명의 다채로운 표현이 신성한$_{Divine}$ 의지와 일치한다는 것, 이로 인해 창조$_{Creation}$는 진화로서 그 표현이 헤아릴 수 없이 많다는 것을 받아들인다는 측면에서, 위치성들을 내맡긴 결과인 것은 물론 지혜의 결과이다. 수용은 '흑백' 이원성의 '이것이냐 저것이냐'에 사로잡히지 않고, 시비분별의 유혹을 우회할 수 있다. 수용은 지각된 성질이 인간 조건에 본유적이라는 것과, 그것이 집단 카르마는 물론 개별적 카르마를 반영하며 호모 사피엔스 종에 본유적인 것임을 안다. 사회는 진화적 발달의 여러 다른 수준의 혼합물을 포함하는데, 이는 존재의 '거울의 집' 안으로 들어가는 선택지와 대안적 방식들의 파노라마를 포함한다.

350 수준에서의 수용은 무해한데 왜냐하면 그것은 타인을 심판하고, 통제하고, 변화시키거나 지배하려 들지 않기 때문이다. 수용은 '세상을 구하러' 나서거나 무수한 표현을 갖는 세계를 비난하러 나서지 않는다. 타인을 변화시키거나 통제하려는 소망을 내맡김으로써 타인의 의견과 가치관에 좌우되지 않는 호혜적 자유가 생겨나며, 타인의 인정을 받으려는 욕망이나 필요도 없어진다. 타인에게 인정받을 필요에서 자유로워질 때, 사회적 동의를 추구하고 갈망하는 강박증에서 풀려난다. 하지만 이것은 수동성이나 무관심과는 대조적이며 다르다. 수동성이나 무관심은 하나의 방어적 책략으로서 본원적으로 타인을 평가 절하하는 것이다.

수용의 에고 역동

수용은 외부 세계는 물론 내부 세계에 적용된다. 영적 교육을 통해서, 에고는 그 타고난 구조로 말미암아 지각의 오류를 범하기 쉽다는 것과 위치성을 내맡기려는 자발성을 통해 이러한 지각의 왜곡은 초월된다는 것이 명백해지게 된다. 수용의 성숙함은 자존감을 잃지 않고 개인적·인간적 한계 모두를 평온하게 받아들이는 능력을 포함하는데, 가치 판단은 그 유효성을 상실했고 이제 그것은 일차적으로 임의적이며 개인화된 선택으로 보이기 때문이다. 이렇게 해서 개인적 의견은 권좌에서 밀려나게 되고, 또한 순전한 감정적 압력을 통해 지배하는 경향을 상실한다.

양심(초자아)은 그다음 '이빨이 빠졌기' 때문에 온건해지게 되고, 따라서 더 이상 그것을 부정하고 두려워거나 혹은 세계에 투사할 필요가 없어진다. 억압으로서 도덕적 판단에 입각한 부정 대신 수용을 통해서, 동물 욕구는 긍정적 인간 특성으로 상쇄시켜야 할 본성의 일부일 뿐인 것으로 수용된다. 시비분별을 초월할 때, 가장 원시적이고 본능적인 욕구들은 구획화되거나 그렇지 않으면 왜곡되고 타인에게 속한 것으로 돌려질 필요가 없어진다. 그와 동시에, 원시적 욕구는 여전히 존재하며 인정되지만 행동화되지는 않는다. 수용은 가식을 배제하며 현실적 객관성을 허용한다.

이 수준에서는, 감정에 좌우되지 않는 식별이 시비분별을 대체하는데, 시비분별 자체는 대개 분노, 분개, 혹은 원색적 비난과 공격으로 인해 크게 감정에 물들어 있다. 세상에는 인간의 삶과 행복에 해로운 수많은 요소와 낮은 힘이 있는 것이 명백하지만, 그러한 것을 증오하거나 악마화할 필요는 없으며, 그저 적당히 고려하고 피하면 된다. 그래서 과거에 악마화되었던 것은 이제 악천후와 해일 같은 것으로, 혹은 미워해야 할 것이 아닌 계산에 넣어야 할 자연력에 가까운 것으로 보인다. 생명은 벼락을 미워함으로써가 아니라 벼락이 때릴 만한 곳을 피함으로써 생존한다.

시비분별의 내맡김은 경멸과 증오의 감정으로부터의 자유로 귀착되는데, 경멸과 증오는 그 자체로 의식적이거나 무의식적인 죄책감을 일으키지 않으면 보복에 대한 무의식적 두려움과 편집증을 불러일으킨다. 겸손함은 에고 팽창을 막아 주는데, 에고의 자기애적 핵심은 에고 팽창으로 인해 타인은 '틀렸'고 자신은 '옳다'

고, 따라서 자신이 우월하다고 본다.

　겸손함은 시비분별에서 일어나는 에고의 자기 중요성과 자기애적 이득을 내맡기는 것으로 귀착된다. 도덕적 심판자의 역할을 거절하는 것은 그러한 기능을 신에게 내맡기는 것을 허용해 주며("주께서 이르시되, '심판은 나의 것이다.'"), 결국에는 도덕적, 윤리적, 법적, 정치적, 종교적, 민족적, 사법적, 사회적 위치성을 둘러싼 세상의 끝없는 논쟁들로부터의 분리로 귀착된다. 에고는 자신의 '소견'을 늘어놓는 것을 언론 자유권 등에 대한 영광스러운 찬양으로 보고 싶어 하지만, 겸손함은 인류가 개인적 의견과 조언 없이도 이만큼 살아남았다는 것을 인정한다.

　자기 정직성은 에고의 이면에 있는 동기를 살펴볼 것을 요구하는데, 이것은 수사와 주장으로 표현된 어떤 허영스러운 이미지와 관련되어 있다. 겸손함은 세상 속의 수많은 자칭 전문가에도 불구하고 세상은 있는 그대로임을 관찰한다. 이 겸허한 각성에 대해 저항이 일어나는 것은 흔한 일인데, 왜냐하면 에고는 연단에 오르는 것을 정말 좋아하기 때문이다.

　그러면 수용은 개인의 삶이 유용성이나 가치, 의의가 별로 없다는 것을 의미하는가? 오히려 겸손함과 더불어, 개인의 삶은 거짓 가치를 잃어버리고 참된 힘과 기능을 받아들이는데, 이는 영적 에너지와 힘을 증가시키고, 이로써 특히 인류의 집단 의식을 통해 세상에 영향을 미친다. 모든 개인의 영적 힘과 온전성은 해수면을 상승시켜 바다에 떠 있는 모든 선박이 올라가도록 해 준다. 도덕주의적 훈계는 그것의 대립물을 저항력으로 불러내는 반면, 겸손함이라는 온전성은 힘을 내뿜으며 이러한 힘에 대해서는 어떠한 대립물도 없다.

에고의 자만심을 내맡기는 데서, 비난하지 않는 것은 묵과하는 것과 같은 것이 아니라는 것, 비난이 도덕적 의무 또한 아니라는 것을 각성할 필요가 있다. 범죄가 '나쁘다'는 건 누구나 알고 있지만 그러한 인식이 범죄를 그치게 하지는 못했다.

350 수준의 초월

감정에 물든 시비분별을 포기함으로써, 조화와 평화로움으로 들어갈 수 있는 길이 트이는데 이는 감정성의 압력이 줄어든 귀결이다. 용서와 자비는 관상적 성찰을 허용하고 식별력과 이해 간에 균형이 출현하는 것을 허용해 준다. 감정에 좌우되지 않는 명료함에 대한 저항이 일어나는 것은, 에고가 가치와 도덕성의 판관이자 심판자로서 자만심 가득한 자기애적 역할을 포기하기를 꺼린 귀결이다. 에고는 경건함을 가장하며 '고고한' 태도를 은밀한 양식으로 삼는데, 이것이 바로 에고가 흡수하고 애지중지하는 에너지다. 에고는 위치성을 내맡기고, 그리하여 자신의 은밀한 평가 안에서 신으로 존재하는 대신 고작 신의 종이 될 경우에 자신의 가치, 유용성, 중요성이 감소할까 봐 두려워한다. 이렇듯 저항의 핵심은 조심스럽게 감춰져 있는, 전능함과 신성에 대한 에고의 환상이자 주장이다.

에고는 사실상 과대성에 지나지 않는 그 환상적 통치권의 상실을 두려워한다. 잘난 척하는 것보다 더욱 중요한 것은 명민한 지혜와 빈틈없는 관찰 및 분석인데, 이러한 것은 감정성과 선입견에 손상되지 않은 지능과 지성의 능력이다. 감정은 이해, 의의, 의미를 덮는데, 이러한 것들은 감정성과 위치성에서 자유로운 더 높은 의식 수준에서야 충분히 진화하고 발달할 수 있다. 그래서 수용의 수준은 이성Reason과 논리Logic를 향한 그다음 진화 단계로 가는 길을 밝힌다.

자기애적 에고는 유머가 없으며 그 '예민함'과 다른 신경증적 특성을 통해 자신의 진정한 본성을 드러낸다. 자기애적 에고는 자기 자신을 향해, 그리고 인간의 허점과 모순을 향해 웃음을 터뜨릴 수 있는 능력이 결여되어 있다. 그래서 유머 감각의 개발은 에고의 부풀어 오른 자아상을 수축시켜 의식 진화를 돕는데, 에고의 감정적 자기주장과 허영심은 에고의 부풀어 오른 자아상으로 물들어 있다. 겸손함은 주목받거나 타인을 통제하기 위해서 허풍스러운 고함과 몸짓으로 바보짓을 하는 일, 혹은 자신을 웃음거리로 만드는 일을 막아 준다. 수용은 드라마를 거절하고 평온한 다원성을 허용하여, 바람 든 위치성들의 팽창으로 인해 사람이 주변으로 밀려나는 일이 없도록 해 주는데, 이러한 위치성들은 바로 그 팽창으로 인해 논쟁과 공격을 끌어당긴다. 수용은 거부나 탄핵이 아닌 포섭을 통해 평화를 가져오며, 이렇게 해서 합리성과 지성의 발달에 필요한 안전을 제공한다.

TRANSCENDING THE LEVELS OF CONSCIOUSNESS

13

이성 (측정 수준 400)

서론

지성과 합리성은 낮은 수준의 감정 주의가 초월될 때 전면으로 부상한다. 이성Reason은 대량의 복잡한 데이터를 처리할 수 있고, 빠르고 정확한 판단을 내릴 수 있으며, 복잡한 관계와 점진적 변화, 미세한 구별을 이해할 수 있다. 또한 이성은 추상적 개념이 중요성을 더해감에 따라 상징을 능숙하게 조작할 수 있다. 이것은 과학과 의학의 수준이며, 전반적으로 높아진 합리성, 개념화, 이해 능력의 수준이다. 그래서 지식과 교육은 높게 평가된다. 정보에 대한 이해 및 논리는 성취의 주요 도구이며 400 수준의 품질 증명이다. 이것은 노벨상 수상자, 위대한 정치가, 대법관, 아인슈타인, 프로이트의 수준이며, '서양의 위대한 책들'에 나오는 것과 같은, 사상사의 숱한 중요 인물들의 수준이다. (편의를 위해, 『진실 대 거짓』에서 표를 옮겨 싣는다.)

이 수준의 결함은 상징(즉, 레스 코기탄스)과 상징이 나타내는 바(레스 엑스테르나) 간의 차이를 명료히 구별하지 못하는 데 있고, 객관적 세계와 주관적 세계를 혼동하는 데 있는데 이것은 인과에 대한 이해를 제한한다. 이 수준에서는 나무는 보되 숲을 보지 못하기 쉬우며, 개념과 이론에 심취하게 되어 결국 요점을 놓치기 십상이다.

▶ 서양의 위대한 책들의 측정치

갈레노스	450	아이스킬로스	425
갈릴레오	485	아폴로니우스	420
괴테	465	애덤 스미스	455
기번	445	에우리피데스	470
길버트	450	에픽테토스	430
뉴턴	499	엥겔스	200
니코마코스	435	윌리엄 제임스	490
다윈	450	유클리드	440
단테	505	J. S. 밀	465
데카르트	490	초서	480
도스토옙스키	465	케플러	470
라부아지에	425	코페르니쿠스	455
라블레	435	타키투스	420

로크	470	토머스 아퀴나스	460
루소	465	톨스토이	420
루크레티우스	420	투키디데스	420
마르쿠스 아우렐리우스	445	칸트	460
마르크스	130	파스칼	465
마키아벨리	440	패러데이	415
멜빌	460	푸리에	405
몽테뉴	440	프란시스 베이컨	485
몽테스키외	435	프로이트	499
밀턴	470	프톨레마이오스	435
버클리	470	플라톤	485
베르길리우스	445	플로티누스	503
보즈웰	460	플루타르코스	460
세르반테스	430	필딩	440
셰익스피어	465	하비	470
소포클레스	465	하위헌스	465
스위프트	445	헤겔	470
스턴	430	헤로도토스	440
스피노자	480	호메로스	455
아르키메데스	455	홉스	435
아리스토텔레스	498	흄	445
아리스토파네스	445	히포크라테스	485
아우구스티누스	503		

주지화*는 그 자체가 목적이 될 수 있다. (예 '상대주의'와 그것이 학계에 미치는 부정적 영향) 이성은 본질이나 어떤 복잡한 쟁점의 '임계점'에 대한 식별 능력을 가질 수 없다는 점에서 한계가 있다.

이성은 확인 가능한 사실의 선형적 진실을 식별할 필요성으로서 논리의 변증법을 통해 훈련된다. 이성은 막대한 분량의 정보와 문서를 생산해 내지만, 데이터와 결론의 불일치를 해결할 능력이 결여되어 있다. 모든 철학적 논증은 그 자체만으로 설득력을 갖는 것처럼 보인다. 이성은 논리의 방법론이 지배하는 기술적 세계에서는 대단히 효율적이지만, 이성 그 자체는, 역설적으로, 더 높은 의식 수준에 이르는 데 큰 장애인데, 왜냐하면 그것은 자기自己와 마음의 동일시를 끌어당기기 때문이다. 우리 사회에서 이 수준의 초월이 상대적으로 드문(그렇게 하는 사람은 겨우 4퍼센트) 것은, 묘사적인 것에서 주관적이고 경험적인 것으로의 패러다임 전환이 필요하기 때문이다. 패러다임 전환이 더 높은 의식 수준들과 영적 실상의 이해에 필수적이라는 것은 '과학과 의식'이나 '과학과 신학'과 같은 연구 분야에서조차 아직 인지되지 않았는데, 이들 분야는 400내의 제한된 선형적 영역에서 영적 실상(비선형적이며, 500 이상으로 측정된다.)에 대한 확인을 구한다.

---

* 개인이 갈등을 경험하고 있는 문제에 대해 지적 토론을 벌임으로써 불안을 회피하려는 방어 기제. 문제의 정서적 측면이나 실용적 측면을 부정하고 순수하게 지적인 조망에서만 문제를 분석하려고 한다. 문제에 대해 토론하고 분석하는 동안 내적 갈등이나 위협적인 감정으로부터 자신을 떼어 놓을 수 있다.

토론

400대의 의식 수준은 대단히 복잡한 선형적 추상과 상징들을 종합하고 이용할 수 있는 능력 및 미래예측적 확인은 물론 의의와 의미를 뽑아낼 수 있는 능력의 출현을 나타낸다. 지성은 조직 계층의 위계적 분야들을 이해하며, 신뢰도, 함축된 유용성, 의의에 관해 가치를 식별한다. 지성은 연쇄를 매개로 우선순위 결정을 분류 체계로 층화시키는데, 이러한 분류 체계는 패러다임, 영역, 범주, 부류, 종, 아종, 속, 그다음 마지막으로 특정한 사례와 유사하다. 이 복잡한 기능은 통합과 선택을 동시에 할 수 있는 신속한 선별 체계와 유사하다. 비록 지성의 내용은 선형적이지만 그것의 전체적 지휘와 기능의 근원은 비선형적이며, 지성의 전반적 지배는 장 자체의 의식 수준이 갖는 힘과 일치한다.

이상의 엄청난 능력에 더하여, 복잡한 처리 기능들은 동시에 그리고 자동적으로, 추정되는 만큼의 신뢰성, 중요성, 그럴듯함, 유용성과 가치로 각각의 데이터에 다양한 무게를 부여한다. 이렇듯 복잡한 처리 기능은 오랜 세월에 걸쳐 인류가 창조해 낸, 개별적이며 집단적인 막대한 데이터 뱅크에 의존한다.

생각하고 추론하는 능력은 영성 심리학과 밀교 심리학은 물론 과학, 심리학, 철학, 형이상학, 정신 분석학 등의 학문 분야를 낳았다. '역학$_{dynamic}$'이란 단어가 기능의 중요성에 대한 강조를 높이기 위해 이 모든 것의 측면에 첨가되었다. 이상의 것에 학습 이론, 행동주의, 조작적 조건 형성, 피드백과 보상 체계, 촉진과 억제가 더해졌다. 연구를 통해 과학은 기능하는 패턴들을 묘사하기 위해, 그리고 이러한 패턴들을 신경 해부학, 신경 화학, 자율 신경계(교감/부교감)의 조정, 뇌 호르몬, 신경 전달 물질, 유전에서의 경험을 통한 이러한 것들의 수정과 상호 관련시키기 위해 더욱 정교해졌다.

앞서 말한 모든 것은 인상적인 정보량을 나타내지만, 기본적 의문은 전 역사를 관통한 의문과 동일하다. 즉, 그 모든 것은 무엇을 '의미'(즉, 해석학)하는가? 의미에 함축되어 있는 미묘한 차이에 대한 사색은 역사상 가장 위대한 정신들을 사로잡았으며 철학이라는 위대한 자산과 그것의 핵심 쟁점, 예컨대 인식론, 신학, 형이상학을 낳았는데, 이들은 존재론('존재'에 대한 과학)과 마찬가지로 의미에 관한 문제를 직접 다루었다.

의식, 이성, 논리, 지성의 진화에서, 이러한 것은 진실에 대한 헌신과 정렬됨으로써 에너지를 충전받는데, 진실은 사실상 신성Divinity의 한 측면이고 마음의 장 자체가 갖는 힘의 보이지 않는 근원이다. 진실과의 정렬이라는 선물은 이해력을 낳고, 이성의 기능을 행사하고 적용하는 데서 지혜와 현명함의 축적으로 귀착된다. 그래서 이성이 감정성과의 관련 속에서 우선순위를 부여받는 정도를 선택하는 것은 여전히 개인적 의지에 달려 있다. 이성을 무시하거나 혹은 실상에 대한 이성의 명령과 해석을 따르는 것은 개인의 자유인데, 여기서 실상과 상대되는 것은 상상, 희망적 사고, 공상, 감정의 선택지들 및 그러한 선택지들의 표현 정도이다.

이렇듯 생각과 추론은, 촉진할 수도 제한할 수도 있는, 평가적이고 감정적인 톤을 갖는 전반적 장에서 일어난다. 전반적인 감정적 톤은 또한 집단적·사회적 입력을 반영하며 문화에 따라 다양하다. 각각의 문화 내에서, 전반적인 감정적 톤은 이성과 지성의 가치를 강조하거나 폄하하는 다양한 하위 집단 내에 분포되어 있다. 일반적으로, 대학 교육은 그 본유적이며 내재적인 유용성에 부가된 사회적 지위 가치를 가져왔다. 대학 교육은 B.C. 500-300년 경 고대 그리스의 황금기에 가장 크게 존중받았고, 그다음 수 세기에 걸쳐 유럽에서 귀중한 기여를 받았다. 대학 교육은 지난 세기를 거치는 동안 정치화 및 철학적/도덕적 상대주의의 잠식(『진실 대 거짓』에 묘사된 바와 같이)으로 인해 유럽과 미국의 학계에서 공히 쇠퇴했다.

성숙한 문화는 자기 계발 운동의 확산되는 인기가 입증하는, 긍정적인 삶의 방식으로서 교육과 학습을 추천한다. '문화적 창조자' 운동은 사회 전반에 대해 전체적으로 긍정적 영향력을 발휘하는 사례이다. (Anderson and Ray, 2000) 현재 미국의 의식 측정 수준은 421인데, 이는 지성의 의식 수준이 갖는 커다란 영향력과 중요성의 증거이다. 의미심장한 것은 이성의 수준에서 측정된 '행복'의 수준이 약 80퍼센트라는 것인데, 이는 200 수준 이하의 낮은 행복률(1퍼센트에서 22퍼센트)과는 현저히 대비된다.

혜택받지 못한 이들을 도우려는 인도주의적 노력은 가난에서 벗어나는 가장 효율적인 길로 교육을 강조한다. 교육 수준이 높아질수록 출산률, 영아 사망률, 질병, 박탈에 수반되는 다른 것들이 감소한다. 이를 극적으로 증명한 것은 최근 경제계에서 '켈트족 호랑이'가 출현한 것이었다. 아일랜드는 몇 세기 동안 비참한 가난에 시달린 뒤 유럽에서 이 시대의 경제적 선도자로 부상했는데,

이는 무상 대학 교육을 확립하고 그와 동시에 진보적인 경제 개혁 및 정치적/법적 개혁을 이룬 귀결이었다.

이성의 에고 역동

이성, 논리, 교육의 결합은 에고의 원시적인 자기애적 핵심의 압력을 상쇄하는 강력한 평형추이다. 에고는 개인적·사회적 온전성의 높은 가치들에 위협감을 느낀다. 합리성의 적은 자기애의 사리 추구 자체인데, 이것은 그 자체의 목적을 이루기 위해 이성을 비틀고 왜곡한다. 의식의 낮은 수준에서 마음은 위치성을 강요하고 타인을 통제하며 합리화된 동물 본능의 행동화를 허용하기 위한 또 다른 무기로 이용될 뿐이다. 지성의 논리는 온전한 목표가 아닌 감정적이고 이기적인 목표에 봉사하는 수사로 왜곡될 수 있다. (예 상대주의 철학[측정 수준 180], 마르크스주의[측정 수준 130]) 위치화된 일정을 거들기 위한 진실의 왜곡은 높은 마음 Higher Mind이 아닌 낮은(에고) 마음Lower Mind의 특징이다. (2부 개관을 볼 것)

낮은 마음은 자기애적 주지화로써 논리적 진실의 정연한 변증법을 대체한다. 가장 좋은 예는 부식성을 갖는 '도덕적 상대주의'의 잠식으로 학계의 수준이 저하한 것인데, 도덕적 상대주의에 대해서는 《필라델피아 트럼펫Philadelphia Trumpet》에서 인용한 아래의 글(2005. 6월)에 간결하게 묘사되어 있다.

도덕적 상대주의

도덕적 상대주의란 옳고 그름을 정의하는 것이 개별적이고 사적인 선택이라는 신념이다. 절대법의 현존을 부정하는 이 이데올로기는 모든 결정이 사적인 느낌의 문제라고 가르친다.

예를 들면 도덕적 상대주의는 불륜이 객관적으로 그른 것이 아니라는 것을 의미한다. 나는 불륜이 그른 것이며 그것이 결혼 생활을 망친다고 믿을 수 있지만, 당신은 불륜이 옳은 것이고 그것이 결혼 생활에 보탬이 된다고 믿을 자격이 있다. 동일한 논리가 살인, 절도, 소아 성애, 인생의 다른 모든 국면에 적용된다. 이런 이데올로기를 가지고 옳고 그름을 절대적으로 정의$_{定義}$할 수는 없으며, 그저 사람이 옳다 그르다고 지각하는 것만이 있을 뿐이다.

이 왜곡된 원리가 우리의 대학을 크게 잠식하고 있다. 세속주의자들이 창조한 도덕적 상대주의는 진화론의 부산물인데, 진화론 자체는 대학 문화, 특히 과학에 침투해 있다. 진화론은 신의 존재를 부정함으로써 도덕적 상대주의의 씨앗을 뿌렸다. 세속주의자들이 추론하는 대로 신이 없다고 한다면, 절대법도 없다.

자유주의적 세속주의자들은 도덕적 상대주의를 무기로 자신이 원하는 그 어떤 절대법이라도 무너뜨릴 수 있다. 심지어는 사회를 지배하는 법률조차도 무너져 내릴 수 있다. 대부분의 사람들은 미국법과 미국의 이데올로기, 도덕이 본질적으로 십계명$_{\text{Ten Commandments}}$에 대한 유대 기독교적 신념에 지배된다는 것을 인정한다. 세속주의자들에 따르면 신은 없으므로 우리에게 있는 것은 열 가지 제안$_{\text{Ten Suggestions}}$뿐, 법은 없다. 절대법이 없다면, 옳고 그름을 정의하는 것은 엄밀히 개인적 문제이다.

워드 처칠[*], 해리스 머킨[**] 및 다른 세속주의 교수들이 반미주의와 소아 성애 같은 이데올로기를 신봉할 수 있는 것은 바로 이 때문이다. 어떤 사람이 절대법을 믿지 않는다고 할 때, 그가 소아 성애가 나쁘다는 믿음을 반드시 가져야 할 필요는 없다. 도덕적 상대주의는 옳음과 그름, 도덕과 부도덕을 규정하는 법을 무너뜨린다.

이러한 것이 우리 대학에 침투한 부도덕과 도덕적 상대주의의 몇 가지 사례이다. 옳고 그름을 가르는 것은 개인의 책임이라는 관념이 요즘 대학생들의 마음속에 굳건히 자리 잡고 있다.

또한 현재의 교황이 취임하자마자 세계를 위협하는 주요 문제가 도덕적 상대주의의 문제라고 선언한 것은 주목할 만한데, 도덕적 상대주의는 자기애적 에고의 통치권을 선언함으로써 신성Divinity을 대체한다. 현재 도덕적 상대주의가 사회에 준 충격에 대해서 수많은 사회 비평가가 주목하고 있다. (예 Bruce, 2003)

400대의 의식 수준이 가리키는 것은, 감정은 여전히 현존하고 고려되지만 그것이 더 이상 지배적이거나 논리와 이성을 대체하지는 않는다는 것이다. '생각함'은 임의적 정신 작용일 뿐이지만,

---

[*] 콜로라도 대학교 인종학과 교수였던 워드 처칠(Ward Churchill)은 2001년 9월에 쓴 논문에서, 9/11 테러의 희생자들을 나치의 아이히만에 비유했다.
[**] 미주리 대학교 캔자스시티 캠퍼스의 정치학과 교수로서 1999년에 발표한 논문 "성의 정치학의 패턴(The Pattern of Sexual Politics)"에서, 소아 성애의 합법화를 위한 투쟁이 여성의 권리, 동성애자의 권리, 심지어 흑인들의 시민권을 위한 투쟁과 같은 것이라고 주장했다.

반면에 이성은 변증법과 규율, 논리 규칙들의 한계로 제한되며 논리의 규칙을 잘 나타내 주는 것이 수학이다.

낮은 마음은 진화가 덜 되었으며, 어린아이, 미성숙함, 교육 결핍을 특징으로 한다. 보다 원시적인 조건에서 정신화는 감정성 및 사적인 필요와 원하는 것을 보조한다. 이렇듯 낮은 마음은 주관적 상태나 주관적 의견에 대한 의사소통을 보조하는데, 낮은 마음의 주관적 상태나 의견은 높은 마음의 정신적 구조물과 동일한 범주 내에 있지 않다. 높은 마음은 보다 객관적이고 검증 가능한 진술을 나타내려 의도하며, 그로 인해 타당성이나 증거에 관한 더욱 높은 기준을 요구한다. 그래서 낮은 마음은 '원하는 것'에 지배되고, 높은 마음은 책임성으로 훈련되는데, 이러한 책임성에는 진실의 기준에 충실할 것에 대한 요구와 더불어 윤리와 책임에 대한 요구가 수반된다. 거짓을 진실인 것처럼 꾸며서 내놓는 것은 아이들에게는 용인되지만 어른의 삶에서는 중대한 귀결을 낳을 수 있다. '포스트 모던' 철학들(마르쿠제, 촘스키 외.『진실 대 거짓』에 명단이 실려 있다.)이 135에서 185 사이로 측정되는 까닭은, 그러한 것은 거짓을 진실인 양 정당화·합법화하려 하고, 그러한 철학이 대등한 타당성을 갖는 듯이 가장하려고 하는 가운데 이성을 왜곡하려는 시도들이기 때문이다. 그래서 지성의 약점은 왜곡되기 쉽다는 것인데, 이는 의미를 자기애로 타락시키는 순진성과 희망적 사고의 귀결이다. (예 "하나의 단어는 그것에 대해 내가 선택한 의미를 의미할 뿐이다."-루이스 캐럴의『거울 나라의 앨리스』중에서 험프티 덤프티의 말)

이성의 거짓 진술은 비온전성의 지표이며 또한 정신병질적 성격 특성의 주요 특징이기도 하다. 스캔들 위에서 번창하는 이 시대 대중 매체는 공인들의 거짓말에 초점을 맞춘다. 초자아 혹은 양심 또한 지성을 억압하며, 따라서 온전한 이성과 논리는 내용만이 아닌 맥락을 반영하는 도덕과 윤리의 귀결이다. 낮은 마음이 특징적으로 맥락을 무시하는 까닭은, 맥락은 진실에 대한 감정에 물든 왜곡(정치적 수사에서 자주 채용하는 책략)에 제한을 가할 것이기 때문이다.

점차 명백해지는 바와 같이, 진실의 위반은 말의 의미에 대한 고의적 왜곡의 귀결일 수 있으며, 말의 의미에 대한 왜곡은 정치화 및 200 이하로 측정되는 사회 이론들(예 '신사고', 언어 경찰, 정치적 엘리트주의 등)로 말미암아 일어난다. 훈련된 이성과 논리는 말의 사전적 정의에 충실하다.

하나의 사회적 기준으로서 이성과 논리적 진실에 대한 충실함은 사법부와 공적 담화에서 쇠퇴했는데, 이는 '언론 자유'의 개념을 남용한 귀결이다. 여기서 '언론 자유'란 누구든 원하는 말을 아무런 귀결 없이 할 수 있다는 것과 행위와 행동은 '상징적 언어'라는 것을 의미한다. 그 모든 행동을 하나의 '권리'로 합법화함으로써, 무정부 상태와 퇴행적인 사회 붕괴에 이르는 행로가 조력과 부추김을 받는다. 역사적으로, 거대한 제국들은 도덕의 쇠퇴로 인해 이렇듯 안에서 무너져 내렸다. 실제로 수정 헌법 제1조는 오직 정부의 언론 검열만을 금지한다. 사회적 활동 무대에서 진실에 대한 충실함은 더 이상 필수조건이 아니며, 이로 인해 내재적 가치 대신 착취적 미디어 가치를 갖는 비논리적 전제들의 표현에 더욱 큰 발언권이 주어진다.

허구가 진실을 대체하면서, 보도 기관들이 나타내는 의식 측정 수준은 하락했다. 비록 일부 보도 기관은 그러한 경향에 저항했지만, 역설적으로 그들은 지금 그것에 대해 존경받는 것이 아니라 비판받고 있다. (『진실 대 거짓』 9장을 볼 것)

정신화는 상징들의 임의적 처리이다. 선형적 사고는 내용을 다루기 때문에 오류를 범하는 경향이 있다. 내용은 앎이라는 성질로 말미암아 알려지는데, 앎은 의식의 끝개장이고 이를 통해 맥락화가 일어난다. 내용은 생각한다. 장은 안다. 이와 대조적으로, 참나는 있다.

이기적 목표를 거들기 위해 온전한 이성을 왜곡하는 것은 사회적 갈등, 도덕적 불화, 인간고의 제일 근원이다. 이성과 이성의 고유한 힘을 함께 부정하는 것은 에고의 원시적 측면에 속하는 동물 본능의 격세 유전적 성향을 분출하도록 허용하는데, 에고의 원시적 측면은 논리, 증거, 합리성을 자신의 의도에 대한 방해물로 본다. 논리와 이성의 왜곡이 가져오는 중대한 귀결은 역사 전체에서뿐 아니라 오늘날의 세계에서 자명하다. 진실은 생존과 정렬되는 반면, 거짓은 지난 세기에만 수천만 명의 죽음에 대해 책임이 있다.

지성은 성숙해지면서 긍정적 감정과 통합되는데, 긍정적 감정은 성취의 쾌락과 마찬가지로 가치와 동기 부여를 더해 준다. 영적 정렬은 갈등 해소를 위해 영적 원리들을 우선시키는 결과를 낳는다. 그렇게 하는 과정에서 이성은 최고도의 발달에 이른다. 지고의 선에 봉사하려는 노력에 전념한다는 것은 그러한 노력을 신의 의지에 종속시킨다는 것을 의미한다.

소크라테스가 언급했다시피, '선'이나 '악'에 대한 지각은 그 어떤 객관적 실상이 아닌 일차적으로 욕망이나 환상의 결과인 경우가 많다. 욕망될 경우, 어떤 상황이나 선택지는 '선'으로 나타난다. 욕망되지 않을 경우, 그것은 '악'으로 거부된다. 그래서 이성은 감정에 물든 왜곡을 보정해 주는데, 그것은 이성의 의도가 거짓을 합리화하는 것이 아니라 진실을 식별하는 것이기 때문이다. 영적 원리들이 보다 제한된 주지화보다 선호되는 일이 종종 있는데, 이로써 이성에 대한 믿음은 신에 대한 믿음으로 대체된다.

이성과 논리(즉, 과학)는 적절한 패러다임 내에서 큰 가치가 있다. 500 수준에 이를 때까지, 영적 정렬을 매개로 주관성은 또한 점차적으로 용서, 자비, 사랑, 헌신의 가치를 강조하는 경험의 주요 초점이 된다. 이는 의미와 가치에 다른 이해를 더하고, 그럼으로써 지성이 지각한 바와 같은 선택지와 선택들의 선정에 영향을 미친다.

지성이 갖는 한계의 초월

지성은 영적·종교적 정보를 축적, 분류, 처리, 동화한다. 그와 동시에, 지성이 마음의 초월을 요구하는 보다 높은 의식 수준으로의 진화에 한계가 될 수 있다는 것은 역설로 보인다. 마음의 한계를 증명하는 것은 마음의 구조인데, 그 이유는 기능하는 에고는 선형적이며 이원적이고, 또한 자아실현하는 원인적 행위자로서의 분리된 개인적 '나'라는 환상을 강화하는 인과 관계의 뉴턴적 패러다임에 지배되기 때문이기도 하다.

400대의 의식 수준에서 500대의 수준으로의 이행은, 선형적 상징들의 정신계에서 비선형적 주관성으로의 패러다임 도약이다. 마음은 지식의 획득에 만족하지만, 그다음 그것만으로는 변형을 일으키는 데 충분하지 않다는 사실을 발견한다. 변형이 일어나기 위해서는 데이터를 내면의 경험적 실상으로 변환시키기 위한 것 이상의 단계가 필요하다.

지성은 어떤 주제에 '대하여' 듣는 것에 만족하는 습관이 있으며, 그러한 정보 자체만으로 충분할 것이라고 순진하게 결론지을 수 있다. 그것은 종종 부분적으로 진실이지만, 그 밖의 경우에 정보의 획득으로부터 주관적 경험으로의 이행은 영적 수행, 명상, 관상, 기도의 조력을 받는 헌신을 통해 일어난다.

에고 중심성을 거부함으로써, 그리고 영적 선언과 수행, 몰두를 통해, 영적 에너지는 사적인 관계에 국한된 사적인 사랑으로서가 아닌 사랑임으로서, 에너지계 안으로 흘러든다. 변형력을 갖는 500 이상의 에너지 장은 측정 가능하고 비선형적이며, 저절로 빛나고 찬란하며, 객관적으로 검증 가능한 과학적 정의를 넘어서 있다.

장애는 개인적 이득, 예컨대 정보의 지적 획득 자체에 대한 자부심 같은 한계에 매달린 결과이다. 정신적인 것으로부터 진실로 영적인 것으로의 전환은 고의적인 것이고 동의를 거쳐 진행되지만, 정신적 자료와 정보의 획득과는 달리 그것은 통제 가능하지 않다. 그러한 이행에 대해 가장 잘 묘사해 주는 것은 '소유'에서

'행'에서 '존재'로의 고전적 경로이며, 이행은 그 과정을 통제하려는 시도를 내맡김으로써 촉진된다. 보다 중요한 것은 영적 의도에 믿음과 신뢰를 두고 신성Divinity에 자신을 내맡기는 것인데, 조건이 허락할 때 잠재성은 신성Divinity에 의해 현실로 변형된다.

　이렇듯 내맡김은 필수적이며 거의 항상적인 태도인데, 이를 보조하는 것이 깊은 겸손함이다. 잘 인지되지 않는 저항은 '패러다임 충성'이라 할 수 있는 것에 의한, 익숙한 것에 대한 집착이다. 예를 들면, 앞서 언급했던 것처럼 이 한계는 '과학과 종교'나 '과학과 의식' 분야의 회의와 출판물을 통해서 입증되는데, 이들 분야는 학문적이며 따라서 400대 중반으로 측정된다. 이들은 특징적으로 참나의 영역인 주관성의 일차적 중요성에 대한 인지를 배제하는데, 500이나 그 이상으로 측정되는 영적 실상은 오직 참나에 의해서만 인지되거나 이해될 수 있다.

　학문적 과학이 갖는 한계는 일인칭으로 진술되는 경험적 증언과 정보에 대한 망설임, 불신에서 현저히 두드러진다. (Ginsburg, 2005) 개인적 경험의 '실상'에 대한 과학적 주지화는 인간 경험의 학문적 가치와 신빙성(뉴턴적 패러다임에서의)에 대한 불안감을 반영한다. 그리하여 그러한 프로젝트의 추정된 목적에도 불구하고 진정한 영적 실상은 연구에서 배제된다. 그것은 잃어버린 차 열쇠를 밤중에 가로등 아래서 찾는 일이나('불빛이 거기가 더 밝다는 이유로') 가이거 계수기로 유령을 찾는 일과 같다.

　명백히 매우 중요한 것은, 패러다임 맹목으로 말미암아 세상에 존재하는 영적 정보의 일차적 근원, 즉 세계의 위대한 신비주의자들과 깨달은 영적 큰 스승들(가장 위대한 화신들을 포함하여)의 역사적 기록이 배제된다는 점이다. 과학은 선형적이다. 영적 실상 Spiritual Reality은 비선형적이다. 하지만 사람은 영적 실상이 명확하고 분명해야 한다고 생각할 것이다.

영적 의도로 인해 지성은 축성祝聖될 수 있으며, 그 결과 지성은 막다른 골목이나 장애물 대신 영적 실상의 이해에 이르는 발판이자 길이 될 수가 있다. 영적 연구는 지성 자체가 무엇에 '대하여 아는 것'에서 무엇이 '됨'으로 초월되어야 한다는 사실을 드러내기 위해 지성을 이용하는데, 이 '됨'을 성취하는 것이 영적 수행, 훈련, 헌신이다.

정신화: 생각함

영적 진화 및 자기와 마음의 동일시를 초월하는 데 있어 큰 걸림돌은 데이터의 처리, 상징, 임의적 정신화를 매개로 한 말인데, 이러한 것들이 '생각'으로 추정된다. 명상하는 동안에 이 정신적 지껄임은 좌절을 일으키고 불안의 근원이 된다. 의지력을 통해 마음을 침묵시키려고 노력하는 것은 비효율적이며, 그 결과는 제한적이고 단기적이다. 정신화 흐름의 근원을 이해함으로써 정신화는 초월될 수 있으며, 그 속에서 생각이 일어나는 침묵이 드러난다.

정신화는 에고 중심적 기원을 가지며 그것의 일차적 기능은 논평이다. 요청받지 않은 이상 생각은 허영이고, 또한 의견, 합리화, 재처리, 평가, 미묘한 분별의 끝없는 행진이다. 이를 통해, 생각들을 추정된 의의를 매개로 한 가치나 중요성을 부여받는다. 왜냐하면 생각은 '나의 것'이기 때문이다. 에고는 자신의 인생 이야기와 그 속의 주인공에게 홀딱 빠져 있다.

　문제 해결 요청을 받지 않은 이상 에고의 정신화는 불필요하며 내재적 가치나 유용성이 없음을 받아들이는 것은, 에고의 내재적 허영심에 대해 직면적이다. 그래서 '중요성'이란 스스로 그러하다고 자부하는 허영심이다. 에고는 팽창을 통해 자신에게는 '권리'가 있고, 또한 어린아이 같은 끝없는 종알거림과 지껄임으로 평화와 침묵에 끼어들 자격이 있다고 추정한다. 마음은 가상의 청중을 가지고 있으며, 자기 아첨과 추정적 중요성을 위해 독백을 계속한다. 훈련되지 않은 마음은 모든 것에 대해 관찰평이나 의견을 갖는다. 누가 상관한다고? 누가 그걸 요청했나? 훈련되지 않은 마음의 생각들은 흔히 반복적이고, 저속하고, 단조로우며, 세속적이다.

　마음이 침묵에 든 채 주변과 더불어 그냥 '있게' 해 주면 안도가 찾아든다. 그 결과 평화가 깃들고, 감상鑑賞과 평온이 우세해진다. 실황 중계는 필요하지 않다는 것, 혹은 허가조차 받지 않았다는 것을 각성하기 위해서, 의지는 마음에 침묵을 허락한다. 생각함이 평가 절하되고 격하될 때 생각의 허황된 기초는 붕괴하며, 사람은 그 자리에서 내면의 침묵이라는 기쁨을 발견한다. 마음의 99퍼센트를 구성하는 것이 사실상 이것이다. 사실은 단 1퍼센트만이 지껄이고 있다.

　잘 훈련된 마음은 어떤 직무를 수행하도록 요청받을 때만 말해야 한다. 훈련되지 않은 마음은 말 안 듣는 '무대 위의' 연기자이자 골칫거리가 된다. 자기는 참나에 대한 존중 및 현존Presence의 침묵Silence에 대한 존중을 배울 필요가 있다. 마음을 관찰함을 통해, 마음은 끊임없이 주목받으려고 하는, 무질서하고 말 안 듣는 아이를 나타낸다는 것이 명백해지게 된다.

생각을 중단시키려 하는 것, 혹은 마음에서 동기 부여와 대가를 제거하지 않고 억지로 그것을 고요히 만들려고 시도하는 것은 대개가 부질없다. 마음의 동기 부여적 뿌리는 확인되고 내맡겨질 수 있다. 그다음 놀랍게도 어떤 결정을 내리는 것이 가능해진다. 그 무엇에 대해서도 그냥 생각하지 말자. 이것은 그 속에서 생각함이 솟아나는 무한한 침묵Infinite Silence과 정렬됨으로써 가능해진다. 무한한 침묵은 생각과 생각 사이가 아니라, 생각들의 출현 바로 직전에 자리잡고 있다.

정신화를 우회하는 유용한 기법은 창조적 시각화 기법인데, 이는 주기적으로 원하는 목표를 상상하여 마음속에 간직하는 것이다. 잠재성은 조건이 유리할 때, 그리고 의도(더하기 카르마적 경향성)가 하나의 맥락적 영향력일 때 나타나는 경향이 있다. 보통의 정신 작용에서 논리와 연쇄는 인과적으로 보이고, 또한 노력을 필요로 하는 듯이 보인다. 상상은 완전히 다른(그리고 보다 쉬운) 메커니즘을 통해 결과에 영향을 미친다.

TRANSCENDING THE LEVELS OF CONSCIOUSNESS

/ 3부 / 측정 수준 500-599:
영적 실상

개관
―선형적 이원성의 초월

서론

인류 대부분에게 의식 수준 200으로의 이행이 큰 장애인 반면(세계적으로 약 80퍼센트, 미국에서는 50퍼센트), 선형적 마음의 지배를 초월하는 의식 수준 500에 이르는 일은 상대적으로 흔치 않고(세계 인구의 4퍼센트에 불과), 540 수준인 무조건적 사랑Unconditional Love으로의 의식 진화는 더욱 드물다. (0.4퍼센트)

의식 수준 200 이하에서 얇은 부정적 감정에 지배되지만, 200과 400 사이에서 감정은 점차 긍정적이 된다. 그다음 400대에서는 논리와 이성이 감정보다 우세해진다. 의식 수준 500에서 또 하나의 큰 패러다임 도약이 있는데, 이는 감정에 물든 개념적이고 선형적인 내용으로부터 비선형적 맥락의 우세로 가는 것이다. 의식 수준 500 이상의 보다 강력한 장들은 의미, 의의, 가치의 우선순위를 다시 설정한다. 이동은 세계가 '객관적'으로 여기는 것으로부터 앎 경험의 지배적 성질로서 경험적 주관성을 향해 일어난다.

이행은 중요성의 초점을 관찰 대상의 묘사적 성질로부터 관찰자의 미묘한 성질로 바꾸는 일의 하나이다. 이러한 주관성은 쾌락, 만족, 의의, 우선되는 유용성의 견지에서 관찰 대상을 재맥락화한다. 그러한 전환은 장기적 목표는 물론 결정과 선택에 심원한 영향을 미치는데, 장기적 목표는 관계, 직업 선택, 삶의 무수한 결정에 영향을 미친다.

패러다임의 전환

중요한 것은, 500 수준은 사랑Love이라는 주관적 조건이 이제 의미 있을 뿐 아니라, 느낌과 감정만이 아닌 지도적 원리로서 지배적이 되었음을 가리킨다는 것이다. 사랑 에너지는 관심이나 동기의 귀결로서 초점이 맞춰진 것일 수도 있지만, 자기 이익이라는 속박과 제한에서 떨어져 나왔음을 나타내기도 한다. 사랑은 봉사하지만, 에고는 이득을 구하여 봉사받고자 한다. 사랑에 있어, 주는 것의 장기적 만족과 쾌락은 이득에서 취하는 덧없고 단기적인 에고 만족을 대체한다.

사랑 에너지는 독특한 무시간성을 띠며, 이는 미묘하고도 논리적으로 묘사하기 어려운 잠재성을 충족시킨다. 사랑은 점차로 영성을 띠게 되면서 신성Divinity과의 정렬로서 출현하는데, 신성Divinity은 사랑의 궁극적 근원이자 영토이다. 그로 인해 사랑은 성스럽고 신성한 것으로 비치게 되고, 또한 헌신, 종교적 믿음, 신비적 앎의 실체로 보이게 된다.

의식 수준 500 이상부터 아름다움, 평화, 내적 고요의 매력이 갈수록 중요해진다. 위대한 스승들의 영적 원리가 사람의 생활 양식 속으로 편입되고 결국에는 지배적이 된다. 갈등이 일어나는데, 이는 용서하고 사랑하며 연민을 가질 것인지 여부에 대한 것이 아니라, 어떻게 해야 그러한 것을 가장 잘 이행하고 실현할 것인지에 대한 것이다. 그리하여 행위들의 선형적 특수성과 내용은 맥락의 전체적 장의 힘에 지배당하게 된다. 결국에는 생명 자체의 신성Divinity이 저절로 드러나게 되고, 모든 생명은 가치 있는 것이 된다.

그러한 패러다임 발전의 특징을 이루는 것은 지각과 정신화에 대한 의존으로부터 본질의 식별로의 전환이다. 이 이행은 고전적으로 '붓디체의 제삼의 눈의 개안'으로 명명된 것의 귀결이자 그것과 일치하는데, 제삼의 눈의 개안은 영시*의 출현을 나타낸다.

지각이 선형성에 초점을 맞추는 반면, 영시는 전체적 장을 반영하는 내적 실상을 식별하는 능력을 나타낸다. 보통의 삶에서 영시에 가장 가까운 경험적 상대물로 흔히 언급되는 것이 직관인데, 이것은 직관이 선형적, 논리적 처리의 귀결이 아님을 암시한다.

에테르적 · 영적 에너지체들은 의식 수준의 발전과 더불어 점진적으로 동반 출현하며, '낮은 멘탈'체에서 '높은 멘탈'체로, 그다음 '원인'체, 그리고 점진적으로 붓디체, 그리스도체, 아트마체로 나아간다. 각각의 에너지체 내에서 에너지 집중은 차크라계와 유사하다. 가장 높은 수준들에서 에너지체는 그리스도 의식과 상호 관련되고, 마침내는 아트마체의 정수리 차크라에서 참나로서 타고난 신성Divinity과의 동일시를 매개로 깨달음Enlightenment이라는 신성한Divine 의식의 무제한적 지배와 상호 관련된다. 이 의식 수준에 이르러서야 초월적 신God Transcendent과 내재적 신God Immanent은 그 속에서 모든 존재All Existence/앎Awareness/창조Creation가 일어나는 전체적 단일성Unity으로 인지되고, 또한 그 속에서 주관성과 의식이 일어나는 앎으로서 인지된다.

---

* 靈視, Spiritual Vision, 저자에 따르면 이것은 '진실로 보는 것'이다. 반면에 환시는 실재하지 않는 어떤 것을 보는 것이다.

의식의 측정된 수준

각각의 우세한 의식 수준의 에너지는 영적 의지에 의해 설정되고, 영적 의지에 의해 정렬이 일어난다. 앞서 언급했던 바와 같이 그것은 선박의 나침반을 설정하는 일에 비견할 만한데, 나침반의 설정에 따라 운명(즉, '미래')이 두드러지게 되며 저변의 의도로 말미암아 현재의 결정에 영향을 준다.

바다에 이는 삼각파도와 같은 감정의 주기적 오르내림은 오직 교정을 요구할 뿐이고 침로가 영향받았거나 변경되었음을 뜻하는데, 교정은 오직 의지에 의해서만 성취된다. 예기치 못한 어려움의 시기가 있는데, 그것은 '퇴보'처럼 보일 수도 있지만 사실 그저 어떤 경향(흔히 주로 무의식적인)이 인지되어 처리되기 위해 표면으로 올라왔음을 의미할 뿐이다. 비슷한 시기가 정신 분석이나 내면의 심층 분석과 같은 일체의 내적 드러냄의 과정에서, 자기에 대한 그 어떤 조사의 귀결로도 일어날 수 있는데, 예를 들면 12단계 프로그램의 네 번째 단계('내면의 도덕적 재고 조사를 하는')가 그런 것이다. '너 자신을 알라.'에 필수적인 자기 성찰에서 일어나는 자기 정직성은, 용기뿐 아니라 자기 심판을 포기하고 신에게 내맡기려는 자발성을 요구한다.

전 시대를 관통하는 일반적 인간 경험에 따르면, 참되고 깊이 있는 내적 자기 정직성은 오직 신의 도움으로만 가능했다. 이는 이해할 만한데, 왜냐하면 에고 혼자서는 삶의 지배적 동력인 그 자신의 사망과 소멸에 별로 협력할 것 같지 않기 때문이다.

초기에 영적 작업은 감정성 및 지각의 위치성의 초월과 관련되는데, 이러한 것은 일차적으로 개인적인 것으로 간주되지만, 보다 높은 수준에서 한계*는 맥락과 패러다임에 속해 있다. 맥락과 패러다임의 한계는 묘사해 놓으면 추상적으로 보일 수도 있지만 운용상으로 한층 높은 앎에 대한 방해물이다. 그래서 한계는 전반적인 속박의 장에 속하는데, 이것은 일반적으로 앎에서 나오지만 학문적으로는 마치 신학, 형이상학, 인식론, 존재론의 영역들에 속하고 또한 존재/있음의 본성 자체에 대한 식별의 영역에 속하는 것처럼 보일 수 있다.

주관적 앎의 패러다임의 뼈대를 이루는 것은 흔히 무의식적 추정인데, 이에 대해서는 개념화하거나 묘사해 볼 수조차 없는 것이 보통이다. 무의식적 추정은 덧없고 형언할 수 없는 수준에서 더욱 문제가 되는데, 그것은 또한 의식의 한 반영으로서 존재의 기본적인 경험적 성질들에 대해 일차적으로 근본적이다.

의문이 일어나는데, 그것은 존재Existence 혹은 있음Beingness을 각성하기라도 할 수 있는 능력의 근원에 관한 것이다. 그러한 성질은 타고난 것인가 아니면 무언의 패러다임 추정에 의해 덧씌워진 것인가? 사람은 이렇게 묻는다. 어떤 성질로 인해 추상적인 것이 식별 가능하게라도 되는가? 그리고 그러한 인식 자체는 보다 높은 수준의 추상에 불과한 것은 아닌가? 다시 말하거니와, 이러한 의문은 지성에게는 학문적으로 보일 수 있지만, 경험에 따르면 그것은 선험적이며 의식 수준들의 빛으로서 심원한 변형력을 가진다.

---

* 감정성 및 지각의 위치성을 가리킨다.

가장 높은 수준에서, 이러한 의문은 신성Divinity이라는 태양빛을 감추는 마지막 구름을 나타낸다.

의식 수준 600이 고전적으로 빛 비춤Illumination/깨달음Enlightenment으로 지칭되는 상태들의 개시를 공식적으로 가리키는 반면, 참나 각성Realization of the Self은 700대 의식 수준의 특징이다. 800대 중반에는 우회되어야 할 공Void이라는 환상의 장애가 있고, 그다음 맥락이 가진 한계들의 실제적 죽음과 더불어 완전한 깨달음Enlightenment이라는 장려함이 터져나온다. 그것이 바로 '글로리아 인 엑스첼시스 데오Gloria in Excelsis Deo'이며 그것은 세계의 위대한 화신Avatar들의 약속을 실현한다.

TRANSCENDING THE LEVELS OF CONSCIOUSNESS

14

사랑 (측정 수준 500)

서론

500 수준의 특징을 이루는 것은 점진적으로 무조건적이고 변치 않으며, 영속적이 되는 한 에너지 장의 발달이다. 이 에너지 장은 요동하지 않는데, 왜냐하면 사랑하는 사람 안에 있는 그것의 근원은 외적 요인들에 의존하지 않기 때문이다. 사랑임은 세계 속에서의 존재 방식이자 세계와 관계를 맺는 방식이며 용서하고, 양육하고, 지지한다. 사랑은 지적인 것이 아니며 마음에서 생겨나지 않는다. 사랑은 가슴에서 흘러나온다. 사랑이 타인을 고양시키고 위대한 업적을 성취할 수 있는 능력을 갖는 것은 그 동기의 순수성 때문이다.

이 발달 수준에서는 본질을 식별하는 능력이 우세해지게 된다.

쟁점의 핵심이 초점의 중심이 된다. 이성이 우회되면서, 문제 전체에 대한 즉각적 인지 능력과 맥락의 큰 확장이 일어난다. 이성은 특정한 것을 다루는 반면, 사랑은 전체를 다룬다. 흔히 직관 덕분으로 돌려지는 이 사랑의 능력은, 연쇄적 상징 처리에 기대지 않는 즉각적 이해 능력이다. 표면적으로 추상적인 이러한 현상은 사실은 대단히 구체적이며, 뇌에서 측정 가능한 엔돌핀 분비가 수반된다.

사랑은 위치를 점하지 않으므로 전체적이며, 위치성의 분리를 넘어선다. 그다음 사랑은 '다른 것과 하나로' 존재하는 것이 가능한데, 왜냐하면 거기에는 더 이상 어떤 장벽도 없기 때문이다. 그러므로 사랑은 포괄적이며 점진적으로 자기감自己感을 확장시킨다. 사랑은 그 모든 표현을 갖는 생명의 선함에 초점을 맞추고, 긍정적인 것을 증대시킨다. 사랑은 부정성을 공격하는 대신 그것을 재맥락화함으로써 녹여 낸다. 그리하여 사랑은 온건하고, 지지적이며, 생명을 양육한다. 결과적으로 사랑은 진정한 행복의 수준이다.

토론

의식 진화의 견지에서, 이 수준은 모든 경험의 밑바탕에 있는 일차적 상태로서의 주관성에 대한 앎을 향해, 제한하는 선형적 영역 및 그 영역의 위치성들과의 동일시를 초월함을 반영한다. 그래서 실상의 감각은 지각된 것으로부터, 그것에 의해 경험이 이루어지는 상태나 능력으로 이동한다.

에고는 내용에 초점을 맞추는 반면, 영은 맥락에 가치를 부여한다. 에고는 양에 가치를 부여하지만, 대조적으로 영은 질에 가치를 부여한다. 의식 수준 500에 이르면, 대략 90퍼센트의 사람들이 삶의 기본적 성질로서 행복을 경험한다. 동물 본능에서 일어나는 사랑에 대한 장벽은 더 이상 지배를 위해 압박을 가하지 않는다. 또한 에고의 자기애적 핵심이 우세하지도 않은데, 이는 겸손함의 귀결이자 에고 중심성을 포기한 귀결이다. 그래서 사적인 자기 이익은 더 이상 이기심이나 결핍으로서 지배적이지 않다. 자기에 대한 관점은 온건한 적절함, 그리고 일차적 목표이자 생활 양식으로서 사랑과의 정렬이다.

사랑의 에너지 장은 그 자체의 성질만으로 본원적인 충족을 가져다 준다. 사랑은 어디서나 이용 가능하다는 것, 그리고 사랑임은 결국 사랑으로 되돌아온다는 사실이 밝혀진다. 비록 사랑은 조건적으로 시작할 수 있지만, 영적 의도와 더불어 그것은 삶의 한 방식이자, 그 모든 표현을 갖는 생명과 관계를 맺는 방식이 된다. 사랑이 발전하는 동안 그것은 아무런 대가나 이득을 구하지 않는데, 왜냐하면 사랑에는 어떠한 필요도 없으므로 그 완전함으로 말미암아 스스로에게 보상하기 때문이다. 사랑하는 능력은 성장하며, 그 결과 사람은 사랑할수록 더 많이 사랑할 수 있게 되고, 거기에는 종료점이나 한계가 없다. 게다가, 사랑한다는 것은 또한 사랑스럽다는 것임이 밝혀진다.

의식의 낮은 수준들에서 사랑으로 지각된 것은 조건적이며 소유, 정열, 낭만, 욕망과 동일시되는데, 이러한 것은 사람이나 대상에 투사되어 자극적인 특별함과 매혹을 불어넣는다. 하지만 이러한 특별함과 매혹은 높게 평가된 대상이나 관계를 손에 넣은 뒤에는 빛이 바래는 경향이 있다. 획득의 짜릿한 흥분이 시들면 과장된 바람직성의 매력 또한 시든다. 열애는 절망으로 이끄는 상실의 두려움으로 인해 광란적이 되는 경향이 있다. 소유를 방해하는 것은 격노와 질투, 심지어는 살인과 자살 같은 극렬한 감정 반응을 낳을 수 있다. 이렇듯 열애에는 강박과 소유욕, 혹은 균형을 잃고 극단적이 될 수 있는 질투가 있는데, 이러한 것은 투사되고, 과장되고, 팽창된 감정의 이미지에서 연유하는 강박적 사고로 인도한다. 사회는 그러한 과도함을 일시적 광기('미친듯이 사랑하는')로 보는 경향이 있는데, 그것에는 일시적이지만 심각한 현실 검증력의 상실이 동반되며 합리적 중재나 경고는 통하지 않는다.

열애의 감정성은 아드레날린과 성 호르몬을 방출하는데, 대단히 유명한 이 현상이 놀랍게도 고작 145로 측정되는 것은 그것의 기원이 일차적으로 동물 본성에서 나온 짝짓기 본능임을 드러내준다. 이와 대조적으로, 사랑의 의식 수준에는 엔돌핀의 분비가 동반된다. 짝짓기 본능의 광란적 본성은 자연의 종족 번식법의 반영인데, 일시적 짝짓기가 끝나면 암수는 갈라지는 일이 매우 흔하다. 물론 백조와 같은 일부 종은 한평생 짝을 이룬다. 사랑은 동물계에서 개의 꼬리 흔들기와 고양이의 가르랑거림에 딸린 것으로 나타나기도 하고, 또한 자기희생적 본성을 갖는 모성애로 표현되기도 한다.

사랑의 상태들은 정열적 욕망과 혼동되는 일이 잦기 때문에, 다음 도표는 참여자와 관찰자들이 종종 헷갈려 하는 감별 진단에 도움이 될 수 있다. 자명해지게 되지만, 에고 관여(자기)와 참나의 합의적 정렬 사이에는 현저한 차이가 있는데, 후자는 단지 사적인 에고의 원함이나 갈망이 아닌, 관계에 봉사한다는 높은 의도의 상호성을 가리킨다.

▶ 감별 진단: 열애 대 사랑

성질	정열/매력 (수준 145)	사랑 (수준 500+)
소재	자기/에고	참나/영
기원	동물 본능	영적 상태
정신 기능	손상된 현실 검증력	향상된다
의도	짝짓기, 갖기	결합, 향유
기간	일시적	영속적
호르몬/내분비	아드레날린/성 호르몬	엔돌핀
감정	과도함/불균형	평온/균형
뇌 생리	좌뇌 – 육체적	우뇌 – 에테르적
안정성	손상된다/필사적	높아진다
감정	광란적, 두려운, 고문	자기 충족적
신체 기능	손상된다; 식욕 상실과 불면	개선된다
묘사	중독, 갈망하는	충족, 만족한
병리	자살, 스토킹, 절망, 우울	안녕
분별력	손상된다	개선된다
지각	과장, 미화된	명료한

의도	소유, 포획, 통제, 갖는다	더불어 존재한다.
감정	좌절, 불안	감사, 흡족한
생산성	붕괴된다	높아진다
자아상	팽창된	긍정적인
상실	우울, 격노, 증오, 비난	슬픔, 후회, 그리움
균형	산만한, 지나치게 자극받은	안정된
사회적 이미지	팽창된	긍정적인
지적 기능	낭만화, 낮은 마음	현실적, 높은 마음
의식 수준	낮춘다	높인다
방식	관여	정렬
유형	개인주의	일치
관계	요구가 많은, 제한하는	조화로운, 확장하는
미덕	욕구를 만족시킨다, 갖는다	실현시킨다, 완성한다

사랑의 에고 역동

사랑할 수 있는 능력은 자기애적 에고가 갖는 지각 위치성의 한계들이 내맡겨짐에 따라 점점 커진다. 이것은 자기에서 발산되는 욕망과는 현저히 다른, 참나에서 발산되는 영적 에너지의 증가를 수반하고 또 그것으로 뒷받침된다. 사랑은 영적 정렬의 귀결이자 영적 원리 및 수행들과 일치된 귀결로서 출현하며, 여기에 증가된 영적 에너지가 수반된다. 지각은 영시로 대체되어 존재하는 전부의 내재적 가치에 대한 앎을 가능하게 한다.

사랑은 신성Divinity의 한 성질이며 그러한 것으로서 본질Essence

에, 따라서 타인들의 사랑스러움에 빛을 비춘다. 측정 수준 500에서 539까지 사랑은 여전히 조건에 지배되고, 신념 체계의 영향력은 물론 여러 가지 고려와 질적 가치를 기초로 하는 편애에 지배된다.

그러한 한계는 '행동을 보지 않고 사람을 사랑'하기 위해 애쓰는 영적 수행자들에게 좌절을 안겨줄 수도 있는데, 그런 말은 하기는 쉬워도 행하기는 어렵다. 한계는 카르마적 영향력은 물론 불쾌한 과거 경험의 귀결일 수도 있고, 또한 사회적 프로그래밍과 신념 체계의 영향력에 따른 것일 수도 있는데, 그중 일부는 앎을 벗어난 곳에서 무의식적으로 작용할 수 있다.

시비분별의 포기는 사랑하는 능력을 크게 높여 주는데, 타인에 대한 일체의 바람을 내맡기는 일 역시 마찬가지다. 이렇게 해서 사람들은 그들이 가진 것이나 행하는 바에 따라 지각되는 것이 아니라, 그들이 지금 무엇이고 무엇이 되어 있는가를 알아봄으로써 지각된다.

사랑은 자기 충족적이며 그래서 이득을 구하거나 결핍을 보상하려 들지 않는다. 사랑은 '얻을' 필요가 없기 때문에 따라서 평화롭게 '공존'하고 감상할 수 있는 자유가 있다. 사랑에게 세상은 보다 온건하며 세상 사람들은 보다 우호적이고 이용 가능해 보인다. 안전한 느낌이 커지고, 인류 일반과의 동일시 및 타인의 복지와 행복에 대한 관심이 높아진다. 사랑의 에너지 장에는 어떤 빛나는 오라가 동반되는데, 그것은 타인들에게 어떤 고유한 효과를 발휘하여 사람들과 그들의 지각이 보다 온건해지는 경향이 있다. 이 에너지 장은 모든 생명에게 영향력을 발휘하며, 모든 생명은 그 장의 효과를 통해 사랑의 안전함을 직관한다. 이 수준에 특징적인 것은 성격, 말, 태도의 놓칠 수 없는 '부드러움'과 내면을 충실히 하는 생활 양식이다.

의식 수준 500의 초월

의식 수준 500에 이를 때, 사랑은 인류의 전체적 집단의식의 상승에 기여하는 것은 물론 지속적인 긍정적 감정이자 사회에서의 한 영향력으로서 지배적이다. 계속해서 나아가기 위해서는 조건적 사랑의 한계를 무조건성에 내맡길 것이 요구된다. 이를 위해서는 긍정적 집착으로서 사랑을 내맡기는 것이 필요한데, 그래야 사랑은 전반적 맥락화이자 잠재성이 되어, 분리된 존재들 사이의 배타적 감정으로가 아닌 세계 내에서의 한 존재 방식으로 삶을 정렬하게 해 줄 수 있다. 그 결과 사랑은 양적量的 감정이 아닌 본질의 표현이 되는데, 이로써 사랑함loving은 사랑임lovingness이 되고, 동일시를 통해 결국에는 사람의 '존재'가 된다. 존재의 한 양식으로서 사랑은 충족이나 표현 대상으로서의 '타인'을 요구하지 않는다. 사랑은 주어, 목적어, 동사, 형용사가 없는 독립적 성질이고, 따라서 비선형적이며 한계가 없다.

사랑이 가지는 한계는 지각된 성질 및 지각된 차이와 관련된다. 내적 자기 정직성과 자기 성찰을 통해 이러한 한계의 영역이 드러나는데, 이는 대개 잔존한 분별이거나 혹은 과거 경험의 영향이다. 사랑을 무조건적인 것으로 만드는 비결은 과거의 유보와 경험들을 취소하기 위한, 그리고 사람들을 사랑하기 힘든 존재로 보는 것을 취소하기 위한 자발적 용서이다. 기꺼이 용서하고 자신의 지각을 내맡기려는 자발성을 통해 그러한 것은 재맥락화될 수 있다. 이제 그것은 단순히 영적으로 혜택받지 못한 존재로서의 프로그래밍으로 인해 제한되거나 영향받은 것으로, 그리고 거짓을 알아보지 못하는 에고의 성향을 반영하는 것으로 보인다. 의도로 인해, 앎은 선/악이라는 지각의 이원성으로부터 '바람직한' 대 '덜 바람직한' 것, 혹 심지어는 단순히 선호하는 것이나 덜 선호하는 것을 목격함으로 바뀔 수 있다.

용서는 세상과 세상사를 신에게 내맡기려는 자발적 겸손함에 뒤따라 일어난다. 깊은 내맡김의 귀결인 외관의 변화는 유명한 '기적수업'의 초점인데, 여기서 기적은 한계를 재맥락화한 귀결이며 이를 통해 타인과 생명의 내적 무구함과 타고난 성스러움이 드러난다. 이것은 의지의 통제를 받지 않는 주관적 변형이다. 변형력을 갖는 메커니즘은 자신의 관념과 생각 자체의 타당성에 대한 믿음을 포기하는 것, 그리고 관념과 생각이란 현재적 타당성이나 실재가 없는, 과거에서 나온 이미지에 불과하다는 것을 아는 것이다.

내맡김을 통해 성령Holy Spirit에게 기적을 청하는 것은 그것으로써 자신의 지각 위치성들을 내맡기려는 자발성이자 진실Truth의 드러남*에 대한 지각 위치성들의 이기적 이득을 내맡기려는 자발성이다. 기적적 현상에는 흔히 시간, 장소, 의도의 재맥락화가 동반되며, 그래서 그것은 그 자체로 변형을 일으키는 순전한 경험적

---

* 이는 기적적 현상을 가리킨다.

현상이다.

  이 세상의 어려움은 진화적 발달의 모든 다양한 수준이 한꺼번에 동시에 내던져진 귀결인 듯하며, 이는 사회적 격동을 낳는다. 하지만 동시에, 그렇듯 폭넓은 스펙트럼의 이용 가능성은 성장할 수 있는, 그리고 '악업'을 해소하고 선택을 통해 '선업'의 공덕을 쌓을 수 있는 최대한의 기회를 허용해 준다. 그리하여 이 영역은 최대한의 의식 진화의 잠재력을 제공하는 엄청난 수의 선택지와 선택들이 있는 최대 영적 기회의 하나이며, 사람은 그에 대해 분개하는 대신 감사할 수 있다. 그것은 붓다가 가르친 그대로다. "인간으로 태어나는 것은 드문 일이다. 깨달음Enlightenment에 대해 듣는 것은 더욱 드문 일이다. 그중에서도 가장 드문 것은 깨달음Enlightenment을 추구하는 일이다."

15

TRANSCENDING THE LEVELS OF CONSCIOUSNESS

무조건적 사랑, 기쁨, 황홀경
(측정 수준 540-599)

서론

사랑Love이 점점 더 무조건적으로 되어감에 따라, 그것은 내면의 기쁨Joy으로 경험되기 시작한다. 이는 사건들의 만족스러운 전환에 대한 갑작스러운 기쁨이 아니라 모든 활동에 항시 동반되는 것이다. 기쁨은 그 어떤 외적 근원에서가 아니라 존재의 매 순간 내면에서 솟아난다. 540 수준은 또한 치유의 수준이자 영성에 기초한 자조 모임들의 수준이다.

540 수준 이상부터는 성인聖人, 영적 치유자, 앞선 영적 제자들의 영역이다. 이 에너지 장의 특징은 엄청난 인내력과 기나긴 역경 속에서도 긍정적인 태도를 지속할 수 있는 능력이다. 이 상태의 품질 증명은 연민이다. 이 수준을 성취한 사람들은 타인들에게

괄목할 만한 효과를 발휘한다. 이들은 한참 동안 똑바로 응시할 수 있으며 이러한 응시는 사랑과 평화의 상태를 유도한다.

500대 후반에서, 사람이 바라보는 세계는 절묘한 아름다움과 창조의 완벽함으로 빛 비춰진다. 일체는 동시성에 의해 저절로 일어나고, 사람은 세계와 그 속의 모든 것이 사랑과 신성Divinity의 한 표현임을 본다. 개인적 의지는 신성한Divine 의지와 융합된다. 사람은 현존Presence의 힘을 느끼는데 그것은 실상에 대한 관습적 기대를 벗어난, 보통의 관찰자가 '기적적'이라고 칭하는 현상을 촉진한다. 이러한 현상은 개인의 힘이 아닌 에너지 장의 힘을 나타낸다.

이 수준에서 타인에 대한 책임감은 낮은 수준들에서 보이는 것과는 사뭇 다른 성질을 띤다. 여기에는 자신의 의식 상태를 특정한 개인 대신 생명의 이익 자체를 위해 사용하려는 욕망이 있다. 많은 사람을 동시에 사랑할 수 있는 이 능력에는, 사람은 사랑할수록 더 많이 사랑할 수 있게 된다는 발견이 수반된다. 임사체험의 특징은 변형을 불러일으키는 효과에 있는데, 사람들은 임사체험을 통해 540에서 600 사이의 에너지 수준을 경험하는 일이 잦다.

토론

무조건적 사랑 Unconditional Love은 영성에 몰두하는 이들, 특히 진지한 영적 헌신자와 수행자들 대다수의 목표이다. 이것은 다른 종교는 물론 기독교의 이상이기도 하다. 세계 인구 전체에서 540 수준에 도달하는 이들은 인구의 0.4퍼센트이다. 하지만 무조건적 사랑은 영감을 불러일으키는 헌신적 목표로서 그것을 진지하게 선택하는 이들에게 실용적이고 도달 가능한 목표이지, 단순히 이상적이고 희망적인 상태인 것만은 아니다.

의식 측정 수준은 의식 진화의 척도상에 있는 한 단계를 가리키는데, 그것은 이번 생에 이룬 진보만이 아니라 과거 카르마의 귀결을 반영한다. 전체적인 영적 관점에서, 이 지상의 삶은 붓다가 언급했던 것처럼 최대한의 카르마적 이익을 제공하는 일시적 기착지로 보일 수 있다.

동기 부여가 강하고 영적으로 훈련된 집단에서는, 구성원의 약 50~55퍼센트가 무조건적 사랑이라는 목표에 도달한다. (예 12단계 모임, 영적/종교적 아슈람의 헌신자들, 수도원의 출가자들, 선원과 같은 영적 공동체의 구성원 등)

앞선 상태들의 발생은 또한 매우 앞선 제일 스승의 가르침을 철저히 따르는 것이나 위대한 화신Avatar과의 정렬을 통해 촉진된다. 그러한 스승의 면전에 실제로 있는 것이 갖는 무언의 비언어적 이익은, 스승의 오라의 고주파 에너지('무언의 가르침Silent Teaching', '무심의 전달Transmission of No-Mind', '스승의 은총Grace of the Teacher', 혹은 축복Benediction)의 무언의 전달이다.

진지한 영적 제자는 또한 검증 가능하게 높은 측정치를 갖는 문헌과 가르침을 구하고 미심쩍은 우회로를 피함으로써 이익을 얻는데, 미심쩍은 우회로는 본래 아스트럴에서 기원한 오락일 뿐이다. 또한 공상적인 영적 주장을 피하는 것이 좋다. 그러한 것은 그 대중적 인기에도 불구하고 사실상 200 이하로 측정되는 허구이다.

무조건적 사랑이라는 목표는 매우 단순한 도구로써 이룰 수 있지만, 결과를 내기 위해서는 매일 지속적으로 그것을 살아내야 한다. 무조건적 사랑은 세상 속에서 자기 자신에 대해 존재하는 하나의 상태이자 성질인데, 이는 장애와 모든 한계, 혹은 위치성들과 그러한 위치성이 지불하는(흔히 무의식적인) 대가를 내맡기려는 자발성의 영적 원리들에 진지하게 몰두함으로써 일어나고 출현한다. 무조건적 사랑의 수준에 도달했을 때 자명한 것들은 이미 인지되어 있다. ('정당'한 것, 이득을 얻는 것, 이기는 것, 찬양받는 것 등) 이러한 자명한 한계들의 자리에서 보다 미묘한 것들이 나타나는데, 예컨대 그것은 "나는 안다.", 혹은 "나는 그 모든 것을 안다."는 마음의 추정이다. 뭔가에 대해 안다는 것은 그것으로 '존재'한다는 것과 같지 않다.

성숙된, 진정한 영적 집단이나 벗들과 더불어 경험하는 이로움은, 공유되는 사례, 통찰, 정보가 갖는 가치에 있으며 또한 타가수정*으로 일어나는 영감에 있다. 또한 공식적으로는 영성에 전념하지 않으나 무조건적 자비의 수준에서 활동하는 조직들이 있는데 이들은 상당히 높은 의식 수준을 나타낸다. 예를 들면, 병사가 분쟁의 어느 편에 있는지와는 관계없이 봉사하는 국경 없는 의사회(측정 수준 500)가 그렇다.

무조건적 사랑의 에고 역동

일차적 목표로서 사랑과의 정렬을 통해, 또한 영적 봉헌과 더

---

* 다른 꽃의 꽃가루를 받아서 수정되는 것이다.

불어, 의식 진화는 참나에서 흘러나오는 강력한 영적 에너지의 주입으로 지지되고 촉진된다. 이 독특한 에너지의 유입은 측정 수준 200에서 시작되어 점차로 증가한다. 그것의 관찰 가능한 효과는 동물적 좌뇌 우위로부터 온건하며 영성 지향적인 우뇌 우위로의 뇌 생리 변화(뇌 기능 도표에 따르면)이다.

영적 에너지의 가속을 촉진하는 것은 사적인 이득의 추구와 같은 자기애적이고 이기적인 자기 이익을 포기하는 것이다. 영적 에너지는 겸손함, 자비, 연민의 의도 및 그러한 것들에 대한 정렬, 그리고 박애, 자비, 친절의 형태로 타인의 고통을 덜어 주는 일에 봉헌하려는 의도 및 그러한 봉헌에 대한 정렬을 통해 촉진된다.

영적 에너지는 선형적이고 위치적인 지각이 비선형적 포괄성이라는 더욱 큰 맥락으로 변형되도록 촉매 작용을 하는데, 비선형적 포괄성의 맥락은 시간, 공간, 연쇄의 한계들이나 인과 관계라는 작동 원리에 대한 지각과 신념의 한계를 초월한다. 그리하여 뒤따르는 드러남은 '기적적'이며 변형력을 갖는 것으로 적절히 묘사된다.

기쁨의 근원은 자신의 존재의 타고난 근원 자체에 대한 내적·주관적 경험에서 비롯되며, 그것은 사적인 자기를 원인적 행위자나 동인動因으로 추정하는 한계로 인해 저해되지 않는다. 겸손함과 내맡김을 통해, 상상적 통제는 신과 신성한 의지Divine Will에 양도된다. 이것은 세계가 성인다운(측정 수준 555) 것으로, 또한 사심 없는 태도와 행동으로 표시하는 것으로 귀착되는 일이 잦다.

의식이 계속 발전하면서, 존재하는 전부의 타고난 완벽함과 눈부신 아름다움이 휘황한 광휘로서 빛을 발한다. 모든 생명은 타고난 빛 비춤*이 창조주Creator의 신성Divinity을 드러내면서 더욱 아름다워지게 된다. 영적 에너지 흐름의 주관적 경험은 더할 나위 없는 감미로움으로 느껴진다. 그것은 가슴 부분을 통해 밖으로 흘러나가는 것은 물론 등을 타고 올라가 뇌 자체 속으로 흘러드는 것처럼 느껴지는데, 가슴을 통해 저절로 밖으로 흘러나간 영적 에너지는 일정한 거리를 지나 외부의 사건들에 영향을 미칠 수조차 있다. 영적 에너지는 또한 그 장 속에 들어 있는 타인들의 주관적 상태에 영향을 미치는데, 이것은 고양시키는 효과를 갖는다. (전통적인 스승Teacher의 은총Grace)

영적 에너지('쿤달리니')는 지각에서 영시로의 변형, 그리고 제한된 선형으로부터 존재의 무제한적인 비선형적 본성으로의 변형을 가능하게 해 준다. 이것은 조건(카르마를 포함하는)이 유리할 때 잠재성이 현실화 됨으로 말미암아 전부가 존재 속으로 들어오는 기본적 실상의 표현이다. 이 확증**은 또한 의도와 영적 정렬로 촉진된다. 그래서 기적을 행하는 '사람'은 없다. 기적이란 촉매처럼 작용하는 영적 에너지 장 자체의 비개인적 귀결인데, 영적 제자의 영적 의도에 대해 촉매 작용을 하는 앞선 스승들의 오라에서 방사되는 에너지 역시 마찬가지다.

500대 후반에서는 세상에서 효율적으로 기능하는 것이 여전

---

*   illumination, 이것은 '빛을 비추다'라는 의미로 서구에서 영적 깨달음을 의미하는데, 저자에 따르면 이것은 참나의 빛 비춤이다.
** 위에서 말한 '변형'을 가리킨다.

히 가능하지만, 일상적인 노력과 상업의 세계를 떠날 것과 자신의 사회적 세계 및 과거 직업을 버릴 것을 요구받을 수도 있다. 지속적인 영적 정렬과 수행을 통해 영적 에너지는 계속 흘러 황홀경Ecstasy(측정 수준 575)의 수준까지 증가할 수 있는데, 이것은 일상의 세속적 기능을 무력화시키게 되고 그로 인해 관습적인 노력의 세계에서 물러날 것이 요구된다. 세상은 그러한 상태에 대한, 혹은 타인들이 분개하거나 불안하게 느낄 수조차 있는 그런 이행의 실제적 필요성에 대한 이해가 거의 혹은 전혀 없다는 사실을 미리 각오해 두는 것이 최선이다.

600 수준에서 되돌아오는 평온한 고요와는 달리, 주관적으로,* 황홀경Ecstasy의 상태는 매우 높은 에너지이거나 지칠 줄 모르는 능력이다. 창조Creation의 아름다움은 눈부시게 절묘하며, 모든 창조Creation의 타고난 신성Divinity과 완벽함은 찬란하고 압도적인 강렬함으로 빛을 발한다. 황홀경Ecstasy의 힘은 주관적으로 경험되며, 그래서 운동 수행의 에너지와 강도는 다할 줄 모르게 된다. 피로함은 생기지 않으며, 먹기 위해서 멈추거나 심지어 기본적인 생리적 기능을 수행할 필요조차 없다. 그 대신, 예를 들면 사람은 음식, 휴식이나 일시적 중단 없이 몇 시간이고 계속해서 쉬지 않고 춤출 수 있다. 의식 측정이 없다면, 세상은 그 상태가 병리적인 것인지 혹은 '신성한 중독Divine Intoxication'의 하나인지를 알지 못할 것이다. (참고로 영적 상태와 병리적 상태에 대한 감별 진단을 삽입한다.)

---

* 이는 저자가 자신의 경험에 대해 진술하고 있음을 나타내는 표현이다.

진정한 영적 상태	병리적 상태
삼매	긴장증
종교적 황홀경	조증(양극성의 과도한 종교열)
빛 비춤	과대성
깨달음	종교 망상
독실함	병적 완벽주의
영감	상상
통찰	환각
진정한 영적 스승	가짜 구루, 사기꾼, 가짜 영적 예술가
헌신	광신, 과도한 종교열
몰두하는	강박적, 사교에 세뇌된, 피해자화
영혼의 어두운 밤	병리적 우울
초연함	위축, 무관심
무집착, 수용	수동성
초월적 상태	함구증
신뢰하는	순진한
앞선 상태	정신병, 자기우월광
지복	다행감*
겸손함	낮은 자존감
영적 나눔	개종시키기
몰두	종교열

* 약물로 인한, 혹은 정신증으로 인한 비정상적 행복감

영감 어린	메시아적
신 충격God Shock	정신분열증적 와해
영적 황홀경	조증 상태, 마약에 취한
진짜 영적 지도자	영적 정치인, 사교 교주
자유로운	정신병질적
가르치는	통제하는

비록 황홀경의 상태가 영적으로 앞선 공동체들에서 인지되고 그 주관적 경험에 대해서는 라마크리슈나 같은 유명한 신비주의자들이 묘사한 바 있지만, 세상은 그러한 상태에 대해 알지 못하며 세상에게 그것은 정말 이해 불능이다.

영적 현상: 싯디

의식 수준이 540에서 500대 후반으로 상승하면서, 이성과 습관적인 논리적 개념화, 혹은 원인과 결과로는 설명할 수 없는 현상이 저절로 일어난다. 그러한 현상은 영적 에너지(쿤달리니)의 점진적 지배에 수반되며, 의지 작용에 의해서라기보다는 맥락의 장의 귀결로서 일어난다. 그것은 자율적으로 일어나는 것으로 목격된다. 이는 고전적으로 싯디(산스크리트 어)로 불렸으며 논리로 설명할 수 없기 때문에 '초자연적' 혹은 '기적적/신비적 힘'을 가리킨다.

싯디는 출현 초기에는 산발적일 수 있지만, 의식이 발전하면서 잦아지고 때로는 지속적이 된다. 그것은 의도에 따른 것이 아니며 저절로 일어난다. 싯디는 원격 투시, 예지, 투시, 투청, 초감각적 지각, 사이코메트리,* 동시에 두 곳에 존재하기, 자연 발생적 치유와 변형을 포함하는 기적적인 일의 발생과 같은 능력들을 포함한다. 거기에는 또한 독특한 촉진 작용이 있는데 그러한 것을 미리 예측하거나 설명하는 것은 불가능하다.

그와 같은 능력이나 현상은 개인의 통제하에 있지 않다. 그것은 '원인과 결과'의 귀결이 아니다. 제자들은 그것이 사적인 '나' 혹은 자기自己와는 무관하게 일어나기 때문에 그것을 사적인 것으로 주장하지 말라는 사전 경고를 받는다. 그래서 앞서 말한 것처럼 기적을 행하는 '사람'은 없는데 왜냐하면 기적은 오직 영Spirit의 귀결이기 때문이다. 영적 에고의 팽창을 방지하는 것은 정직성과 겸손함이며, 영적 에고의 팽창은 이득을 위한 이용이라는 유혹으로 귀착된다.

싯디 현상은 출현하여 다양한 기간에 걸쳐 강해지게 되는 경향이 있다. 일부는 사라지고 덜 두드러지는 듯한데, 어떤 것들은 영구적으로 지속된다.

쿤달리니 에너지의 흐름은 그 자체가 기이한데, 그것은 에너지가 등을 따라 올라가서 뇌 속으로 들어가고 마치 가슴 차크라를 거치는 것처럼 나타나서, 그다음에 세상 속으로 흘러나가는 동안에는 주관적으로 그 감각이 오직 절묘하다고 묘사될 수밖에 없다는 점에서 그러하다. 세상에서 쿤달리니 에너지의 현존은 진정으

---

* 특정인의 소유물에 손을 대 보고 그 소유자에 관한 정보를 읽는 것

로 경이로운 일의 펼쳐짐을 촉진한다. 일들은 의도하지 않고 벌어지는 것으로 목격된다. 그것은 마치 신성한Divine 성질들이 평범한 물질적 세계를 초월하는 높은 영역들을 경유하여 나타남 속으로 이끌려 들어오는 듯하다.

결국에는 명백히 '기이한' 것이 새로운 실상이 되는데, 이제 사람은 표면적으로 불가능한 것이 마치 조율된 것처럼 저절로 나타나는, 다른 차원에서 사는 듯하다. 그 장의 힘은 카르마적 잠재성이 조화로운 펼쳐짐 속에서, 나타난 현실로 출현하는 것을 자율적으로 촉진한다. 그 역학은 비선형적이고 따라서 지성에게는 이해 불가능한데, 지성은 인과 관계라는 선형적이고 뉴턴적인 모델의 한계들을 추정하며, 출현이나 신성한 질서Divine Order, 조화Harmony를 개념화하지 못한다.

기쁨과 황홀경의 초월

모든 제한하는 신념, 위치성, 의심, 집착들의 내맡김은 영적 에너지의 유입을 허용하는데, 이는 헌신(측정 수준 555)에 수반되는 것이다. 영적 진실과 사랑에 대한 지속적 헌신은 저항의 해소를 허용한다. 초월하기 위해서는 모든 집착, 심지어는 자기와 사회가 '책임'으로 규정한 것조차 포기할 것이 요구된다. 그래서 관계, 위치, 직위, 사회적 역할은 결국 참나를 각성하거나 깨달음Enlightenment의 상태에 도달하려는 몰두에 넘겨진다. 망설이고 꺼려하는 헌신자는 의심에 매달리며 순진하게 '그렇지만 이건 어떻게 된 거지?'라고 묻는다. 해결책은 모든 '그렇지만'들을 신과 신성한 섭리Divine Providence에 내맡기는 것이다.

　큰 이행은 또한 필요한 현실적 적응을 하고 남들이 필수적인 변화를 수용하도록 도움으로써 타인들에게 책임질 것을 요구한다. 따라서 이 이행은 확신은 물론 상당한 용기와 인내심을 필요로 할 수 있는데, 왜냐하면 그것은 남아 있는 의심, 집착, 죄책감 등을 불러일으키기 때문이다.

　의식의 큰 도약이라는 결말은 좀처럼 진지한 가능성으로 고려되는 일이 없으며, 대부분의 수행자들은 미리 경고받지 않는다면 사전 계획을 세워 놓지 않았을 수 있다. 그러므로 진지한 제자들은 정보를 알아야 하고 또한 의식의 앞선 상태들을 인지할 수 있는 영적 동맹이나 관계를 맺어야만 한다.

　자기가 참나식触*으로 인해 줄어들면서 그러한 내적 상태가 점차 우세해진다. 그에 따른 내외적 변화는 예상했던 것보다 더욱 중대하다는 사실이 판명된다.

　점차로 높아지는 의식 수준들의 출현은 새 안경을 낄 때와 같은 적응 기간을 요구하며, 따라서 지남력orientation**의 변동으로 인해 세속적 기능이 주기적으로 손상될 수 있다. 이 재적응에서 현상들은 원인과 결과라는 평소의 추정된 전제와 지각을 거치는 대신 저절로 자연 발생적으로 일어나고 있음이 발견된다. 쾌락은 더 이상 사람이 얻어 내는 것이 아니며, 어떤 작인이나 사적인 결정을 매

---

* 저자는 달이 해를 가리는 '일식'에 비유하여 '참나식'이라는 용어를 창안했는데, 참나식에서는 자기가 참나에 가려진다.

** 심리학에서 시간과 장소, 상황이나 환경 따위를 올바로 인식하는 능력을 가리킨다.

개로 하지 않는, 장field이 가진 힘의 고유한 귀결이다. 또한 행위를 '하는 자'는 사실상 없다는 것이 점차로 밝혀지고, 사람은 카르마적 잠재성이 추정적이고 이원적인 인과율 너머에 있는 실상의 새로운 패러다임으로부터 자율적으로 펼쳐지는 것을 목격한다. 그리하여 삶은 고유한 매력과 즐거움의 끝없고 연속적인 드러남이 되는데, 이것은 처음에는 경이로워 보인다. 그다음에, 기적적으로 보이는 것은 창조Creation인 진화의 잠재성이 부단히 펼쳐지는 것일 뿐이라는 각성이 오는데, 이로써 주관적 시간 경험은 녹아 버리고 오직 있음Is-ness에 대한 인식으로 대체된다. 이와 비슷하게 '변화'에 대한 지각은, 잠재성의 실현이 나타남으로 인해 현실화되고 있는 것으로서 창조Creation의 진행의 점진적 출현으로 대체된다.

과거도 미래도 없는 것처럼 '지금'은 없으며, 과거나 현재, 미래는 패러다임 한계의 귀결인 전적으로 환상적인 맥락화라는 것이 이해된다. 모든 신념 체계 및 위치성들의 내맡김과 더불어 창조Creation의 펼쳐짐은 저절로 드러난다. 펼쳐지는 과정은 표상들이나 불확실성, 일시적 의심을 불러일으킬 수 있으며 이러한 것은 믿음과 헌신에 내맡겨져야 하는데, 왜냐하면 거기에는 자문에 응해 줄 수 있는 정말로 앞선 영적 스승이 극히 드물기 때문이다. 이 시점에서, 하나의 진동 주파수로서 의식의 장 자체 속에 내재하는 인식Knowingness이, 출현하는 패러다임의 실상을 펼치고 드러내 준다. 참나의 광휘Radiance로 말미암아 드러나는 광채들은 말이 없다. 세계는 그때 현상이라기 보다는 본질Essence의 한 드러남이 된다.

자기 현시Self-revelation는 인식Knowingness을 통해 점차로 신성

Divinity으로 인지되고 확인된다. 이 커다란 패러다임 전환은 예측될 수도 혹은 정말 상상될 수조차 없으며, 그것의 시작은 때로 모호하게 '신 충격'으로 묘사된다. 그 귀결은 심원한 외경인데, 이로 인해 마음은 신성Divinity의 현존 속에서 침묵에 들고 600 수준에서 사라진다. 이제부터 전부는 부단한 펼쳐짐으로서 있는 그대로일 뿐이며, 전부는 시작도 끝도 없고, '그때', '지금' 혹은 '미래'와 같은 분리도 없는 것으로 그 자체를 드러낸다. 각성은 더 이상 정신화, 생각의 귀결로 일어나거나 사적인 자기라는 작인을 통해 일어나지 않는데, 그 이유는 사적 자기는 더 이상 존재하지 않기 때문이다.

기본적인 영적 원리에 충실한 것은 큰 변형에 있어 필수조건인데, 그중 믿음, 헌신, 내맡김은 그러한 변형의 제일가는 양식樣式들이다. 그것은 일체의 신념 체계의 내맡김을 요구하고, 모든 두려움은 단지 위치성과 그것의 지각에 대한 매달림에서 기인하는 환상이라는 이해를 요구할 뿐이다. 그러한 환상에는 익숙하고 관습적인 '실상'의 패러다임에 대한 충성과 그에 대한 믿음이 포함된다. 그 무엇도 사실상 에고가 지각한 대로는 아닌데, 왜냐하면 선형적 차원은 추정일 뿐이고, 비선형적 절대Absolute는 연쇄적 이해나 이해력보다는 저절로 드러나는 완전히 다른 원리들에 따라 작동하는 전혀 다른 패러다임이기 때문이다.

실상Reality에서 '존재'는 그것의 의미이자 그것과 동일하다. 존재에는 주어, 술어나 동사가 없으며 그 이해를 언어화하는 것이 불가능하다. 가능한 최상의 진술은, 어떤 것의 '의미'는 그것의 '존재'이다 라는 것이다. 정체가 그것의 의미이다. 모든 서술과 정의는 이원적 추상이자 정신 작용임이 명백해지는데, 이원적 추상과 정신 작용은 그러한 것의 원래 정의를 우회적으로 구체화한다. 진실은 전부임_Allness_으로서의 그 존재로 말미암아 자율적으로 자명하다. 추정된 주어와 목적어의 이원적 분리라는 인공물이 없다면, 전부를 둘러싸는 존재_Existence_의 하나임_Oneness_이 바로 그 자체의 정의이자 의미이다. 그래서 고양이는 고양이'임_being_'으로 말미암아 자신이 고양이라는 것을 '알고', 따라서 그 자신의 실상에서 이원적으로 분리되어 있지 않다. 아는 자와 아는 대상은 하나이자 동일한 정체이다.

영적 황홀경과 기쁨의 초월은, 무슨 일이 있더라도 전부를 신에게 내맡기려는 자발성에 달려 있는데, 묘사가 불가능한 어떤 차원에 속해 있는 황홀경의 절묘한 상태조차 내맡겨져야 한다. 그러한 상태 자체가 이제는 유혹이며 깨달음_Enlightenment_의 상태로의 진화를 늦출 수 있다. 처음에는 그런 영광스러운 조건을 신에게 내맡기는 데 대한 꺼림과 낙담이 있는데, 하지만 이 경이로움조차 또한 놓아야 한다는 인식이 솟아난다. 그 걸음을 떼어 놓아야 한다는 격렬한 고통과 그에 대한 망설임은 그러한 조건과 경이에 대한 집착이 부지불식간에 이미 생겨났다는 것을 드러내 준다. 그다음 몰두와 의도로 인해, 이 또한 "오 주님, 당신께_to Thee, O Lord_" 내맡겨져야 한다는 확신이 든다. 그리고 그것을 내맡김과 함께 무한한 평화_Peace_가 압도해 오는데, 이는 600 수준으로 모든 이해나 묘사를 넘어서 있다. 그 상태에서는 신의 평화의 현실임이 저절로 드러난다.

TRANSCENDING THE LEVELS OF CONSCIOUSNESS

/ 4부 / 측정 수준 600-1,000:
빛 비춰진,
깨달은 상태들

개관

─ 초월

빛 비춤Illumination, 참나 각성Self-Realization, 깨달음Enlightenment은 역사적으로 최고의 의식 수준들을 입증했던 신성한Divine 상태들을 가리킨다. 이러한 상태는 에고가 선형성의 속박이라는 한계를 초월했음을 나타내고, 무한한 실상Infinite Reality이자 존재Existence의 근원의 광휘Radiance가 출현했음을 나타낸다.

엄밀히 말해서 깨달은 상태들은 의식 수준 600에서 출현하는데, 이는 휘황한 참나Radiant Self의 빛으로 비춰진 무한한 평화Infinite Peace와 지복Bliss의 수준이다. 참나로서 내재적Immanent 신의 출현은 보통의 인간 활동을 지속하는 것을 불가능하게 만드는 일이 잦으며 이는 결국 세상에서의 물러남이나 심지어 육체를 떠나는 것으로 끝나는데, 육체를 떠나는 것은 600 수준에 도달한 이들 중 절반이 택하는 선택지이다. 지복Bliss의 상태는 완전하며 모든 원하는 것이나 필요, 욕망, 혐오(육체성에 대한 것을 포함하여)의 사라짐을 특징으로 한다.

700에서 850까지의 수준들은 지극히 드물며 참나 각성Self-Realization의 상태로 표시되는데, 이 수준들은 매우 앞선 스승들의 특징이고 이들은 평생 동안 일정한 수준에 머무는 경향이 있다. 이 수준들의 독특함은 추종자와 헌신자를 끌어당기는데, 나중에 이들은 뒤따라 오는 세대를 위해 가르침의 기억을 요약된 형태로 문자화한다.

역사상 매우 앞선 영적 앎의 상태들이 다양한 종교적 문화와 문명들에서 이따금씩 일어났다. 비록 의식의 앞선 상태(사토리)들이 크게 진보한 영적 헌신자들에게서 일시적으로 일어날 수는 있지만, 그 상태가 영속적이 되어 완전히 무르익은 스승으로 끝나는 일은 드물다. 위와 같은 일이 생길 때, 그 가르침은 여러 세기 동안 큰 가치를 갖고 다수의 언어로 번역되어 인류에게 가치를 인정받았음을 나타낸다.

특징적으로, 정확한 가르침은 스승의 의식 수준과 동일하게 측정되며, 따라서 둘 사이의 모든 편차는 그릇된 해석이나 오역을 가리킨다. 이것이 중요한 이유는 그런 식의 오해가 매우 흔하고 일부 종교에서는 일탈과 오류가 우세하기조차 하여, 원래의 가르침보다 낮게 측정되기 때문이다.

전 역사에 걸쳐 가장 드문 것은 850을 넘는 의식 수준들의 발생인데, 이것은 그 어떤 이름으로든 신성Divinity을 완전히 각성했음을 나타낸다. 다시 말하면, 오역이 자주 발생하는데, 진실Truth에 대한 이해력 결핍과 더불어 가르침을 이해할 수 있는 에고/마음 능력의 한계로 인해 진실Truth은 오해받게 된다. 그러므로, 매우 앞선 의식 상태에 속했던 위대한 현인들의 최상의 가르침에 대한 검증은 대단히 가치 있는 일이었다.

그 희귀함에도 불구하고, 전 역사의 빛 비춰진 영적 스승들은 문명에 큰 충격을 주었고, 그들의 가르침은 사회의 모든 수준에, 명시적으로 인정되든 그렇지 않든 간에 지대한 영향을 미쳤다. 예를 들면, 현재의 세계에서는 영적 진실의 이로움을 사회의 기본 구조 속으로 제도화하고 흡수한 다음, 세속화의 과정을 거쳐 그 영감의 근원에 대한 인정을 부인하거나 폐기하는 패턴이 출현했다.

무엇을 삶의 지침이 될 궁극적 진실이라고 믿을 것인지는 각자가 스스로 결정해야만 한다. 열렬한 무신론자조차 이를 입증해 준다. 오늘날의 세계에서 환상적 선과 진짜 선의 구별은 이제 의식 과학의 출현으로 용이하게 이루어질 수 있는데, 의식의 과학이 에고의 환상과 지각을 진실의 확증 가능한 본질과 구별하는 것은 마치 야금학의 출현 덕분에 황동석과 진짜 금속을 식별할 수 있게 된 것과 같고, 또 DNA 테스트를 통해 신원을 확인할 수 있게 된 것과 같다. 인간 정신 자체는 오류를 범하는 경향이 있지만, 그럼에도 불구하고 그것은 자신이 진실과 진실의 발견 수단으로 지각하는 것을 소중히 여기고 추구한다. 동일한 행로를 보여 주는 것이 엄격히 유물론적인 과학자의 성실성인데, 그는 그러한 성실성을 통해 진실의 유일한 영토로서의 지성에 헌신한다.

진실Truth 자체를 가르치는 것 외에, 깨달은 스승들Enlightened Teachers은 영감, 헌신, 연민의 강력한 장을 인류의 에너지 장 속으로 퍼뜨리는데 그러한 장은 전부를 포함하며 고양시켜 준다. 이 강력하고 신성한Divine 영적 에너지의 출현이 없었다면 인류 의식의 진화는 200 수준에서 멈추었을 것이고 그 이상의 진화는 불가능했을 것이다. 깨달음Enlightenment의 상태는 그 이상의 의식 진화에 대해 궁극적 가능성이자 실현 가능한 잠재성을 나타낸다. 그리하여 예수 그리스도는 자신이 신성Divinity의 성육신成肉身으로 말미암아 '인간의 아들'인 동시에 '신의 아들'이라고 진술했다. 크리슈나는 지고의 스승Supreme Teacher의 진실을 나타냈고, 붓다는 궁극적 상태Ultimate State는 모든 명사화 너머에 있다고 가르쳤다.

이러한 진실은 오늘날 세계에서 의식 수준 측정의 이용으로 확증 가능한데, 의식 측정은 1,000의 화신들이 이제껏 인간계에서 가능한 최고의 수준을 나타낸다는 것을 확인해 준다. 이렇듯 역사상 위대한 스승들에 대한 존경은 단순한 신화가 아닌 확증 가능한 사실을 기초로 한다. 의식 측정법 자체도 진실 추구에 대한 인류의 봉헌의 귀결로서 출현했으며, 가장 교양 높은 지성들(예 뉴턴, 프로이트, 아인슈타인은 499로 측정되었다.)의 능력조차 넘어서는 식별 수단을 제공했다.

평화, 지복, 빛 비춤 (측정 수준 600)

TRANSCENDING THE LEVELS OF CONSCIOUSNESS

16

서론

깨달음Enlightenment의 상태들은 선형이 비선형으로 대체된 결과 의식 수준 600에서 출현한다. 이 에너지 장은 초월Transcendence, 빛 비춤Illumination, 지복Bliss, 신 의식과 같은 용어들이 가리키는 경험과 관련된다. 이 상태에 이를 때, 주체와 객체 사이의 구별은 사라지고, 지각의 특정한 초점은 없다. 이 수준의 개인들은 세상을 떠나는 일이 잦은데, 왜냐하면 지복의 상태는 일상적인 활동을 불가능하게 만들기 때문이다. 하지만 일부는 살아남아 영적 스승이 되고, 다른 일부는 이름 없이 인류의 향상을 위해 노력한다. 몇몇은 세상으로 복귀하여 각자의 분야에서 두각을 드러내는 천재가 되어 사회에 크게 기여한다. 종교의 테두리 안에 남아 있는 이들은 결국 공식적으로 성인으로 지명될 수도 있는데, 하지만 이 수준에서는 일반적으로 공식적 종교는 초월되어 모든 종교의 원천을 이루는 순수한 영성으로 대체된다. 현재 지구상에는 600이나 그 이상으로 측정되는 사람들이 12명 있다. (익명, 600-700에 3명, 700-800에 1명, 800-900에 1명, 900-1,000에 1명)

600 수준 이상에서, 행위는 시간과 공간 속에 정지된 채 슬로모션으로 일어나는 것으로 지각된다. 전부는 살아 있고, 빛나고, 끊임없이 흐르며, 절묘하게 조율된 진화의 춤 속에서 펼쳐지는데, 그 속에서 의의와 근원Source은 압도적이다. 이 굉장한 드러남은 생각이나 개념 없이 일어나므로, 마음속에는 개념화를 중단시킨 무한한 침묵이 있다. 목격하고 있는 그것과 목격되는 그것은 정체가 동일하다. 관찰자는 녹아 버리고 동등하게 관찰 그 자체가 된다. 모든 것은 다른 모든 것과 연결되어 있으며, 그 힘이 무한하지만 절묘하게 부드러운 현존Presence에 의해 일체가 된다.

600에서 700 사이로 측정되는 미술, 음악, 건축물의 걸작품은 일시적으로 우리를 높은 의식 수준으로 데려다 줄 수 있는데, 이러한 것들은 보편적으로 영감을 불러일으키는 영원한 것으로 인지된다.

토론

선형에서 의식의 비선형적 '영역들'로의 초월은 커다란 패러다임 전환을 낳는다. 이 수준에서는 이행을 목격하는 '이것'이나 분리된 '사람'이 없는데, 왜냐하면 그것은 자기완결적˚이어서 '아는 자Knower'와 '아는 대상Known'이 동일하기 때문이다. 여기에는 신의 현존Presence임이 틀림없는 무한한 평화Peace의 상태가 있으며, 그것은 감정적이거나 심리적인 평화나 평온함과는 다른 차원에 속해 있다.

멎어 있음 속에서, 전부는 저절로, 자율적으로, 자연 발생적으로 일어난다. 소리는 침묵에 영향을 미치지 않고 침묵은 소리 안에서 조차 지속된다. 그 상태는 전통적으로 그리고 역사적으로 사치타 난다(침묵의 지복)로 지칭되었다. 생리적 기능은 정지될 수 있다. 움직이거나 말하려는 욕망은 없으며, 내면의 침묵Silence은 영원성 속에 정지된 것처럼 소리가 없다.

육체가 지속되고 생존하는지 여부는 관심사가 아니고 사실상 아무런 의미도 없다. 그것은 관심 밖의 문제이며 지휘하는 것은 우주Universe에 달려 있다. 카르마적 경향이 육체의 지속과 정렬된 다면, 육체는 생존한다. 그렇지 않다면 육체는 단순히 버려지고 만다. 육체는 흙에서 나왔으므로 영의 목적을 충족시켰다면 다시 흙으로 돌아가는 것이다.

이 의식 수준이 실현되었을 때, 약 50퍼센트의 경우 육체는 포기될 것이다. 그렇지 않을 경우 육체의 지속은 세상의 반응과 일치하는데, 세상은 먹거나 마실 필요성을 강조할 수 있다. 내부에서는 이 방식이나 저 방식에 대한 기호가 전혀 없고, 의사소통의 필요나 말할 필요성도 없다.

---

* Self-contained, '참나완결적'이라는 의미를 함께 갖는다.

현존Presence은 자기 충족적이고, 완전하고, 비할 바 없이 절묘하게 부드러우며, 동시에 강력하다. 그것의 본질은 존재Existence의 근원Source으로서 모든 나타남에 스며든다. 일체는 나타나지 않은 것이, 본유적이고 오직 현존하며 의지 작용 너머에 있는 한 근원으로부터 창조Creation로서 나타난 것Manifest이 되고 있는 것에서 솟아나는 것으로 보인다.

단일성Unity과 하나임Oneness 안에서, 모든 것은 다른 모든 것에 동시에 내재해 있는데, 그러나 이것은 '동일자'로 존재하기 때문도, '다른' 것으로 존재하기 때문도 아니다. 전부임Allness의 무한한 맥락 안에서 잠재성은 일반적으로 신의 의지God's Will로 알려져 있는 신성한 명령Divine Ordinance에 의해 활성화된다. 하지만 '의지Will'라는 용어는 그것이 고의성을 암시한다는 측면에서 다소 오해를 불러일으킨다. 창조는 무한한 잠재성의 출현이 창조Creation로서 펼쳐지고 드러나는 것으로 목격된다. 그래서 '저것'(창조Creation)을 창조하는 '이것'(창조주Creator)의 이원성은 없는데 왜냐하면 창조주Creator와 창조Creation는 하나이자 동일자이고, 창조Creation는 스스로 빛을 발하기 때문이다.

존재하는 모든 것은 완벽하고 완전하다. 창조는 에고가 목격하는 바와 같이 완벽하지 않음에서 완벽함으로 이동하는 것이 아니라, 완벽에서 완벽으로 이동한다. 완벽하지 않음에서 완벽함으로 이동한다는 환상은 정신화이다. 예를 들면, 장미 봉우리는 완벽하지 않은 장미가 아니라 완벽한 장미 봉우리이다. 반쯤 벌어졌을 때 그것은 완벽한 피어나고 있는 꽃이고, 완전히 벌어졌을 때 그것은 완벽한 활짝 핀 꽃이다. 시들 때 그것은 완벽한 시든 꽃이고, 그다음에는 완벽한 마른 식물이 되며, 그 이후 완벽하게 수면 상태에 든다. 그러므로 각각의 상태는 창조Creation의 진화의 출현이자 펼쳐짐으로서 장미가 갖는 표현의 모든 확장에서 완벽하다. 그리하여 '변화'라는 환상은 잠재성으로부터 현실이 나타나는 과정(이행, 출현, 펼쳐짐, 변태)의 목격으로 대체된다.

정신적 해석에 의한 간섭이 없을 때, 존재하는 전부All that Exists의 완벽함은 그 고유한 아름다움으로 증명되는데, 일체의 고유한 아름다움은 그 완벽함의 변형된 물질적 외관이다. 선형적 마음에서만 흘러나오는 편집과 분류가 없을 때, 일체는 동등하게 절묘한 것으로 보인다. 세상이 잡초라고 무시하는 것이 꽃의 아름다움과 동등한 아름다움을 갖는다. 모든 자연의 살아 있는 조각 설계는 동등하며, 분류하지 않을 때 일체는 동일한 장점이나 가치를 갖는 것으로 각성된다. 전부는 창조Creation로서의 신성Divinity의 한 표현이다. 전부는 동등하게 신성하고 성스럽다.

다른 어떤 것과도 마찬가지로, 육체 또한 자율적이며 알아서 돌아다닌다. 600대의 수준에서는 원인적 행위자나 행위의 '결정자'로 상상되는 사적인 자기나 '나'와 같은, 의지 작용을 갖는 원인적 자리는 없다.

평화와 빛 비춤의 역학

보통의 삶에서, 에고는 행위의 저자임을 주장한다. 내적 실상으로 경험되는 이 자기 본위적 주장은, 즉석 편집이라는 에고의 인지되지 않은 기능에 기초한 망상이다. 이 즉석 편집 현상은 어떤 현상이 실제로 일어난 지 만분의 1초 뒤에 벌어진다. 에고의 이 기능에 대한 최상의 비유는, 전에 언급한 것처럼 카세트 녹음기의 재생 기능에 대한 비유이다. 소리가 테이프에 녹음될 때, 테이프의 재생 기능 덕분에 사람은 찰나 전에 막 녹음된 것을 들을 수 있다. 그러므로 사람은 원본을 경험하는 것이 아니라, 찰나의 지체와 더불어 녹음본을 경험하는 것이다. 이러한 지체는 보통의 삶에 대한 모든 에고 경험에 내재해 있으며, 이로써 마음은 실상을 경험하는 것이 아니라 실상의 지체된 즉석 재생을 지각의 필터를 통해 경험하는 것이다. 600 수준에서 이 지체는 사라지고 그와 함께 '이것' 혹은 '저것'이라는 망상 또한 사라지는데, 그것은 처리하는 지체가 없을 때 '이것'과 '저것'은 인위적으로 분리되지 않은 단일체로 결합되기 때문이다. 에고의 심사 장치라는 내적 위치가 없다면, 현상들은 관객 환상을 거치지 않고 곧바로 경험된다.

현상과 분리되는 대신 현상과 하나로 존재한다는 것은, 존재하는 전부All that Exists로 표현된 현존Presence의 살아 있음과 전부임Allness의 경험으로 귀착된다. 존재를 갖는 전부는 그저 수동적으로 '거기' 있는 것이 아니며, 어떤 고의적 의도로서가 아닌 존재의 한 성질로서 그 자체를 표면적으로 앎에 드러낸다. 그리하여 우주는 신성Divinity의 내재적 광휘Radiance와 함께 빛을 발하는, 절묘하게 아름답고 완벽한 선물처럼 보인다. 현상적으로, 목격함은 모든 움직임이 슬로 모션으로 일어나는 듯 목격되는 것처럼 황홀하다고 묘사될 수 있다.

이전에 에고/자기에 기인하는 것으로 여겨졌던 현상, 움직임, 행위는 이제 자율적인 것으로 보이는데, 여기에는 특정한 기점起點이 없으며, 더구나 독립된 '나'라는 초점이 없다. 대신 '나임I-ness'의 감각이 확장하는데, 그것은 분리된 정체들로서가 아닌 본질Essence로서 보다 원초적이고 전부를 감싸며, 본유적인 어떤 수준에 이르기까지 전부를 포괄한다. 결과적으로, 관계에 대한 이러한 지각* 또한 사라지는데 왜냐하면 그것은 분리를 지각하는 것과 관련되는 정신적 구조물이기 때문이다. 분리에 대한 지각은 비선형적 포괄성에 대한 앎으로 대체된다. 그래서 설명되어야 할 지각된 분리가 없을 때 관계 개념은 무의미해지고 적용할 수 없게 된다. 참나는 세계와 '관계'하지 않는데 왜냐하면 존재Existence는 참나의 불가분의 본질Essence이기 때문이다. (이와 비슷하게, 과학은 우주에 확인 가능한 '중심'이 없다는 것을 발견했다.)

비록 기억의 데이터 뱅크는 계속해서 이용 가능하지만 그것의 가치는 묘사적 인지 능력에 있고, 인지 능력은 육체 기능의 지속이 카르마적 선택지일 경우 그것을 가능하게 해 준다. 육체는 그때 대략 타성에 비길 만한 원리에 따라 작동하는 듯하다. 이전의 책에서 기술한 것처럼, 육체는 '카르마의 태엽을 감아 놓은 인형'처럼 저 혼자서 예정된 길을 간다.

600 수준과 그 이상에서의 변형은 에고의 자기애적 핵심이 녹아 버린 결과인데, 그것은 스스로를 통치권자로, 따라서 제일의 원

---

* 분리된 정체들의 지각을 가리킨다.

인적 행위자이자 의지 작용을 갖는 저자로 그릇되게 추정한다. 이러한 추론은 '에고 중심적'이라는 용어의 의미에 포함된다. 이렇듯 에고의 핵심은 그 기본 추정에 있는데, 에고는 그것으로써 스스로를 존재, 행위, 결정의 일차적 근원으로 보고 그리하여 신성Divinity의 통치권을 찬탈한다. 이 원시적 추정은 '악성 메시아적 자기애'라는 병리적 상태에서 공공연하게 전시되는데, 여기서 에고의 핵심은 사실상 숭배된다. 이러한 자기 신격화는 자기 자신을 말 그대로 신으로 선언했던 로마 황제들의 시대에서부터, 과대하고 전능한 에고 팽창을 보여 준 현재의 세계 지도자들에 이르기까지, 전 역사에 걸쳐 노골적으로 표현되었다. (악성 메시아적 자기애 증후군(측정 수준 30)은 『진실 대 거짓』 15장에 자세히 묘사된다.)

600 수준의 초월

보통의 개념화와 교육에 대해, 지복Bliss 상태는 궁극적 상태처럼 보일 것이다. 에고 자체의 관점에서 바라보면 그것은 정확히 그러하다. 불안, 예상, 후회, 매력, 열망은 사라진다. 규칙, 목적, 목표, 과정들, 그리고 충족되거나 완성되어야 할 조건이나 해내야 할 역할 또한 사라진다. 이 수준에는 사람, 자기, 혹은 다툼을 벌일 타인이 없다. 모든 것이 저절로, 자연 발생적으로 일어나며 순전히 있는 그것으로 스스로를 드러낼 뿐이다. 이와 비슷하게, 묘사적 지각인 '성질'은 사라진다. 일체는 형용사 없이, 단순히 있는 그대로 있다. 마음은 멎는데, 그것은 주체나 대상이 없고 '저것'을 하는 '이것'이라는 행위자가 없으면 동사의 필요성이 없기 때문이다. 성질

부여가 없다면 형용사의 필요성도 없다. 게다가 내려야 할 결정이 없기 때문에 의지 작용은 사라지고, 전부는 창조Creation의 진화의 표현으로서 자연 발생적이고 자율적으로 진화한다.

이러한 에고 기능의 해소 뒤에 남는 것은 앎/목격함이지만, 거기에는 사실 목격자가 없다. 남는 것은 의식 자체다. 의식에 대해서는 처리의 필요성이 없는데, 왜냐하면 덧씌워진 선형적 성질로 인해 선택지들이 분리되는 일이 더 이상 없기 때문이다. 그리하여 선택하거나 찬반양론을 따져볼 필요는 없다. 운용상으로, 정보는 정보 자체로 충분하며 그로 인해 행위는 자율적이다. 의사 결정은 더 이상 필요하지 않은데 왜냐하면 일치가 관계나 선택지들을 대체하기 때문이다. 또한 '하는 자'가 없으므로 아무 일도 '벌어지지' 않는데, 사건을 경험하기 위해서는 제한된 관점의 투사와 수반하는 정신 작용이 요구될 것이다.

시간 경험이 그치면서, 연쇄는 사라진다. 그리하여 '전'이나 '후'는 없다. 일치의 단일성Unity of Concordance의 조화로움은 잠재성이 그 자체를 나타남으로 표현함(그러나 의도성은 결여된)에 따라 진화한다. 이와 가장 비슷한 것이 전체와 조화롭게 일치하는 우주의 운동일 것이다. 그래서 중력은 창조Creation에 내재해 있으며, 중력의 장은 정신적, 탐구적, 가설적 구조물을 나타내는 용어들인 '원인적'이나 '결과적'이 아닌 '부수적'이다. 일치는 신성한 단일성Divine Unity과 조화Harmony의 표현인데, 이것은 데카르트의 레스 인테르나*(코기탄스**)와 레스 엑스테르나/엑스텐사(있는 그대로의 세계)의 이원적 분리를 초월하면서 명백해지게 된다. 하나임Oneness의 단일성Unity 안에 곧, 분리된 '저것'의 원인이 되는 분리된 '이것'이 없다.

600 수준을 초월하기 위해서는 목격하고/관찰하는 성질과의 동일시를 버릴 필요가 있는데, 목격하고/관찰하는 성질은 사실상 의식 자체에 내재한 자율적 성질이다. 깊은 명상을 통해 이러한 성질에 대한 무의식적 동일시가 있었음을 알게되는데, 이것은 목격자나 관찰자로 존재함의 환상이나 그런 식의 존재에서 얻는 보상을 내맡길 것을 요구한다.

한층 더 앞선 깨달음Enlightenment의 수준으로 옮겨 가는 데 대한 일차적 장애는 지복Bliss 상태 자체에 대한 만족과 쾌락 및 그에 대한 부지중의 집착이다. 게다가 지복Bliss의 상태는 완성이자 전체로서 경험된다. 그다음 그 상태가 아무리 절묘할지라도 그것조차 신에게 내맡겨져야 한다는 인식이 일어난다. 지복Bliss의 내맡김과 더불어 이제껏 상상된 적 없는, 한층 더 확장된 패러다임이 솟아난다.

---

* 내적 세계

** 정신적으로 사유할 수 있는 인간

참고

600대의 스승과 저작 가운데 일부의 측정 수준

스승들		저작들	
노자	610	『기적수업』(워크북)	600
마하가섭	695	『노자 도덕경』	610
막데부르크	640	『누가 복음서』	699
묵타난다	655	『도마 복음서』	660
비베카난다	610	『미드라드 Midrath』	665
사치타난다	605	『미쉬네 Mishneh』	665
스리 오로빈도	605	『비즈나나 바이라바』	635
아비나바굽타	655	『신약』(킹 제임스 판)	640
J. 타울레스	640	『시편』(람사판 성경)	650
카르마파	630	『아비나바굽타』	655
		『아함경』	645
		『창세기』(람사판 성경)	660
		『카발라』	605

17

TRANSCENDING THE LEVELS OF CONSCIOUSNESS

참나 각성 (측정 수준 700-849)

서론

이것은 현인들, 즉 참나 각성의 영적 실상에 대해 묘사한 아드바이타나 베단타의 위대한 스승들의 수준이다. 이것은 강력한 영감의 수준인데, 왜냐하면 이 깨달은 현인들Enlightened Sages은 전 인류에게 영향을 미치는 끌개 에너지 장을 설치하기 때문이다. 이 수준에서는 타인과 분리된 개별적인 사적 자기의 경험은 더 이상 없고, 오히려 참나가 의식 및 신성Divinity과 동일시하는 것이 있다. 내재적 신성Divinity Immanent은 마음 너머에 있는 참나로 각성된다. 이것은 인간계에서 의식 진화의 정점에 가깝다.

위대한 가르침은 대중을 향상시키고 전 인류의 앎의 수준을 높여 준다. 그러한 통찰을 갖는 것을 은총Grace이라고 하는데, 은총

Grace이 가져다주는 선물은 무한한 평화Peace이다. 그것은 형언할 수 없으며 언어 너머에 있다. 이러한 각성 수준에서, 자신의 존재에 대한 감각은 모든 시간과 모든 개별성을 초월한다. 육체를 '나'로 동일시하는 일은 더 이상 없으며, 따라서 육체의 운명은 관심사가 아니다. 육체는 마음의 개입을 통한 의식의 도구일 뿐으로 보이는데, 육체의 제일 가치는 의사소통의 도구로서의 가치이다. 자기는 참나와 다시 합쳐진다. 이것은 비이원성 혹은 완전한 하나임Oneness의 수준이다. 의식의 국소화는 없다. 앎은 어디에나 동등하게 현존한다.

깨달음Enlightenment의 수준에 도달한 개인들을 묘사한 미술의 걸작품은 흔히 무드라라는 특정한 손짓을 한 스승을 보여 주는데, 여기서 손바닥은 상징적으로 축복을 방사한다. 이는 인류 의식에 이 축복의 에너지 장을 전달하는 행위이며, 또한 후광으로 묘사되기도 한다. 이것은 신성한 은총Divine Grace의 수준인데, 이 수준은 잠재적으로 1,000까지 진화할 수 있다. 1,000의 수준은 '주'라는 호칭이 적당한 위대한 화신들Great Avatar과 같은, 기록된 역사 속에서 살았던 인물들이 이제껏 도달했던 최고의 수준이다.(주 크리슈나, 주 붓다, 주 예수 그리스도, 그리고 조로아스터)

토론

지복Bliss 너머에는 위대한 신비주의자들의 수준들이 있는데, 이들의 인식Knowingness은 참나(내재적 신God Immanent)로서의 신성Divinity의 현존Presence의 귀결이다. 내재적 대 초월적으로 신을 구별하는 것은 신학적, 지적, 개념적 구별이다. 참나의 현존Presence은 고전적인 페루샤, 혹은 근원Source으로서의 참나의 광휘Radiance를 구성한다. 참나는 신성Divinity 자체와의 동일성으로 말미암아 '안다'. 참나는 그로써 그 자신의 앎Awareness이고, 그 자체의 현존Presence을 통해서 스스로를 '아는 자Knower'로서 '알려지게' 만든다. 그리하여 참나는 무엇에 '대하여' 알지 않으며 그 자체 본질Essence의 완성Completion이다.

지복Bliss의 초월은 한정된 기능의 재개를 허용할 수 있으며, 이를 통해 세상 속으로의 재진입이 가능하다. 하지만 그것은 이제 어떤 결정이 아닌 비선형적 영역 내에서의 출현이다. 외관상으로 그것은 의지에 따른 것으로 잘못 지각된다. 사실상 '결정'을 내릴 '결정자'는 없고, 선택이나 결정을 필요로 하는 '선택지'들 역시 없다. 삶은 창조Creation인 진화의 표현이자 편재하는 의식의 장 자체의 표현으로서 현상학적으로 자율적이 되는데, 편재하는 의식의 장은 또한 그것의 본질Essence이 갖는 성질로 말미암아 선천적으로 다재다능하다.

의식 수준 600과 그 이상이 고전적으로 '무심'으로 불리는 것은 연쇄적 사고가 그치고 그 자리에 의식의 비선형적 앎 자체가 들어서기 때문인데, 이러한 앎은 세계의 문헌에서 종종 한마음Mind으로 언급된다. 신성Divinity으로 말미암아, 잠재성으로서의 나타나지 않은 것Unmanifest은 실현으로서의 나타난 것Manifest이 된다. 깨달은 신비주의자Enlightened Mystic는 본유Innate, 本有를 그 표현된 묘사에 대해 설명해 주는 번역자가 되는데, 본유는 그 표현된 묘사를 통해 세상에 알려지게 된다. 주관적으로, 현존Presence은 의식 자체의 현존이며, 현존Presence의 성질은 사랑Love의 표현으로서의 진실Truth이자, 상호적으로 진실의 광채로서의 사랑이기도 하다.

700대의 의식 수준은 역사적으로 참나 각성의 수준이나 앞선 신비주의자들의 수준으로 분류되는데, 예컨대 최근에 나타난 이들로는 라마나 마하르시, 니사르가다타 마하라지, 스리 오로빈도, 마하트마 간디, 파탄잘리가 있다. 이 수준의 친숙한 저작으로는 달마 어록, 무지의 구름, 금강경, 반야심경, 법화경, 코란, 신약(계시록 제외)이 있고, 리그베다는 물론 파탄잘리의 요가경들이 있다. (편의를 위해, 대표적인 목록을 장 마지막에 수록했다.)

가장 유명한 스승들 가운데 몇몇이 비교적 최근에 살았다는 것은 주목할 만하다. 일부는 일반 사회에서 일치된 인정을 받았다. 사회에 대한 이들의 충격은 두 수준에 걸쳐 있는데, 우선 이들은 특정한 가르침을 표현했고 그와 동시에 침묵 속에서 자신의 오라에서 나온 에너지 장을 인류의 집단 의식 속으로 방사했다. 그러한 방사의 효과는 이중적이다. 첫째는 세상 속의 부정성을 상쇄하는 것이고, 두 번째는 인류 일반의, 특히 헌신자들의 전반적 의식 향상에 기여하는 것이다.

전에 언급했던 것처럼, 대중의 의식 수준은 붓다 탄생 당시는 90, 예수 그리스도 시대가 되었을 때는 100, 그다음에는 190으로 상승하여 여러 세기 동안 그 상태로 머물렀다. 이후 1980년대 후반, 갑자기 205로 뛰어올랐고 2003년 11월에는 다시 현재의 수준 207로 상승했다.

전통적인 영적 문헌에는 사마디의 상태로 묘사된, 의식의 다양한 앞선 수준에 대한 묘사와 분류가 있다. 의식의 앞선 수준들은 에고의 한계를 초월한 귀결인 명상 상태들과 묘사적으로 결부되는 일이 많다. 의식의 앞선 수준들 일부는 사토리 혹은 깨어남으로 지칭되는 다양한 상태와 마찬가지로 일시적이다. 그것은 명상 상태 자체에 의존하는 일이 많다. 처음에 사토리 상태는 눈을 감은 채 가만히 있을 것을 요구한다. 좀 더 발전함에 따라, 눈을 뜬 채로도 사토리 상태가 지속된다. 좀 더 진행되면, 눈을 뜨고, 걸어 다니며, 활동을 재개한 상태에서도 그것이 그대로 유지된다. 1500년대에 처음 나온 선불교의 유명한 십우도에서는 그 진행을 다음과 같이 묘사한다. 먼저, 에고(황소)를 찾아내 확인한다. 그다음 그것을 길들인다. 그다음 그것을 초월한다. 그다음 세상을 떠난다. 그다음 세상은 사라진다. 그런 다음에, 숙성된 현인으로서 세상으로 돌아간다. 이 시점에서, 세상은 (의식 자체인) 물 위에 비친 그림자에 지나지 않는 것으로 묘사된다.

의식이 진화할 때, 의식은 한층 앞선 에너지 장을 통한 '무르익음', 재정렬, 재적응의 시기로 묘사되는 다양한 기간 동안 일정 수준에 머물러 있는 것처럼 보인다. 그 기간에는 말하고 의사소통하는 능력은 물론 육체의 기능 및 소재所在와의, 그리고 생리적 기능의 재개와의 필요적 재정렬이 있다. 예를 들면, 라마나 마하르시는 갑작스럽고 예기치 못한 깨달음Enlightenment이 나타난 뒤 말하라고 재촉받기까지 2년간 말을 하지 않았다. 그는 육체에 대해서는 전혀 상관하지 않았다. 니사르가다타 마하라지는 히말라야를 향해 걸어서 방랑을 떠나는 바람에 사람들이 봄베이로 다시 데려와야만 했다.

이러한 복귀를 주관적으로 경험한 바에 따르면, 그것은 사랑, 호소, 간청에 대한, 혹은 주변에 있는 타인들의 효과에 대한 자연 발생적 반응이라는 것이다. 내부에서 마음은 침묵한다. 거기에는 말하려는 '개인적' 성향이나 의사소통의 필요는 없고, 또한 육체 자체의 생명 속에서 계속해 나갈 그 어떤 필요성도 없다.

내재적으로, 의식의 앞선 수준 하나하나는 그 자체 내에서 완전하다. 대부분의 현인들은 평생 일정한 수준에 머물러 있었다. 일부는 한정된 분야에서, 세상 속에서의 기능으로 용케 복귀했다. 세상 속에서의 기능으로 복귀하는 것은 설명하기 힘든 재적응을 요구한다. 세상 사람들은 현인을 한 개인으로 여긴다. 처음에 이것은 다소 놀라운데 왜냐하면 거기에는 남들이 말을 걸어올 만한 개인이 현존하지 않기 때문이다. 진화하는 것은 '페르소나'로 묘사하는 것이 가장 나을, 세상과의 한 경계면의 발달이다. 페르소나는 내적 실상이 아니지만, 참나가 분리된 개별적 육체이자 분리된 정체('성격')로서 자리잡고 있을 것이라 지각하는 세상의 기대를 충족시켜 준다. 어떤 의미에서, 세상의 이러한 기대는 세간의 논평을 물리치기 위해 적어도 엇비슷하게라도 충족되는데, 그러한 주고받음은 세상이 지각하는 것보다 더욱 큰 어떤 차원에 속하기 때문이다.

적응을 요구하는 또 다른 어려움은 타인의 언어적 의사소통을 이해하는 것이다. 사람들의 말이 귀로 들리기는 해도 거기에는 약간의 지체가 있는데, 그러한 지체에 의한 어떤 내적 번역 과정이 화자가 말로써 의도한 것을 드러내 준다. 그리하여 페르소나는 번역 경계면으로 봉사하는 듯하고 페르소나의 발달은 자율적이다. 그러한 현상이 일어나기 전에 심지어 수 년간의 지체가 있을 수도 있다. 일부 현인들은 원래의 장소를 결코 떠나지 않았다. 라마나 마하르시는 평생 아라나출라 산에서 머물렀다. 그가 죽은 뒤에도 아슈람은 계속 활기를 띠었으며 여전히 그곳에 있다. 니사르가다타 마하라지는 히말라야를 향해 방랑을 떠났다가 사람들 손에 이끌려 돌아온 뒤, 뭄바이의 그 담뱃가게 위층 다락방에서 머물렀다. 이러한 생활 양식은 또한 문화적 전통과의 어떤 경계면을 반영했다.

진정으로 깨달은 현인은 '추종 집단'을 키우고 추종자들의 삶을 통제하는 것, 건물을 짓는 것, 연극적 과시, 세속적 소유물에는 아무런 관심이 없다. 충족시켜야 할 필요나 욕망이 없으며, 더구나 타인을 통제하려는 욕망은 없다. 또한 스승의 말은 난해하게 비칠 수 있는데, 그것은 아무 말도 덧붙일 필요 없이 간결하고도 정확하게 핵심을 찌르기 때문이다.

'초월'이라는 용어는 사실 하나의 표현 방식이다. 비선형적 영역에는 실제 수준들 대신 점진적 차원들이 있기 때문이다. 그 이행을 좀 더 정확히 비유하면, 초월 대신 구름이 흩어진 결과로 출현하는 햇볕이라 말할 수 있다. 이러한 수준들에서 의식의 조건이나 상태는 카르마적 잠재성과 신성한Divine 의지에 따라 이번 생에 그 이상으로 진화할 수도, 그렇지 않을 수도 있다. 각 상태와의 동일시를 내맡길 때 그 상태에서 풀려나는데 여기에는 그 익숙함에 대한 일체의 집착을 다 놓는 일이 포함된다. 의식은 그것의 근원Source으로 돌아가기 위해 마치 이끌리듯이 진화한다. 모든 발전 하나하나가 앎의 패러다임을 확장시키는데, 그것에는 일시적으로 어떤 '고향'의 느낌이 있다.

많은 현인이 일단 700대의 수준에 도달하면 남은 생애 동안 그 수준에 머물러 있다. 하지만 이따금씩, 그렇게 하도록 허락되었을 때 그 과정은 자연 발생적으로 계속된다. 각 수준은 앞서 일어난 진화의 완성을 나타내지만, 또한 그다음 수준으로 가는 문이기도 하다. 주관적으로, 이행은 하나의 출현이나 펼쳐짐과 흡사한데, 그것은 앎의 영역 자체이며 그것에 대해서는 어떠한 정신화도 없다. 왜냐하면 그러한 것은 '무심'(또한, 역설적으로 한마음'Mind'이라는 꼬리표가 붙어 있기도 한)의 상태들이기 때문이다.

700 수준 이상부터는 인류의 집단 의식 내에 거하는 저항들이 스승 안에서 초월되어야 한다. 이러한 저항의 초월은 대략 800의 외시 수준에 이를 때까지 육체적·주관적으로 편안하다. 800 수준에서는 고통스러운 신체적 증상이 일어나고 신경계는 지나치게 많은 전기를 나르고 있는 것처럼 느껴지며, 그 결과 타는 듯한 느낌이 일어난다. 집단 의식에서 무언가가 올라올 때마다 그것은 처리되어야 한다. (예수 그리스도는 피땀을 흘렸고, 붓다는 뼈가 부러지는 것처럼 느껴졌다고 말했다. 이전의 저작들과 역사상의 다양한 신비주의자들을 통해 수많은 증상이 보고되었다.)

무저항을 통해 처리될 수 있는 보통의 신체적 증상이나 고통과는 달리, 이러한 타는 듯한 전기적 감각은 집단 무의식 속에 있는 특정한 오류가 확인되고 자발적으로 내맡겨져 해소될 때까지 지속된다. 700대에서는 기능하는 것이 이론적으로 가능한 반면(예 마더 테레사), 800대의 수준에서는 내적으로 올라오는 현상들을 처리하기 위한 지체가 있다. 이 이행을 촉진하기 위해서는, 차크라계 및 집단 무의식 속의 다양한 융의 원형들에 대한 지식을 갖는 것이 도움이 된다. 융의 원형들은 다양한 사회적/문화적 하위집단 및 그러한 집단 특유의 태도와 위치성을 통해 나타나는데, 그러한 것은 직관되거나 혹은 의식 측정법으로 진단될 수 있다.

점점 깊이를 더해 가는 내맡김은 의식/앎의 진보를 초대하게 되고, 이는 의도 너머에 있는 어떤 수준에서 일어나는데, 왜냐하면 그 과정은 저절로 진화하기 때문이다.

내맡김의 초대하는 태도는 매우 '음陰'적인 의식적 자세에 비할 수 있으며, 또한 육체적으로는 무드라(전형적인 손 모양)에 비견될 수 있다. 그래서 의식의 전반적 태도는 (얻으려는) 의도성을 지닌 대조적인 '양陽'적 태도가 아닌, (받아들임에 대한) '허용'의 하나이다. 신의 의지의 통로로 존재하는 것에 대한 내맡김과의 정렬함을 통해, 사람의 삶은 기도로 변형되며 이로써 사람 자신이 곧 기도이다.

참고

700대의 스승과 저작들 일부의 측정 수준

스승		저작	
니사르가다타 마하라지	720	『금강경』	700
도겐 선사	740	『달마 어록』	795
라메쉬 발세카	760	『라마야나』	810
마이스터 에크하르트	705	『리그베다』	705
마하트마 간디	760	마더 테레사	710
그라나다의 모세스 데 레온	720	『무지의 구름』	705
보리달마	795	『반야심경』	780
샹카라	710	『법화경』	780
아디 샹카라차리야	740	『신약』(게시록을 삭제한 킹 제임스 판)	790
아빌라의 성테레사	715		
파탄잘리	715	파탄잘리의 『요가경』	740
플로티누스	730	『코란』	700

(**플로티누스에 관한 주**: 서양의 위대한 책들에 나와 있는 이용 가능한 그의 저작들은 503으로 측정된다. 생애 후반기에 플로티누스 자신은 730으로 측정되었다.)

TRANSCENDING THE LEVELS OF CONSCIOUSNESS

18

완전한 깨달음 (측정 수준 850 이상)

서론

600 이상의 의식 수준들도 통계적으로 매우 드물지만, 850 이상은 더욱더 드물다. 지난 1,000년간, 그중 50퍼센트의 시기에는 850 수준에 있는 사람이 아무도 없었고, 그중 20퍼센트의 시기에는 측정 수준 600 이상이 아무도 없었다. 깨달음Enlightenment의 매우 높은 에너지 주파수는 인류 일반의 집단 의식의 장에 어떤 진동을 전달하고, '무언의 전달'을 통해 영적으로 정렬된 사람들의 오라 장(에테르적 영적 에너지체) 속에 새겨지게 된다. 이 에너지의 주파수 진동은 매우 오랜 기간 동안 영적 에테르체 안에 남아, 청구되기를 기다리며 25차례 환생하는 동안이나 심지어 1,000년까지 유지될 수 있다. (의식 측정 연구로 확인한 바에 따르면)

지극히 높은 수준들의 장이 갖는 독특한 힘은 또한 세계 인구 대다수를 지배하는 부정적 에너지를 상쇄시키는데, 앞서도 언급했던 것처럼 현재 세계 인구의 78퍼센트는 측정 수준 200 이하이다. (미국은 49퍼센트) 의식의 앞선 수준들이 제공하는 다른 서비스는 정보인데, 그 정보는 변형적 가치를 가지며 영적 제자들을 위해 여러 세기를 전해 내려오는 것이 보통이다. (장 마지막에 실은 목록에 따르면) 이렇게 높게 측정되는 많은 가르침은 원래 고대에서 기원했고 신약과 조하르 등은 물론, 우파니샤드와 바가바드기타 같은 고대의 베다를 통해 공표되었다. 일부의 경우, 실제 저자는 미상이지만 그 가르침들은 신성Divinity이나 혹은 1,000으로 측정되는 위대한 화신들Avatars(그리스도, 붓다, 크리슈나, 조로아스터)에서 나온 것이다.

위대한 스승들Great Teachers 자신은 일차적으로 오직 가장 높은 수준에 있는 진실Truth을 가르쳤다. 세계의 다양한 종교는 그보다 훨씬 나중에, 때로는 여러 세기 뒤에 추종자들에 의해 설립되었다. 이들 종교는 부주의하게 오류를 허용했고 그에 대해서는 성경학자들이 잘 알고 있다. 그러므로 종교의 가르침의 측정 수준 자체는 원래의 창시자의 그것에 비해 떨어진다. 위대한 스승Great Teacher이 자신의 가르침을 담은 원전의 실제 저자인 경우는 역사적으로 흔치 않다. 때로는 불일치와 오류가 너무도 큰데, 신약에 계시록(측정 수준 70)이 포함된 것을 예로 들 수 있다. 계시록을 빼면, 신약의 측정치는 640에서 880으로 올라간다. (람사판 성경)

깨달은Enlightened 현인들은 우선 참나를 각성한 신비주의자거나,

예수 그리스도처럼 신성한 성육신Divine Incarnation을 받은 이들이었다. 가장 높은 영적 진실의 최고最古 출전은 역사적으로 고대 인도의 위대한 아리아족 현인들로부터 전해 내려왔다. (즉, 베다, 우파니샤드) 이러한 경전은 B.C. 5000년 경에 기원을 두었다. (붓다는 B.C. 563년 경에 살았다.) 850이나 그 이상의 수준에 도달한 현인들은 영향력이 큰 스승이 되었고, 그들의 가르침은 중요한 유파와 존경받는 영적 전통의 핵심을 형성한다. 그리하여 어떤 큰 가르침은 여러 세기에 걸쳐 그 내재적 가치를 계속 간직한다. 스승들 및 그들의 가르침의 진정성과 유효성은 이제 의식 과학의 출현을 통해, 그리고 진실의 확증 가능한 수준들을 측정할 수 있는 의식 과학의 능력을 통해 검증 가능하다.

인류에게 영향을 주는 매우 앞선 깨달은 현인들의 실제 숫자는 여러 세기 동안 줄곧 한정되어 있었던 반면, 그들의 가르침은 설령 세계의 다른 부분, 다른 문화, 다른 시대에 독립적으로 일어났다고 하더라도 본질적으로 동일했다. 그래서 진실은 항상 진실이라고 말할 수 있는데, 왜냐하면 발견되어야 할 진실은 단 하나뿐이기 때문이다. 위대한 스승들과 그들의 가르침은 지극히 강력한 고주파 에너지 장을 인류의 집단 의식 속으로 내뿜는데, 이것이 없었다면 인류는 십중팔구 자멸했을 것이다. (이것은 '진실'로 측정된다.)

깨달음의 역학

매우 높은 수준들에서, 존재에 대한 주관적 경험은 더 이상 자기애적 에고에 의해서나 위치성이라는 심리적 장애로 인해 제한되지 않는다. 이 상태는 모든 한계와 신념 체계를 점진적으로 깊숙이 내맡긴 귀결이다. 필요조건은 낮은 의식 수준들의 감정적/정신적 잔재를 지속적인 '마음 집중'으로 처리하여 없애는 것과, 모든 자기 정체 및 정신적 신념 체계를 내맡기는 것이다. 이 과정은 영적 쿤달리니 에너지가 정수리 차크라 상부의 상위 에테르 영체들에 막힘없이 유입되는 것으로 보조되고 지지된다.

쿤달리니 에너지의 흐름은 개인적 의지를 신성한 스승Divine Teacher, 화신Avatar, 현인Sage, 혹은 그 이름이 무엇이든 간에 신성Divinity에게 곧장 내맡긴 데 대한 하나의 반응이다. (예를 들어, 시편 91편, 혹은 크리슈나의 말씀이나 예수 그리스도에 따르면, "어떤 이름으로든 나를 부르는 이는 모두가 나의 것Mine이며 나에게Me 소중하다.")

예배, 헌신, 몰두, 선언, 혹은 사심 없는 봉사를 통한 신에 대한 사랑은 촉매이자, 전지하고 편재하며 전능한 의식의 비선형적 장 자체의 힘을 매개로 신성Divinity의 중재를 공식적으로 초대하는 것이다. 모든 저항을 내맡김으로써 이 강력한 비선형적 장은 점차 지배적이 되고 결국 전부를 둘러싸는 현존Presence이 된다.

850 수준의 초월

지성의 관점에서 볼 때, 의식 수준 850에서 맞닥뜨리는 문제적 이원성은 다소 학문적으로 보일 수 있고, 따라서 형이상학이나 신학, 존재론의 영역처럼 보일 수도 있다. 하지만 경험적으로 그 수준에 도달할 때, 그곳의 이원성은 그러한 것을 훨씬 능가한다. 그것은 결과에 있어 매우 큰 차이를 가져오는 매우 중대한 단계인데, 왜냐하면 이 수준에 도달하는 영적 헌신자들은 붓다의 가르침에 대한 그릇된 해석의 영향을 받은 경우가 많기 때문이다. 붓다의 가르침에 대한 그릇된 해석이란 '공'의 의미를 오인하고 무/공Nothingness/Void이 궁극적 상태라고 믿는 것인데, 이는 의식 측정 연구와 주관적 경험 모두를 통해 결론이 난 것처럼, 결단코 그렇지 않다.

전통적 영적 언어로 말하면, 이러한 앞선 수준들 하나하나를 이원성이라는 '용'들이 '지키고' 있다. 이는 특히 850 수준에서 진실이고, 여기서 초월되어야 할 것으로 제시되는 한계는 표면적 대립 쌍/이것이냐 저것이냐의 수수께끼인데, 그것은 즉, 궁극적 실상 Reality이 전부임Allness이냐 무Nothingness냐, 혹은 존재Existence냐 비존재Nonexistence냐다.

무Nothingness인 공은 850으로 측정되며 모든 것 혹은 그 어떤 것(즉, 집착으로서의 선형적 형상이나 '객관적 실재')의 실재도 부인하는 부정의 길의 종점이다. 뒤따르는 오류는 모든 형상을 초월하는 것이 성불成佛의 유일한 조건이라는 추정이다. 이것은 범하기 쉬운 실수인데, 경험적으로 공Void의 상태는 엄청나게 인상적이기 때문이다. 공이 펼쳐질 때 그것은 형언할 수 없고, 무한하고, 영원하고, 하나임Oneness이며, 전부를 둘러싸고, 멎어 있고, 말이 없고, 움직임이 없으며, 이상스럽게 있음이나 존재조차 배제하는 '앎 없음에 대한 앎'을 포함한다. 이 상태는 명확하게 그리고 경험적으로, 의문의 여지없이, 이원성 너머에 있다. 거기에는 주체도 객체도 없다. 내맡길 것은 아무것도 남아 있지 않으며, 남아서 내맡길 사람 또한 없다. 그리하여 그것은 정말이지 깨달음Enlightenment의 궁극적 상태 자체로 보인다. 그 수준에서의 또 다른 어려움은, 거기에는 상의하거나 함께 나누고, 확증해 줄, 하물며 교육해 줄 스승들이 없다는 것인데, 왜냐하면 그 상태는 정말로 경이로워서 그러한 지도에 대한 요구가, 확증을 위해 필요하거나 나타날 것 같지는 않기 때문이다.

공Void의 상태(무Nothingness)가 궁극적 실상이라면, 그것은 영구적 조건일 것이며, 그에 대해 보고할 실체는 없을 것이다. 하지만, 실상은 그렇지가 않아서 사람은 조만간 공Void을 떠나 의식적 존재로 복귀한다. 그다음에 일어나는 것은, 공Void의 망각으로부터 존재Existence 속으로 갑작스럽게 출현하는 주관적·경험적 현상이다. (자전적 기록에서 묘사한 것처럼, 이번 생에 그 사건은 세 살 적에 일어났다.) 돌연히, 무Nothingness와 앎 없음으로부터, 존재Existence의 충격만이 아닌 물질성의 발견에 대한, 그리고 무Nothingness에서 있음Beingness으로의 복귀에 육체가 동반되었음을 발견한 것에 대한 충격이 왔다. 그래서 이번 생에, 측정 수준 850의 딜레마가 어렸을 적 처음으로 강렬하게 제시되었고, 그것은 나중에 재발되었지만 그때는 거부되고 초월되었다. (그것을 해결하는 데 38년이 걸렸다.)

이 수준을 초월하는 데 필요한 것은, 신성한 사랑Divine Love 또한 비선형적이며 주체나 객체, 형상, 조건성, 소재所在가 없다는 인식Knowingness이다. 공Void이라는 한계(불완전함)에의 도달은 부정의 길에 대한 열렬한 봉헌의 귀결로 일어난다. 하지만 공Void에는 사랑이 신성Divinity의 일차적 성질이고 그것 또한 비선형적이라는 것, 그리고 영적 사랑은 집착이 아니라는 것에 대한 각성이 빠져 있다. 부정의 길의 오류는 사랑을 오인하고 거부하는 것인데, 왜냐하면 일반적인 보통의 인간 경험에서 사랑은 한계이자 집착('나'와 '너' 사이, 혹은 '나'와 '그것' 사이의)이기 때문이다.

이와 대조적으로 신성한 사랑Divine Love은 우세하고, 강력하고, 압도적이며, 현존Presence의 일차적 성질 혹은 본질이다. 신성한 사랑Divine Love은 심원하고 무조건적이며, 주체나 객체가 없다. 그것은 감정성이 아니며, 제한하는 대신 해방시켜 주는 조건 혹은 상태이다. 공Void(측정 수준 850)은 무한하고 텅 빈 의식 공간에 비견할 만하다. 이와 대조적으로 신성Divinity의 현존Presence은 태양의 심장부와 같다. 그것을 오인하는 것은 불가능한데, 왜냐하면 사랑Love은 사람의 본원적 참나의 핵심이자 근원Source으로 각성되기 때문이다.

공의 문제들에 대한 해명

의식 측정 연구의 출현 외에 주관적 경험 덕분으로, 공Void이라는 주제에 대한 오해가 좀 더 밝혀질 수 있다. 혼동은 붓다(그는 신성Divinity의 참된 본성에 대한 그릇된 정보의 만연으로 인해 '신'이라는 용어를 사용하지 말라고 권고했다.)가 했다는 설법에서 유래한다고 여겨지는 용어들뿐 아니라 부정의 길에서 일어난다. 이해를 돕는 데 다음의 측정치들이 매우 유용하다.

	측정 수준
목격자/관찰자로서의 실상Reality	600
아라한Arhat	800
자신의 '자성'을 통찰함	845
공Void	850
하나임Oneness	850
무Nothingness	850
의식Consciousness으로서의 실상Reality	850
앎Awareness으로서의 실상Reality	850
전지Omniscience	850
편재Omnipresence	850
전능Omnipotence	850
전부임Allness	855
붓다	1,000
창조주Creator	무한
신성Divinity	무한
신	무한

위에서 볼 수 있는 것처럼, 측정 수준 850은 신성Divinity의 속성, 성질이나 특성과의 동일시를 나타내지 신성Divinity 그 자체를 가리키지는 않는다. 그래서 전부임Allness, 편재Omnipresence, 비이원성Nonlinearity, 하나임Oneness 등은 신성Divinity의 성질들이지만 여전히 핵심 정체가 결여되어 있는데, 결여된 핵심 정체는 신성Divinity으로

서의 신에 대한, 그리하여 보이는 것과 보이지 않는 것(선형과 비선형)의 창조주와, 사랑Love과 의식/앎의 근원Source에 대한 의식적 앎이다. 붓다의 그러한 가르침은 '신'이라는 용어에 대한 선입견을 피하려는 명목상의 표현이었지만, 붓다는 1,000으로 측정되었으므로 그는 정말이지 각성된 신God Realized이었다.

  측정 수준 850에서 1,000으로의 이행은 궁극적 실상으로서의 공Void을 거부한 귀결이자, 깨달은Enlightened 상태들의 근원Source이 신으로서의 신성Divinity이라는 각성Realization을 긍정한 귀결이다. 신으로서의 신성Divinity은 850으로 측정되는 모든 속성을 포함하고 있으며, 그에 더해 무한한 사랑Infinite Love으로서의 신이다. 완전한 깨달음Full Enlightenment은 신과 신성Divinity이 생명Life, 창조Creation, 의식/앎Consciousness/Awareness, 존재Existence의 근원Source이자 본질Essence로서 현존함Presence을 각성한다. 신은 그러므로 묘사적으로 전능, 전지, 편재하며 나타난 것Manifest이자 나타나지 않은 것Unmanifest(신격Godhead)임은 물론 내재적Immanent이면서 초월적Transcendent이다. 측정 수준 1,000은 인간계 안에서 가능한 궁극적 상태이다. (이는 '진실'로 측정된다.)

공의 초월

  영적 제자들은 공Void의 초월이라는 매우 앞선, 지극히 높은 수준의 문제에 내재된 문제는 이번 생에 맞닥뜨릴 것 같지 않다고 여길 수도 있지만, 그것은 완전히 착각일 수 있다. 왜냐하면 어떤 제자라도 아무런 예고 없이 지극히 높은 수준에 돌연히 가 있게 될 수 있기 때문이다. 그래서 모든 제자는 매우 앞선 의식 상태들에 어떻게 대처할 것인지에 관해 미리 교육받아야 한다. 천국과 지옥이 종이 한 장 차이에 불과하다는 것은 단순한 구호가 아니다. 사실, 사람은 지옥의 맨 밑바닥에서 지극히 앞선 상태로 갈 수 있다. (저자의 주관적 경험에 대해서는 이전의 책에서 묘사한 바 있다.)

깨달음Enlightenment으로 가는 길에서 표면상으로 끝없이 지체되는 한 가지 이유는 의심인데, 그것은 하나의 저항으로서 내맡겨져야 한다. 한 인간이 진지하게 깨달음Enlightenment을 구하는 정도로까지 영적 진실에 몰두하는 일은 사실상 지극히 드물다는 것과, 몰두하는 이들은 사실상 깨달음Enlightenment 운명이기 때문에 그렇게 한다는 것을 아는 것이 중요하다.

요즘 영적 진화는 한결같이 신명나는 속도로 진행되고 있으며, 전에는 이용 가능하지 않았던 영적 정보에 이제는 손쉽게 접근할 수 있게 되었다. 오늘날 영적 제자의 진보는 이미 가속되었으며, 그들은 과거에는 선택된 극소수에 한정되었던 영적 정보에 접근할 수 있다는 이점을 누리고 있다.

영적 진보는 편리한, 정의 가능한, 점진적인 단계들을 따르지 않는다. 비록 의식 수준들의 초월에 관한 이와 같은 묘사는 그러한 단계들을 암시할 것 같지만 말이다.* 오히려, 예기치 못한 큰 도약이 어느 때이건 분명히 일어날 수 있고, 그래서 모든 제자는 여정

---

* 이 책의 원제 '의식 수준들의 초월(Transcending the levels of consciousness)'에 빗댄 설명이다.

의 일정 지점들에서 알아야 할 것에 대해 필요한 정보를 갖는 이점을 누려야 한다. '끝'에서 필요한 지식은 바로 '처음'부터 필수적이다.

신성한Divine 상태에 이르기 위해 알 필요가 있는 것을 아는 것은 진보를 가속시킨다. 그렇지 않을 경우, 무지에서 기인하는 두려움이라는 무의식적 저항이 생겨난다. 이 두려움은 필요한 이해를 얻는 것으로 극복된다. 따라서 두려워할 것은 남아 있지 않고, 모든 두려움은 환상인데, 이것은 매우 앞선 상태들에서도 요구되는 인식이다. 신에 대한, 사랑Love에 대한, 진실Truth에 대한, 동료 인간에 대한, 혹은 인간고나 모든 유정물의 고통을 더는 일에 대한 영적 정렬과 헌신에 진지하게 임하는 모든 제자는 이미 매우 크게 앞서 있다.

그 어떤 것이든 영적 원리의 일관된 적용은, 예기치 않게 예상치 못한 수준들로의 매우 중대하고 갑작스러운 도약을 낳을 수 있다. 그 시점에서 기억은 이용할 수조차 없을 수 있고, 기억 대신 영적 진실Spiritual Truth에 대한 인식Knowingness이 말 없이 나타난다. 영적 제자들은 자신에게 이미 천분天分이 있다는 현실을 받아들여야만 한다. 이와 같은 책의 진지한 독자라면 그렇지 않을 리가 없다. 신성Divinity은 자신의 것을 안다. 그러므로 진실을 수용한다는 것은 이미 기쁨을 느낀다는 것이다. 이를 이해하고도 기쁨을 경험하지 않는다는 것은 그에 대한 저항이 있음을 의미한다. 이러한 앎은, 실상에 대한 이원적인 뉴턴적 패러다임과는 반대로 사람은 과거의 귀결만이 아니라는 것을 이해함으로써 강화된다. 오히려 현재의 위치는 잠재성의 끌어당김으로 인한 것인데, 왜냐하면 과거와 미래는 공히 환상이기 때문이다. 그러므로 이제 깨달음 Enlightenment에 대한 몰두는 사람을 그쪽으로 끌어당기는 자석과 같은 것이 되고, 진화의 속도는 저항을 기꺼이 내맡기려는 개인의 자발성에 달려 있다.

깨달음 Enlightenment은 얻어 내야 할 조건이 아니다. 그것은 그것에 내맡겨야 할 확실성일 뿐인데, 왜냐하면 참나는 이미 실상 Reality이기 때문이다. 사람을 영적 정보로 끌어당기고 있는 것은 참나이다.

최후의 내맡김

이전의 의식 수준들에서 지각의 환상은 내맡겨졌는데, 덧씌워진 '의미', 가치, 의의라는 해석들 역시 마찬가지다. 이는 감정성과의 동일시 상실이나 혹은 정신화의 형태를 띠는 선형성과의 동일시 상실로 인도하고, 물질적 육체와 세속적 현상을 포함하는, 일시적인 것에 대한 관심 투입의 철회로 인도한다.

결국에는 목격자/관찰자/지켜보는 자의 환상조차 앎/의식 자체 속으로 녹아드는데, 이 앎/의식은 비개인적이며 자율적이라는 것이 밝혀진다. '원인과 결과'나 '변화'라는 제한은 더 이상 없다. '시간'이라는 환상 또한 신성한 일치 Divine Concordance의 전부임 Allness 속으로 녹아든다. 심지어 존재 자체에 대해서조차 매력도 혐오도 없는데, 그것은 나타난 것 Manifest조차도 하나의 개념으로서, 의식에 의한 식별 결과로 보이기 때문이다.

전부가 신에게 내맡겨졌고, 그다음에 자기의 마지막 잔재가 생명의 표면적 근원, 에고 자체의 핵심으로 남아 있는데, 에고의 핵심에는 그것이 자신의 생명과 존재의 저자이자 원초적 근원이라는 확신이 딸려 있다. 이러한 확신이 일어날 때, '이것조차도, 역시' 신에게 내맡겨져야 한다는 인식이 또한 일어난다. 이 마지막 장벽을 알려 주는 것이 마지막 남은 두려움의 갑작스러운 폭발인데, 매우 강력하고 격렬한 이것이 바로 죽음에 대한 기본적 두려움이다. 그다음에 영적 오라 안에 발생기 상태로 있는 어떤 인식이 떠오르는데, 그것은 '모든 두려움은 환상이다.'와 '죽음은 가능하지 않다.'는 것이다. 그다음 믿음과 헌신의 귀결로서, 마지막 환상이 내맡겨진다. 그리고 나서 사실적이고 현실적이며 두려운 죽어감의 감각이 출현하는데, 이것은 짧지만 매우 격렬한 고통이다. 왜냐하면 육체의 죽음과는 달리 이것은 한 번도 맞닥뜨려본 적이 없는 것이기 때문이다. 이것이 유일하게 가능한 최후의 '죽음'이다. 격렬한 고통이 사그라들면서, 신성Divinity의 무한한 영광Infinite Glory의 드러남Revelation 속으로 어떤 출현이 있다. 에고/마음의 마지막 자취는 현존Presence의 침묵Silence 속으로 사라진다. 신성Divinity으로서 창조Creation의 전부임Allness의 눈부신 완벽함과 아름다움이 빛을 발하고, 전부는 모든 시간 너머에서 멎어 있다. 글로리아 인 엑스첼시스 데오Gloria in Excelsis Deo가 그 상태State 자체이다.

▶ 편리한 참고를 위해

850 이상의 스승과 저작들의 측정 수준

『니케아신조』	895
『람사판 성경』(구약과 계시록 제외하고 창세기, 시편, 잠언 포함)	880
『바가바드기타』	910
『베다』	970
『우파니샤드』	970
황벽 선사의 『전심법요』	850
『조하르』	905

주: 황벽 선사의 『전심법요』는 그것이 부정Negation의 길Pathway에 대해 묘사하고 있고, 공 상태Void State(측정 수준 850)를 성불(측정 수준 1,000)의 궁극적 조건Ultimate Condition으로 잘못 선언하고 있다는 점에서 문제적이다. 황벽선사는 공Void에 대한 고전적 설법 뒤에, 나중의 삶에서 한계를 초월하여 결국 의식 수준 960에 도달했다. 그러니 오직 선형만을 부정하고 비선형적인 사랑Love의 실상Reality은 부정해서는 안 된다. 오직 특별하고 제한된 개인적 집착만을 부정할 것이니, 그것은 제한하는 감정성이다. 신성한 사랑Divine Love은 보편적 성질이고 하나의 비선형적 맥락이며, 또한 전체적 맥락의 광휘Radiance로서 타고난 것이다.

TRANSCENDING THE LEVELS OF CONSCIOUSNESS

/ 5부 / 초월

개관
— 영적 변형

의식 진화의 진행은 의도와 주의의 결합으로 가속된다. 세속적 언어로 말하면 그 과정은 하이젠베르크 원리로서 설명 가능한데, 잠재성은 이 원리에 의해 의식과 의도의 도입을 통해 현실로 활성화된다. 이러한 설명은 현상의 역학에 적용되며 '파동 함수의 붕괴'로 불리는데, 그것의 귀결은 그다음에 출현으로 나타난다. (수학에서, 시간 의존형 및 시간 독립형 슈뢰딩거 방정식으로부터 디랙 방정식으로서 그것의 해결로 이행)

이와 같은 과학적 모델이 매우 흥미롭고 교육적이며, 의식의 효과를 확증하는 반면, 그것은 관찰자의 의식 수준이나 의도가 갖는 상대적 힘을 고려하지 않는다. 과학적 객관성은 400대로 측정되는 반면, 영적 의도는 훨씬 더 강력하여 500 이상으로 측정된다. 예를 들면 고도로 진화한 의식 수준들에서는 최적의 해결책을 마음속에 품고 있는 것만으로 그것을 나타남 속으로 불러들이는 경향이 있는데, 긍정(예 "내 삶은 질서와 조화에 지배된다.") 역시 그러한 작용을 한다.

의식 지도에서 볼 수 있듯이, 측정 가능한 힘은 로그값으로 증가한다. 그래서 영적 진화는 영적 발전의 더 높은 수준들에 의해 점차적으로 촉진되는데, 영적 발전의 더 높은 수준들에 비해 과학적 관찰자의 의식은 400대 중반으로 측정되는 것이 특징이다.

따라서 영적 의도의 영향력은 보통의 지적 노력에 비해 1,000배

이상 강할 수 있다. (이는 '진실'로 측정된다.) 영적 헌신자는 회의론적 유물론자에게 변증자가 될 필요가 없으며, 자신은 단순히 자기와 세상을 이롭게 하고 개선하기 위해 하이젠베르크 원리를 적용하고 있는 것이라 설명하면 그만이다.

현상들이 논리나 이성의 기대 너머에 있는 것처럼 보일 때 현상은 '신비적, 형언할 수 없는, 기적적인'으로 묘사되는 경향이 있는데, 이러한 묘사는 의도의 귀결을, 그리고 출현으로 귀착되는 맥락의 장의 반응을 표시하기 위한 것이다. 그러므로 '기적이 일어나기를 기대'하는 것이나 '지고의 선을 위해 기도'하는 것은 지각된 문제의 해결을 가속화한다. 이것은 시비분별의 내맡김이나 결과를 통제하려는 욕망의 내맡김을 통해 촉진된다. 그리하여 사람은 '결과에 대한 책임이 아닌 노력할 책임이 있을 뿐'(12단계 영성 집단들의 금언)이다.

결과에 대한 통제를 내맡기는 것은 그것이 결과에 대한 자기 비난이나 자부심을 방지한다는 점에서도 이롭다. 어떤 결론이 바람직스럽게 보이는지 혹은 바람직스럽지 않게 보이는지 여부는 관찰자의 의식 수준(즉, 위치성들)에 달려 있다.

영적 노력은, 주관적으로 경험하는 잠재력 실현의 내적 만족으로 인해 충족감을 가져다 주고 자가 증식된다. 주의 집중은 그 자체로 진보를 뒷받침하는 경향이 있으며, 따라서 그것은 점차 수월

---

* 어떤 신념이나 사상을 옹호하는 말이나 글을 쓰는 사람. 기독교 신학에서는 기독교 신앙을 옹호하는 글을 썼던 초기 기독교의 저술가들을 가리킨다.

한 것이 된다. 강력한 저항으로 인해 지체에 맞닥뜨리게 될 수도 있는데, 저항은 이전의 오랜 카르마의 역사에서 일어날 수 있으며, 따라서 오랜 기간에 걸쳐 반복적으로 강화되어 온 탓에 극복하는 데 여러 해가 걸릴 수도 있다.

패러다임의 문제

사람은 누구나 자신의 우세한 의식 수준에 맞게 세상과 세상사들을 경험하고, 지각하고, 해석한다. 이는 지각된 데이터의 정신화와 해석을 통해 설명하고자 하는 마음의 성향에 의해 더욱 강화된다. 이렇듯 각 수준은 구체화의 회로를 통해 스스로를 강화시키는 경향이 있다. 이 과정은 '패러다임 충성'으로 묘사하는 것이 가장 나은 것으로 귀착되거나, 혹은 지각되고/경험된 세계가 '실상'을 나타낸다는 추정으로 귀착된다.

마음은 그것의 타고난 구조로 말미암아 지각과 본질을, 혹은 레스 코기탄스(인테르나)와 레스 엑스텐사(엑스테르나)를 구별할 수 없기 때문에, 자신은 '실상'을 경험하며 따라서 '실상'에 대해 안다는, 그러므로 다른 관점들은 '틀린' 것이 분명하다는 순진한 추측을 한다. 이 현상이 환상을 구성하는데, 환상은 정신적 과정에서 비롯되는 한계의 자동적 귀결이다.

사람들은 위안과 정신적 강화를 구하여 동일한 패러다임을 공유하는 이들과 함께 어울리는 경향이 있다. 패러다임은 또한 '차원'으로, 그리고 보다 명확하게 '맥락'이나 '전체적 장'으로 언급된다. 패러다임의 문제는 철학에서 '형이상학形而上學'으로 다루어지는데, 형이상학이란 말 그대로 물질 너머에 있음을 의미하며, 마음은 그것을 통해 추상의 수준과 범주들(예 종, 강, 속 등)이나 공통된 특징(활성 대 불활성)을 이끌어낸다.

맥락은 매개 변수를 결정하는데, 여기에는 요건과 세부는 물론 암묵적이거나 명시적인 조건 혹은 한도가 딸려 있다. 이러한 것들은 추상의 수준을 확인해 주고, 추상의 수준은 차례로 '의미'를 수정하거나 결정하는데(해석학), 여기서 '의미'는 가치나 의의나 유용성에 대한 평가와 일치한다.

패러다임은 또한 기대 및 의도와도 유사한데, 그것은 마치 검색 엔진이 인터넷상에서 가능한 발견들의 범위를 사전에 선정하는 것과 같다. 패러다임은 이와 같이 가능한 경험이나 발견들의 범위를 사전에 결정하는데, 그것은 보통의 의식이 알지 못하는 한 요소이다. 그래서 패러다임은 직접적으로 정의되는 일이 드물고, 대부분 그저 추정될 뿐이다.

패러다임의 중요성은 의식 수준 200에서 뚜렷이 드러나며, 뉴턴적 패러다임에서 양자 역학으로의 이행에서 가장 현저하게, 그다음 의식 수준 500의 사랑이라는 주관성의 출현에서 다시 드러난다. 그다음의 중대한 도약(매우 드물다.)은 의식 수준 600에서 일어나는데, 이 수준은 선형적 영역의 초월 및 비선형적 차원의 출현을 나타낸다. 이것은 또한 다음 분류에서 나타나는 것처럼 내용(선형)과 맥락(비선형) 간의 구별을 반영한다.

200 이하	200에서 499	500에서 600	600 이상
선형적 내용	내용 외에 맥락	맥락 외에 내용	맥락
사실적, 구체적	객관적	주관적	덧없는
물질주의적	도덕적	사랑하는	연민
원인 – 결과	원인 – 결과	의도적	펼처짐
지루한, 세속적	정교한	추상	앎/목격자
좌뇌 생리	우뇌 생리	에테르 뇌 외에 우뇌	에테르 뇌
정의 가능, 묘사 가능	확인 가능	경험적	확증 가능
기계적, 극도로 단순한	다원적	의지 작용에 따른	출현하는
'동물'	'인간'	영적	깨달은
'생각한다'	추리한다	감상한다, 가치	인식
육체	마음	영	현존
자기애적	자기 외에 타인들	사심 없는	참나

이상으로부터 맥락은 경험, 의미, 의의, 중요성, 가치에 심원한 영향을 미친다는 것이 명백하다. 기대 또한 맥락의 영향을 받는데, 기대는 그 자체로 부지불식간에 선별적이며, 경험과 표면적 지각들조차 물들인다.

선형적 차원은 객관적인 '증명 가능'의 영역 안에 있는 반면, 이와 대조적으로 비선형은 긍정할 수 있고, 입증할 수 있고, 확증할 수 있지만 일차적으로 주관적이며 경험적이다. 비선형은 선형에 종속되지 않고, 선형으로 정의되거나 묘사될 수도 없는데, 그 둘은 다른 패러다임이지만 상호 배타적이지는 않다. 이러한 대비는 고전적으로 이론과학(뉴턴적)과 임상 과학의 구별을 통해 주목된다. 이론과학은 결과를 예측하는 반면, 임상 과학은 맥락의 숱한 영향력들, 예컨대 의도, 목적의 온전성, 참가자들의 측정 수준과 수많은 확인 가능한 변수, 수많은 미지의 변수에 종속되어 있다. 그래서 노련한 임상의는 경험을 통해 유익하다는 것이 증명된 모든 적절한 양식을 다 이용한다. (예 '비관습적' 양식)

학문은 예측 가능한 것과 통계를 다룬다. 임상의는 결과와 성과를 다룬다. 그래서 '가슴을 갖는 것'은 임상의에게 필수적이지만 학문에서 그것은 측정 가능한 것이 아니다. 노련한 임상의들은 전통적 치료에 반응을 보이지 않는 사람들과 상황을 임상에서 흔히 경험한다.

이론과학이 '비과학적'인 이데올로기나 방법들의 유효성을 인지하지 못하고 그러한 것을 폄하하기조차 하는 반면, 임상의들은 보다 융통성 있고 지적으로 겸손하며, 따라서 효과가 있는 것에 관심을 갖는다. 가장 유명하고 보편적으로 인정받는 예는 아마도 익명의 알콜 중독자회Alcoholics Anonymous, AA의 사례일 것이다. 말 그대로 수백만의 가장 가망 없는 사람들이 이곳에서 극적으로 회복되었는데 그중에는 수많은 유명 인사, 명사, 심지어 대통령들도 있다. 또한 회복된 사람들의 명단에는 수천 명의 의사와 다른 전문인들이 있다. AA는 단연코 전적으로 '비과학적'이며, 매우 순수하게 다만 영적일 뿐이지만 심오하게 강력하고 효과적이다. 알콜 중독자가 표준적이고 전통적인 요법을 두루 거친 뒤에야 AA에 찾아오는 일이 종종 있다. 하지만 회복되기 위한 필수 조건은 '비과학적'인 겸손함과 높은 힘Higher Power에의 내맡김이다.

이렇듯 영성과 과학은 전적으로 다른 두 개의 패러다임이며, 이 둘은 사회에서 각기 적절한 자리를 차지하고 있다. 사기 과학이 있다는 사실이 선한 과학을 반증하지 않는 것처럼, 사이비 영성이 진실한, 진짜 영성을 반증하는 것은 아니다.

영성을 이해할 수 있는 능력은 의식 진화에서 측정 수준 200에 이를 때까지는 나타나지 않는데, 그것은 뇌 생리 및 정보 처리 회로에서의 어떤 전환과 일치하는 수준이다. 그래서 영성을 이해하지 못하는 무능력은 진화상의 생리적 한계를 나타내며, 이러한 한계는 태어나는 그 순간부터 측정 가능하다. 예를 들면, AA의 유명한 5장章에 따르면 다음과 같다. "체질적으로 자기 자신에 대해 정직할 능력이 없는 불행한 이들이 있다. 그들에게 잘못이 있는 것은 아니다. 그들은 그런 식으로 태어난 것처럼 보인다. 하지만 그 중에서도 일부는 회복하는데, 만약 그들이 자발성을 갖고……."

유혹

영적 진화는 펼쳐짐, 출현, 정화의 과정인데, 이는 사람이 하고 있는 것이나 혹은 해온 것의 결과로서가 아니라 사람이 되어 있는 것의 귀결로서의 과정이다. 영적 오류는 사전 경고는 물론 겸손함과 조심성을 통해 종료될 수 있다. 유혹은 길을 따라 일어나며, 그에 대해서는 다양한 수준들에 대한 토론에서 이미 언급했다. 주기적으로 그러한 유혹을 살펴서 항상 경계하도록 하는 것이 최선이다. 200 이하의 수준을 나타내는 유혹들은 억압되는 일이 많으며,

따라서 200 이상의 수준에서 청하지 않았는데도 갑자기 재출현할 수 있다.

다시 살펴보도록:

수준	유혹
용기	허장성세, 마초, 위험을 무릅쓰기
중립	무관심, 위축
자발성	지나친 몰두, 지나친 관여
수용	적절한 행동을 취하지 못함
이성	주지주의, 원인과 결과에 고착됨, 합리화
사랑	유혹, 악용, 사적인 것으로 오인
기쁨/황홀경	빈약한 분별력

어떤 수준에서든 자부심이 돌아올 수 있으며, 여기에는 영적 칭호를 악용하거나 추종자들을 통제하려는 유혹이 동반된다. 영적 자부심으로 인해 자기를 참나로 과대평가할 수 있으며, 또한 '예수보다 더 높다'거나 '위대한 지도자'와 같은 주장을 하고, 혹은 스스로를 '기적을 행하는 자'나 '아바타(화신)'로 선포하여 세계적 야심을 드러낼 수 있다.

영적으로 천분이 있다는 것은 은총에 의한 것이고, 이는 결국 그 상태를 인정하면서도 그러한 조건을 자신의 공로로 돌리지는 않는 겸손함을 낳는다. 그러한 상태에 대한 공로를 주장하는 것은 에고 팽창, 과대함, 진실에 대한 허위 진술을 낳을 터이고, 이러한 것은 싯디의 귀결로 나타나는 현상들에 대한 미화, 연극적 과시, 악용은 물론이고 타인에 대한 통제력을 원하거나 그것을 악용하는 것으로 이끌 수 있다. 초자연적 성질이나 현상들은 사적인 자기가 아닌 장에 속한다. 개인적 공로나 특별함을 주장하는 것은 오류이다.

유혹에 대한 취약성은 순진함이나 준비 부족, 부정否定의 귀결인데 부정에 동기를 부여하는 것은 이득이나 자부심에 대한 욕망이다. 또한 지위와 신분에 대한, 그리고 명성의 귀결인 추종자들의 아첨에 대한 영적 에고의 끌림이 있다. 스승들은 높은 자리에 모셔지는데, 이것은 아주 쉽게 스승의 영적 에고를 팽창시키거나 중요 인물이 된 듯한 느낌을 불러일으킬 수 있다. 영의 선물에 대한 겸손함과 감사는 재차 긍정될 필요가 있다. 영적 에너지는 또한 카르마적 경향이 유리할 때 치유의 출현을 나타낼 수 있다. 그와 같은 현상에 대해 개인적 공로를 주장하거나 그것을 악용하는 것은 오류인데, '시술자'는 치유 현상을 '일으키는' 것이 아니라 목격한다. 따라서 심령적 재능은 사적인 이득을 위해서가 아니라 지고의 선을 위해 존중되고 이용되어야 한다.

유혹의 초월

취약성은 이득, 자부심, 허영, 통제, 부, 혹은 감각적 쾌락에 대한 욕망이 여전히 남아 있는 동안 지속된다. 영적으로 성숙해질 때, 지각은 본질과 영적 진실을 반영하는 영시로 대체되고, 이는 결국 자기 기만을 꿰뚫어 볼 수 있는 능력을 낳는다. 영시는 영적 지혜와 관련되며, 영적 지혜는 악용이 점진적 상승이 아닌 손실과 하강으로 이끈다는 것을 명백히 해 준다.

영적 순수성은 자기 정직성의 귀결이고, 이는 진정한 헌신의 결과이다. 신의 종이 된다는 것은 신성한 안내Divine Guidance와 정렬되는 것인데, 이는 자기나 세상의 비위를 맞추기보다는 참나를 향하도록 이끌어 준다.

강력한 카르마적 책임감 또한 강점이며 겸손이라는 안전함을 제공해 준다. 수많은 사람이 한때는 '탁월'했음을 유념하라. 그들은 유혹에 넘어가 자기 기만과 합리화 기제의 덫에 빠졌다.

세상은 상승할 수 있는 큰 기회를 제공해 주지만 하락의 기회 역시 제공하며, 하락은 오직 의지에서 나온 행위의 귀결로서 일어나는 것이므로 비난과 평계도 귀결들을 막아 주지는 않는다. 의심 또한 의식 측정법을 이용하여 해결할 수 있는데, 이는 매우 간단하다. 예를 들어 어떤 행위나 결정이 지고의 선에 봉사할 것인지 여부를 묻기만 하면 된다.

영적 예고

헌신과 봉헌은 때로 '지나친 야심', 지나친 열심이나 심지어는 광신으로 명명하는 것이 가장 나은 것으로 인도하는데, 이러한 것들은 불균형을 나타낸다. 잦은 오류는, 인위적 연습과 수행을 통해 쿤달리니 에너지를 억지로 끌어올리려고 시도하는 것이다. 쿤달리니는 우세한 의식 수준의 에너지 장과 일치하는 그 자체의 적절한 수준까지 자동적으로 상승한다. 이것은 사람이 '된' 것이자 '인' 것의 귀결로서 일어난다. 조작적 수단으로 영적 에너지를 강제하는 것은 심각한 장애와 불균형, 심지어 착란이나 망상의 비이성적 정신 상태들로 귀착될 수 있다. 이것은 과대한 상태를 낳을 수 있으며, 스스로를 '예언자', 심지어 '예수 그리스도'나 '메시아'로 자처하는 데 이를 수 있다. (저자는 수많은 종교 및 영성 단체에서 상담자 역할을 하는 동안 이런 일들을 관찰한 바 있다.)

일부 영적 수행은 또한 변성 의식 상태나 자기 암시적 상태로 인도할 수 있는데 이러한 것들은 영적인 것으로 오인된다. 만트라와 어떤 반복적인 수행들은 배후의 의도는 물론이고 그 측정된 진실 수준에 따라 얼마간의 가치를 갖긴 하지만, 그러한 것은 또한 참된 영적 발전을 구현하고 그것의 바탕을 이루는 점진적 각성들을 대신하는 것이 될 수도 있다. 참된 상태는 사람의 신념이나 행동이 아닌 사람이 되어 있는 것 속에 반영된다. 그래서 참된, 실속 있는 영적 성장을 위해서는 오컬트 수행이나 마술적 조작 및 곡예를 우회하는 것이 낫다. 진보는 신에게 기꺼이 야심을 내맡기려는 자발성으로 촉진된다. 오류를 방지할 수 있는 길은 영적 과정을 접수함으로써 생존하려는 에고의 욕망에 경각심을 품는 것이다.

싯디의 덫

이른바 '영적'이라는 수많은 기법과 체계들이 추천장과 명사들을 완비한 채 매매되고 선전된다. 공공연한 상업화는 전반적 의도를 드러내는데, 그것은 순진한 구도자의 실제적인 영적 진화를 장려하는 대신 이윤을 취하려는 것이다. 일부 기법은 가치가 있는 것이 확실하지만, 그러한 것은 영성에 관한 온전한 교과서라면 그 어느 것에서든 무상으로 손에 넣을 수 있다. 꼭 같이 위험한 것이 다양한 사교 집단의 유혹과 전도인데, 그 밑바탕에는 지도자에 대한 미화, 추종자 통제, 널리 알려진 세뇌 기법, 재정적 및 성적 기대, 사생활에 대한 통제가 있다. 이 모든 것은 지극히 낮게 측정된다. '사교'에 속하는 것들에 대해서는 이용 가능한 정보가 상당하다. 이런 집단은 또한 덫에 거는 기법, 유혹, 특별함, 무구하고 순진한 이들을 착취하는 것을 전문으로 한다.

영적 에고는 진보를 선물이자 따라서 책임으로 보는 것이 아니라 이득이나 지위로 본다. 영적 에고는 가짜 겸손함과 지나친 경건함을 뽐내기조차 하려 들고 또 대단히 독실한 척할 수 있다. 영적 에고는 또한 오만한 과시, 연극적 행동, 초상 현상의 조작에서 인상받는 것은 물론 신분, 호칭, 수많은 추종자의 아첨에서 인상받는다. 초상 현상을 팔고 다니는 것은 심각한 징후인데, 그러한 것이 매력적인 이유는 명백히, 초심리학적 사건들(공간 이동, 염동念動, 원격 투시, 동시에 두 곳에 존재하기, 공중 부양, 대상의 물질화, 아스트럴 투사, 그리고 도플갱어 현상조차 포함하는 더 많은 것)에 쉽게 혹하는 에고에 대한 것이기 때문이다.

싯디 자체를 위해 싯디를 원하는 것은 영적 에고가 특별함을 구하고 있다는 징후이다. 진짜 싯디 현상은 의도하지 않은 것이고, 의지에 따른 것이 아니며, 자연 발생적이고, 자율적으로 출현한다. 싯디 현상은 기법들의 귀결이 아님이 분명하고 배우거나 가르칠 수 있는 것이 아니며, 하물며 대가를 목적으로 할 수는 없다. 교습비를 받고 가르치는 교묘한 곡예는 200 이하로 측정된다. 비록 순진함 때문인 경우가 많지만 우선 그 의도가 온전하지 못하다. 물을 포도주로 만드는 재주를 배웠다고 해서 사람이 예수 그리스도로 바뀌지는 않는다. 이런 모방은 인도에서 수세기에 걸쳐 성행했고, 서구 세계에서 영리를 목적으로 하는 모험으로 재출현했다. 깨달음Enlightenment에 이르고자 헌신하는 수행자라면 누구든 이러한 것을 피해야 한다. '구매자 위험 부담'은 심각한 정도로 적용된다. 싯디는 신의 선물이지, 인위적으로 취득하는 상업적 기술이 아니다. 따라서 싯디는 분명코 어떤 훈련이나 수행의 귀결이 아니다.

진정한 싯디

싯디 현상은 대략 540의 의식 수준에서 의식의 장 자체의 내재적 힘의 귀결로서, 자연적이고 자연 발생적으로 일어난다. 싯디는 흥미롭고, 재미있고, 유쾌하지만 그것 자체를 위해 욕구되지는 않는다. 따라서 그것은 갑자기 나타난 무지개의 유쾌한 놀램(이것 또한 사실상 하나의 사건일 수 있다.)과 흡사하다. 의도는 전혀 개입되지 않는다. 마음속에 품고 있는 것은 실현될 수도 실현되지 않을 수도 있다. 대개 싯디 현상은 예기치 않게 일어나지만, 잠시 후, 그러한 현상의 잦은 재발은 그럴 것 같은 기대로 인도한다. 기본적인 영적 원리들을 부지런히 자리 잡아 놓는 일이 표면상으로 기적적인 일들의 출현에 앞선다. (『기적수업A Course in Miracles』[측정 수준 600]이라는 영적 문헌의 제목은 여기서 유래한다.)

목격된 현상들은 타인의 눈에도 보이므로 그것이 개인적이고 주관적인 관찰 결과는 아니다. 싯디 전부 혹은 일부가 발생할 수 있지만, 모두가 자연 발생적이며 원인과 결과로서의 맥락화를 벗어나 있다. 그것은 어떤 높은 의식 수준에서처럼, 조건들이 유리할 때의 잠재성 실현이다.

진짜 싯디의 목격에 이르는 길은 단순하며 금전 요구, 반복 수행, 훈련, 전문가들의 교습과는 무관하다.

1. 싯디 자체에 대한 모든 매력이나 욕망을 내맡겨라. 싯디는 매혹이자 주의를 분산시키는 것이다.
2. 매 순간을 신에게 내맡겨라. 여기에는 모든 매력과 혐오, 혹은 통제나 이득에 대한 욕망이 다 포함된다.
3. 그 모든 표현을 갖는 모든 생명에 대해 무조건적인 연민과 용서를 선택하라.
4. 모든 생명의 아름다움, 완벽함, 신성함을 보기를 선택하라.

온전한 건강법

인위적으로 조작된 싯디의 모방과는 대조적으로, 온전한 운동과 에너지를 강화하는 건강법들이 있다. 이러한 것들은 건강과 행복, 기능 수준을 개선하기 위해 고안된 것이며, 교사, 교습, 강사 등을 필요로 하기 때문에 적당한 교습비를 요구한다. 해로운 것들과는 달리, 이러한 프로그램은 200 이상으로 측정되며, 신체 건강 및 사람의 안녕감을 증진하기 위해 고안된다. ('건강한 마음이 곧 건강한 육체다.') 생명에 대한 감상鑑賞은 아름다움을 포함하는, 생명의 성질에 대한 주목이 늘어나면서 시작되는 일이 많다.

19

TRANSCENDING THE LEVELS OF CONSCIOUSNESS

한계와 주의를 분산시키는 것들

서론

  비록 영적 문헌에서는 영적 실상과 각성되어야 할 진실에 관한 방대한 분량의 정보를 제공해 주지만, 제자에게는 어떤 중요한 세부와 필요한 정보가 여전히 부족한 듯하다. 알아 두어야 할 수많은 유용한 것이 있는데, 이것은 사람이 그러한 것을 애써 찾지 않는 한, 혹은 그런 사건들이 진지하게 몰두한 그 어떤 영적 여행자에게라도 일어날 수 있었던 전환이 아닌 일차적으로 역사적인 흥밋거리라고 결론짓는 한, 전통적 문헌에서는 쉽게 찾을 수 없는 것들이다. 그러한 것들을 사전에 알아 두는 편이 나은데, 왜냐하면 그런 사건들이 일어날 때 주변에 상의할 사람이 없을 수 있기 때문이다. 그러므로 어떤 정보는 실용적 가치가 있으며 경악이나 혼란을 막아 준다.

토론

그러한 문제에 대한 토론은 대개 의식 척도의 맨 밑에서 시작해 맨 위로 올라가지만, 이 경우에는 맨 위에서 시작해 밑으로 내려오는 것이 중요하다. 왜냐하면 의식 척도의 꼭대기는 진지하게 몰두하는 모든 영적 제자의 실제 운명이기 때문이다. 기대하지 않은 의식의 앞선 상태들이 예고 없이 출현할 수 있다. 그러므로 850 수준을 넘어서는 초월Transcendence은 어떤 문제들을 불러일으킬 수 있는데, 그에 대해 미리 알아 두는 것이 중요할 수 있다. 이러한 문제는 의식의 매우 강력한, 높은 에너지 장들 속으로의 이동에 수반되며, 인간의 신경계는 그에 대해 준비되어 있지 않은데, 왜냐하면 호모 사피엔스의 진화 전반에 걸쳐 그러한 사건은 드물었기 때문이다. 사람은 수준이 상승함에 따라, 힘이 고주파 에너지 수준에 맞춰 로그 값으로 증가하는 것을 볼 수 있다. 그래서 에너지 자체가 갖는 힘에서만이 아니라, 그 진동 주파수에서 매우 큰 증가가 일어난다. 비유하자면 그것은 구식 라디오 진공관의 용량을 트랜지스터의 용량과 비교하는 것이고, 혹은 110볼트용 전선이 6,000볼트 전류를 감당할 것을 요구받는 일일 것이다.

주관적으로, 신체는 간헐적으로 신경 자체에 과부하가 걸린 듯이 느낄 수 있다. 그것은 마치 오라에 불이 붙은 것처럼 불쾌한, 전반적인 타는 듯한 감각으로 경험될 수 있다. 여기에는 신경을 자극하는 아픔이나 통증, 갑작스러운 허약감이나 기능 상실이 동반될 수 있다. 이러한 부침은 신비주의자들의 역사에서, 혹은 자신이 경험한 문제와 괴로움을 타인들과 공유했던 고대의 유명한 현인들에 관한 이야기에서 일반적이다.

운동 역학적 진단 기법을 이용하여 개인적 의식 연구를 할 수 있는 능력은 이런 단계에서 매우 큰 도움이 될 수 있으며, 저항의 근원은 기도를 통해 직관되고 의식될 수 있다. 매우 앞선 수준들에서, 저항과 위치성들이 일어나는 곳은 개인의 에고가 아닌 인류의 집단 의식이다. 따라서 갈등의 근원이 있는 곳을 파악하기 위해서는 개인의 의식을 바라보는 대신, 인류 의식의 전체적 수준들을 전 시간에 걸친 그것의 큰 움직임 속에서 바라보는 것이 유익하다. 예를 들면 인류의 고통 앞에서 시비분별, 분개, 격분조차 솟구칠 수 있는데, 설령 개인적으로는 이런 이원성을 극복했다 하더라도 그렇다.

비록 사적인 자기는 옳음 대 그름, 선 대 악, 사랑스러움 대 사랑스럽지 않음을 초월했을 수 있지만, 이러한 지각과 위치성들은 집단 무의식의 깊은 층들 속에서는 해결되지 않았다. 간절한 기도와 깊은 겸손함을 통해, 세상의 운명은 더욱더 깊은 수준에서 신에게 맡겨질 수 있는데, 그것은 목격되는 전부가 신성한 섭리 Divine Providence 및 지혜Wisdom와 사실상 일치한다는 것이 자명해지기 때문이다. 세속의 삶은 과거의 부정적 카르마를 해소하고 개별적·집단적 기초 위에서 긍정적 카르마를 쌓음으로써 의식 진화에 최대한의 기회를 제공한다.

과거의 인간 역사를 훑어보면, 최소한으로 말하더라도 해소되어야 할 '부정적 카르마'가 많은 것이 분명하다는 사실이 드러난다. 모든 세대가 오늘날까지 계속되고 있는 가장 지독한 형태의 잔인성, 만행, 야만적 행동들과 일치를 이루었다. 그리하여 이 세상은 최대한의 기회가 있는 연수회로서 지고의 선에 봉사하도록 내맡겨질 수 있다. 붓다가 말한 바와 같이 인간으로 태어나는 것은 드문 일이며 정말로 지극히 행운이다. 진실Truth에 관해 듣는 것은 더욱 드물고, 진실(깨달음Enlightenment)을 추구하는 것은 한층 더 드물다.

의식의 매우 앞선 상태들의 기능하는 능력에서 일어나는 또 다른 생각지 못한 변화는, 이전의 '좌뇌'형(선형적) 능력과 관심이 저하되는 것이다. 참나는 비선형적이고, 연쇄적인 선형적 정보를 처리하는 데 상당한 에너지가 드는데 특히 정보의 세부에서 그렇다. 그래서 과학 기술의 세계는 그 모든 기계 장치 및 다수의 작동 기능과 함께 아마도 사람의 능력 범위를 완전히 넘어설 것이다. 어떤 장치가 켜고 끄는 간단한 스위치만으로 작동되지 않는다면, 그것은 아마 완전히 방치될 것이다. 다른 한편으로, 집중에는 아무런 문제가 없다. 오히려 정신적 처리의 중단은 집중을 용이하게 해 준다.

육체 자체에서 물러나는 선택지가 나타나는 예상치 못한 시기들 또한 있는데, 표면적으로 아주 기묘한 순간에도 그러한 선택지는 나타난다. 이것은 세속의 삶에 대해 남아 있는 매력이나 혐오를 모조리 불러내는데, 육체에서 풀려나는 선택지는 매력적이며 그것은 신에게 내맡겨져야 한다. 이 일은 예전 수준에서의 집착과 혐오, 혹은 육체와의 동일시를 헤치고 나올 때와는 다른 수준에서 일어난다. 떠나는 선택지가 나타날 때, 그것은 목격될 뿐이다. 그 선택지는 아주 명백하게, 열려 있다. 그러므로 사람은 육체가 걸을 것인지 여부, 혹은 다시 숨을 쉴 것인지 여부를 그저 목격할 뿐이다. 그 문제에서는 사적인 의지나 해야 할 선택은 없다. 결과는 명백히 사람의 카르마적 유산과 마주한 신성Divinity에 달려 있다.

갖가지 다른 일시적 변화들이 일어나는데, 이는 균형에서의 변화 및 감각 입력에 대한 해석의 변화와 관련된다. 예전의 삶의 경험과는 달리 의사소통은 다른 수준에서 일어나는데, 사람들이 그들의 언어로 말하고 있는 것은 이해할 수 없고 사실상 무의미해 보인다. 사람은 성령Holy Spirit에게 사람들의 말을 이해할 수 있게 해석하고 통역해 달라고 기도로써 간청할 수 있다. 이 의도성은 다시 말해질 필요가 없고, 귀로 들어오는 말과 그것이 의미하는 바에 대한 내적 통역 사이에 찰나의 지체가 있음이 주목된다. 그것은 약간 귀가 먹거나 혹은 학습 문제가 있는 것과 같은데, 그렇지만 사람은 그러한 지체('경험자'의 부재로 인한)를 감추는 법을 신속히 배우며 따라서 대화할 때 '뭐라고?'라는 말로 반응하는 일이 잦다. 대화가 통역되어 그 의미가 명확해지고 나면, 표면적으로 장황한 이야기의 요점이 실제로는 불과 몇 단어로 요약될 수 있는 것처럼 보인다. 이러한 어려움은 선형적 제출로부터 비선형적 앎으로 처리하는 데서 방식들의 불일치로 인한 것이다.

의사소통의 의의는 형태의 세부가 아닌 본질의 세부에 있다. 그래서 내면의 참나의 영적 반응은 아주 짧고 불가해할 수도 있는

데, 왜냐하면 그것은 질문의 본질에 정밀하게 초점이 맞춰져 있기 때문이다. 질문자는 선형성과 연쇄의 추정을 표현하고 있을 뿐 아니라, 이것/저것은 물론 주체/객체 및 원인/결과 맥락화의 뉴턴적 형태들을 표현하고 있다. 가변적 시기에, 습관적 사고 활동과 담화는 사실 반갑지 않을 뿐 아니라 하기도 쉽지 않다. 그 동안에, 육체는 신성Divinity에게 명백히 도움이 된다면 어디서든 자신의 카르마적 경향과 일치하는 자연 발생적 행위를 하고 다니는데, 육체의 소재는 사실 관심사가 아니다.

600 수준 이상부터 맞닥뜨려지는 그러한 적응이 일어나는 이유는, 마음은 침묵하여 더 이상 연쇄적이고 선형적인 방식으로 데이터를 처리하지 않기 때문이다. 그래서 습관적인 기억의 데이터 뱅크는 연쇄적 논리와 우선순위가 매겨진 구획화에 따라 처리되지 않는다. 예를 들면, 보통의 삶에서 잃어버린 물건을 찾으려면 어떤 시간 틀 안에서 이전의 움직임들을 향해 기억을 더듬어 올라간다. 이와 대조적으로, 시간이나 연쇄가 없는 비선형적 조건에서는 던져야 할 질문이 더 이상 없고, 상황이 일어나면 답이 침묵 속에서 가공되지 않은 채 즉각 떠오른다.

또한 600 이하의 의식 수준들에서, 이와 맞먹는 빠른 과정에 접근할 수 있는 방법은 운동 역학 연구 기법을 이용하는 것이다. '진실'이냐 '거짓'이냐는 의식의 즉각적 반응이며, 그것은 정신화와 논리, 혹은 정보 처리 너머에 있는 방대한 데이터를 둘러싸고 있다. 수치적 지시指示는 의식 연구 프로젝트에는 적합한 반면, 일상적 실행에서는 불필요한데 그것은 질문의 대다수가 단순한 '예'

혹은 '아니오' 형태로 답해질 수 있기 때문이다. 운동 역학 기법을 통해, 혹은 침묵하는 비선형적 참나의 자연 발생적 기능을 통해 입수할 수 있는 것과 맞먹는 것을 제공하기 위해서는 무수히 많은 컴퓨터가 필요할 터인데, 설령 그런 것이 있다고 해도 성질, 중요성, 바람직성, 매력, 가치, 온전성 등에 대해 필요한 평가를 처리하지는 못할 것이다. 예를 들면, 어떤 직업에 대해 충분히 평가하기 위해서는 백만 가지 가까운 요소를 통합하는 것이 필요할 텐데, 그 가운데 어느 것이든 성공이냐 실패냐를 가를 수 있다. 어떤 벤처 직업의 선택지들은 방대하고 복잡한 요인을 포함하는데, 예컨대 엄청난 수의 경제적·사회적 요인들이 갖는 가능성은 물론 환경의 적합성, 친화성, 자신에게 맞는 정도, 카르마적 적절함이 있다. 그 모든 데이터의 처리가 가능하다고 해도, 그것은 여전히 지식에 근거한 최선의 추측에 불과한 것으로 끝날 것이다.

 이와 대조적으로, 의식의 장 자체는 그 편재와 전지로 말미암아 무한한 수의 요인들을 '예'나 '아니오' 같은 단일함으로 자동적으로 번역해 낸다. 이 일은 묻지 않은 질문들을 포함하는, 의식적·무의식적 요인 모두를 자동적으로 포함한다. 이 모든 것은 질문자의 의식 수준에 대한 적합성과 상호 관련된다. 또한 고려되어야 할 것은 에고의 세계관과 참나의 세계관의 불일치인데, 그래서 에고에게는 패배로 보일 수도 있는 것이 영에게는 사실상 승리이다. (예 카르마적 부채의 청산. 이는 의식이 진화를 계속할 수 있도록 장field을 치우기 위함이다.) 그래서 에고/자기는 영이 이익을 얻는 바로 그 순간에 자신은 손해를 보고 있다고 느낄 수도 있다.

영적 몰두의 영향

순진하게도, 영성의 초보자들은 '영적으로 되는 것'이 요술이라도 부린 것처럼 어린아이 같은 행복을 가져다줄 것이고, 그로 인해 자신들은 자신과 타인들에게 있어 질적으로 더 낫고 즐거운, 스트레스가 없는 천국 같은 상태로 가게 될 것이라 기대하는 일이 많다. 이행이 200 이하의 의식 수준에서 200 이상의 수준으로 가는 것이라면 그것은 분명 사실이다. 200 이상의 수준에서 행복률은 참으로 매우 급격히 상승한다.

진화를 계속하기 위해서는 용기의 계발과 결의가 요구되고, 의도와 결국에는 몰두의 귀결로서 우선하는 것들의 정렬이 요구된다. 가는 도중의 부침이 정상적인 것으로 이해된다면, 그것은 낙담을 낳지 않을 것이다. 비록 의식의 각 수준들은 우회해야 할 내재적 매력과 혐오를 가지고 있지만, 의식 수준 200 이상부터는 낮은 수준들에 결핍되어 있는 영적 에너지의 힘에서 나온 촉진과 조력이 있다. 영의 엔진은 항로를 따라 가는 동안 마력이 더 높아진다. 낮은 수준에서는 극복하기가 어렵거나 불가능하게조차 보이는 장애들이 높은 수준에서는 훨씬 수월하게 우회되며, 의도의 힘으로 인해, 그러한 장애에 대해 알게 된 것만으로도 그것이 저절로 사라지는 일이 잦다. 그리하여 진화와 진보는 개인적 의지나 노력의 귀결이 아니라 장 자체가 갖는 힘의 귀결이 된다.

200 이하에서 200 이상으로 이행하는 데는 영적 모임들, 예컨대 믿음을 기초로 하는 모임, 종교 모임, 특정한 영적 스터디 모임들의 지지와 지혜가 요구될 수도 있다.

영적 의도와 몰두는 특히 기도, 선언, 기원, 헌신이 수반될 때, 우세하고 영향력 있는 의식 에너지 장을 변화시키는데, 이를 조정하는 것이 의식 에너지 장의 강력한 에너지 '끌개장'이다. 그래서 영적 선언과 의도는 자연스럽게, 그리고 흔히 앎 너머에서 삶의 규칙들을 바꾼다. 그리고 이제 감정들을 포함하는 표면적으로 이질적인 삶의 상황들에 대해 어떤 다른 수준으로부터 지휘가 이루어지는데, 그 수준은 개인적 에고와 사회의 관습적 기대와는 이질적인 경우가 많다. 이러한 것은 결국 감정적 혹은 개인적 상황들에서 일시적 갈등을 빚을 수도 있는데, 왜냐하면 영/참나의 목표는 에고/자기의 목표가 아니기 때문이다.

용서는 지극히 중요한 도구인데, 특히 인간의 오류 가능성을 겸허히 수용하려는 자발성과 결합될 때 그렇다. 영적 의도에서 이기적 선택지를 내맡기는 것은 희생처럼 보일 수 있지만, 재맥락화될 때 그것은 숨은 선물임이 드러난다.

비유해 말하자면, 영적 몰두는 자신의 영적 컴퓨터에 완전히 새로운 레이더 화면을 띄우는 일이라고 할 수 있다. 요약된 관점에서 보자면 그것은 이해력이 닿지 않는 곳에 있는 엄청난 수의 요인들을 고려하여, 헌신자 개인을 위해 특별히 설계한 완전한 교육 시스템과 같다. 의식 측정법을 통해, 영적 몰두는 카르마적 세부를 포함하는 방대한 요인들을 적절히 포함하는 것을 고려하여, 맞춤형으로 정밀하고 자율적으로 설계된 완전한 영적 프로그램 하나를 실제로 불러낸다는 사실을 확증할 수 있다. 이 개인적인 영적 교육을 통한 성공적 초월은 에고에게는 가능하지 않지만 은총

Grace이라는 선물을 통해서는 가능한 것이 된다.

구원과 영적 진화를 위해 참나에게 내맡기는 것이 통제를 유지하려는 에고의 비뚤어진 음모와 갈등을 빚는다는 걸 알게되는 것은 때로 당황스러울 수도 있다. 에고의 자기애적 핵심은 겸손함을 반기지 않으리라는 것, 또한 그것은 보통 마음은 도움받지 않고서는 본원적으로 진실과 거짓의 차이를 알 수조차 없다는 사실을 반기지 않으리라는 것은 분명하다.

또한 모든 괴로움은 영적 이득에 내재한 것이 아니라 엄밀히 그에 대한 저항 때문이라는 것을 미리 알아 두는 것이 좋다. 괴로움은 사람이 영의 발을 질질 끌고 있기 때문이고, 에고가 제 뜻대로 하겠다고 고집부리고 있기 때문이다. 신으로서의 에고를 포기하고 신성Divinity을 향해 돌아서는 것이 의식 진화를 돕는 일이다.

삶의 모든 경험이 일어나는 대로 내맡겨진다면, 그것은 감사를 통해 기적적인 일로 변형되고 선물로 보이게 된다. 이러한 변형은 인간 의지의 영토 안에 있는 것이 아니라 신의 은총Grace이라는 선물이다. 신의 종이 되기 위해 자신의 삶을 양도하는 것, 영적으로 성장하는 것, 신성Divinity을 섬기는 일에 몰두하는 것은 매우 강력한 인간 의지의 행위들이다. 시편 91장과, "어떤 이름으로든 나를Me 부르는 이들은 모두가 나의 것Mine이며 나에게Me 소중하다."라고 한 우파니샤드의 약속을 기억함으로써 믿음은 강화된다. 신성한 사랑Divine Love의 무한한 자비로움에 대한 믿음은 그 자체로 변형을 일으킨다. 때로 그것은 절망의 시기에 사람이 매달리는 유일한 것이다.

단순함이라는 도구

깨달음Enlightenment으로 가는 길에서의 또 다른 지체는, 사람이 영적 성공을 이루기 위해서 막대한 분량의 영적 정보에 통달하고 또 그것을 흡수해야 한다는 추측이다. 영적 서재에는 대개 수백 권의 책들이 꽂혀 있고, 그에 더해 끝없는 연수회와 훈련 모임들이 있으며 신학과 형이상학, 철학자, 종교사 등에 대한 집중적 연구로 이끌 수 있는 오락이 있다. 귀중한 정보가 길을 가는 도중에 일어나지만 그것은 도움이 되기보다는 오히려 방해로 끝나는 일이 많은데, 왜냐하면 학식의 축적은 영적 자부심과 "나는 안다."는 자기 기만을 강화하기 때문이다.

복잡성을 뚫고 나가기 위해서는 사실 몇 가지 단순한 영적 도구들에 대해 알고 그것을 적용할 필요가 있을 뿐인데, 그러한 도구의 효과는 무슨 일이 있더라도 예외를 두지 않는 실행의 일관성과 지속적 적용을 통해 엄청난 힘을 얻는다. 도구가 쓸모 있고 유용하려면, 단일한 개념만으로 구성된 단순하고 간결한 것이어야 한다. 기억해야 할 것은, 영적 진화는 진실에 대한 인식의 귀결이 아니라 그 진실이 되려는 자발성의 귀결이라는 것이다. 영적 실상에 대해 배우는 것은 흥미로우며 유익하다. 정렬됨이 느껴지는 영적 스승과 가르침, 혹은 학파는 직관과 끌림에 의거하여 선택하는 것이 최선인데, 이 방법의 타당성은 의식 측정법으로 검증되었다.

가치가 큰 단순한 도구들

사람은 첫 번째 도구 외에 몇 가지 다른 것을 고를 수 있지만,

많이는 불필요하다. 단순한 도구의 일관된 적용은 영적 진실의 드러남으로 귀착될 터인데, 영적 진실을 지적으로 습득할 필요는 없는 것이 그것은 대단히 명료하게 나타나기 때문이다. 게다가 영적 진실은 오직 적절하고 쓸모있을 때 나타나며, 그것은 마음이 얻어낸 것이 아니므로 영적 허영심으로 귀결되지 않는다.

여러 세기에 걸쳐 놀라운 결과를 일구어 낸, 유효성이 증명된 기본 도구들은 다음과 같다.

1. 항상, 어떤 예외도 두지 말고, 자기 자신을 포함하는 모든 것과 모든 사람에게 친절하라.
2. 무슨 일이 있더라도, 설령 그것이 이해되지 않는다고 하더라도, 그 모든 표현을 갖는 모든 생명을 경외하라.
3. 그 무엇에 대해서도 실제적이고 믿을 만한 지식이 있다고 추정하지 마라. 신에게 그것의 의미를 드러내 달라고 청하라.
4. 존재하는 전부의 숨은 아름다움을 보려는 의도를 가져라. ─ 그러면 그것은 저절로 드러난다.
5. 무슨 일이 있더라도, 목격되고 경험되는 일체의 것을 용서하라. 그리스도, 붓다, 크리슈나는 한결같이 모든 오류는 무지 때문이라고 말했음을 기억하라. 만인은 자신이 선이라고 믿는 것만을 선택할 수 있다고 소크라테스는 말했다.
6. 모든 생명에게 겸손하게 접근할 것이며, 모든 위치성과 정신적/감정적 주장이나 이득을 기꺼이 내맡겨라.
7. 이득이나 욕망, 이윤에 대한 모든 지각을 자진해서 포기하고,

그럼으로써 그 모든 표현을 갖는 생명에게 기꺼이 사심 없이 봉사하라.
8. 의도, 정렬, 겸손함, 내맡김을 통해 삶이 살아 있는 기도가 되게 하라. 참된 영적 실상은 사실상 세상 속에서 존재하는 한 방식이다.
9. 검증을 통해, 자신이 정렬되고자 하거나 제자가 되고자 하는 모든 스승, 가르침, 영적 집단, 문헌의 의식 수준과 영적 진실의 수준들을 확증하라.
10. 영적 선언, 몰두, 내맡김을 통해 인식Knowingness이 일어난다는 것과, 이것이 지지와 정보, 그리고 전 여정에 필요한 모든 것을 다 제공한다는 것을 받아들여라.

의지의 영토 안에 있는 가장 강력한 도구는 헌신이다. 그리하여 영적 진실이 변형을 일으키도록 힘을 불어넣는 것은 단지 영적 진실만이 아니라 그것에 대한 사람의 헌신 정도이다. 단순성과 헌신의 효력을 입증하는 위대한 고전으로 로렌스 수사의 『신의 현존의 수행The Practice of the Presence of God』(1692)이 있는데, 이 책에서는 변치 않음의 중요성을 강조한다.

TRANSCENDING THE LEVELS OF CONSCIOUSNESS *20*

관문들 통과하기

일반적 지침

　영적 진보는 의도에서 에너지를 얻는데, 의도는 영적 원리 및 수행들과의 정렬은 물론 봉헌과 몰두를 강화한다. 이는 노력, 결의, 인내심에 초점을 맞추려는 봉헌과 자발성으로 귀착되는데, 이러한 것들을 위해서는 자기 자신과 영적 노력 과정을 향한 전반적 선의가 필요하다. 이상의 것은 일체의 특정한 선형적 정의를 초월하는 헌신적 태도에 포섭될 수 있다. 목표는 자동적으로 가치와 의미에 우선순위를 부여하고, 이로써 영적 노력에 필요한 에너지를 공급하는 경향이 있다.

　정식 명상과 같은 영적 수행을 위한 시간을 특별히 정해 놓는 것이 보통이기는 하지만, 일반적으로 영적 원리를 자신의 일상생활과 생활 양식 속으로 통합시키는 것이 보다 실용적인데, 왜냐하면 특별한, 구획된 시간들은 바삐 돌아가는 일상생활에서 흐지부지해지고 결국에는 완전히 포기될 수 있기 때문이다. 이와 대조적으로, 관상적 생활 양식은 특별하고 조용한 환경을 요구하는, 시간을 따로 정해 놓고 하는 방식처럼 쉽게 포기되지는 않는 경향이 있다. 단절된 수행 시간은 또한 구획되는 경향이 있으며, 성격*을 통해 사람의 '존재' 속으로 통합되는 대신, 사람이 '하는' 어떤 것으로서 일상생활에서 정신적으로 단절되게 될 수 있다.

실제로는 영적 원리를 고른 다음 그것을 일관되게, 가차 없이, '무슨 일이 있더라도' 적용해야 할 삶의 내적 규칙으로 삼는 것이 좋다. 삶의 지침이 될 기본적 금언을 선정하는 것은 큰 가치를 갖는데, 예를 들면 그 모든 표현을 갖는 모든 생명에 대해 친절하고 선의를 가지려는 결정이 그것이다. 이것은 추론을 통해서, 표면적인 부정성이나 관찰 결과, 정신적 구조물들을 용서하려는 자발성을 낳을 것이다. 기본적인 영적 금언을 따르는 삶에 대한 몰두는 기도, 간구, 그리고 에고가 아닌 신의 종이 되려는 결정으로 강력하게 보강된다. 또한 일들을 다르게 볼 수 있게 해 달라고 신에게 직접 청하는 것과 안내, 정보, 지휘를 요청하는 것이 유익하다.

패턴들

영적 몰두, 정렬, 봉헌은 어떤 비선형적 과정을 일으키는데, 그

---

* personality, 저자가 '사람'을 가리키는 또 하나의 표현이다.

과정에서 이제 현상과 상황들은 내부와 외부에서 공히, 카르마적 경향과 요소들 또한 포함하는 사람의 내적 에너지 장들에 이끌린다. 삶은 이제부터 다른 층위에서, 그리고 그렇지 않았을 경우에 일어났을 것과는 달라진 모습으로 펼쳐진다. 영적 의도는 지각과 기억 및 가치에 대한 해석에 영향을 미치는데, 가치는 이전에 우선순위를 부여받았던 이기적 목표 및 욕구들과는 다르다. 이제 영은, 내재적인 영적 가치와 일치하고 영적 진화에 대한 봉사와 일치하도록 우선순위를 프로그래밍한다. 의식 진화는 점진적이고, 영적 의지의 힘을 불러일으키려는 결심에 따라 시작된 완전한 '학습 프로그램'이다. 이후부터는 모든 경험이 영적 앎의 펼쳐짐과 발달에 대해 귀중한 것이 된다. 이로 인해 '잘못'이나 '성공'은 에고가 이전에 선호했던 것들과는 대조적으로 동등한 가치를 갖는다.

 영적 가치와 정화 과정에 대한 봉헌은 그러한 것의 표면적 '대립쌍'을 끌어올리는 경향이 있으며, 이를 통해 카르마적 이원성이 제출된다는 것과, 카르마적 이원성은 그것의 바탕에 있는 위치성들에 대한 식별을 요구한다는 것은 널리 알려진 사실이다. 거의 확실히 일어나는 최초의 지속적 딜레마 중 하나가 좋다/나쁘다의 이원성인데, 이것은 매우 결실이 큰 조사 분야다. 관찰을 통해, 사람은 좋다/나쁘다의 양분이 검토되지 않은 추정들에 기초한 어떤 전체적 맥락화의 반영일 뿐임을 알게 될 것이다. 사람은 깊이 겸손해짐으로써, 마음은 도움받지 않고서는 사실 그런 분별적 식별을 할 권한이 없고, 그럴 준비가 되어 있지 않으며, 또 그럴 능력도 없다는 것을 금방 깨닫게 될 것이다. 마음은 자신이 언제, 어떤 환경에서, 누구에게 좋고 누구에게 나쁜지를 묻기 시작하는 것만으로 이런 발견을 할 수 있다. 이것은 결국 일시적 학습 경험으로서 인간 삶 자체의 의의와 의미에 대한 자신의 전체적 맥락화를 살펴보도록 이끌어 준다.

인간 경험을 피상적으로 훑어보는 것만으로도, 인간은 무엇보다 죽음이 예정된, 덧없는, 일시적인 존재라는 것, 그리고 마음은 도움받지 않고서는 자신이 어디서 생겨났는지 혹은 어디로 가는지조차 알지 못한다는 것이 드러난다. 마음은 또한 그것의 내적 구조로 인해, 제 힘으로는 진실과 거짓을 구별하지 못한다. 마음이 무슨 권한으로 '선'과 '악'을 구별할 수 있겠는가? 이것은 '생각'은 영적 진실이나 발전에 도달하는 아주 믿을 만한 방법이 아니고, 마음은 저 혼자서는, 질문을 완전히 해결해 줄 비선형적, 포괄적 이해에 생각들을 내맡기는 대신 더욱 많은 생각을 끌어올리기만 하는 경향이 있다는 발견으로 인도한다. 영적 각성은 선형적, 논리적 정신화에서는 쉽사리 일어나지 않는다. 그것은 선형적 내용만이 아닌 전체적 맥락을 포함하는, 이해력과 이해의 한층 확산된 직관적 오라이다.

삶의 실제적 지침이 될 기본적인 영적 금언의 선정은, 지각을 변화시키는 일련의 태도가 된다. 태도는 일련의 선형적 신념 체계가 아닌, 삶에 대해 스스로를 위치시키고 삶과 관계를 맺는 한 방식이다. 태도는 정의 가능한 지각이 아닌 식별로 일반화되는 경향이 있다. 이 영적 식별은 수정 가능하며, 이해의 확장을 초대하는 경향이 있다. 그러므로 사람은 "나는 여차 저차하게 생각한다."라고 말하는 대신, "그건 이러저러한 것 같다." 혹은 "그건 이러저러한 얘기로 들린다." 혹은 "그건 이러저러하게 보인다." 혹은 "그건 이러저러하게 느껴진다."라고 말하는 것을 알게 된다. 이런 말은 잠정적인 감각 관련의 정보 처리 성향들이지 "그 사람은 완전히 틀렸어. 왜냐하면……"이라고 말하는, 정의 및 선언적 진술의 한계는 아니다. 초점을 바꾸면 경험함은 덜 선형적이고, 덜 한정되고, 덜 언어화된다. 그 결과, 사람은 어떤 상황에 관해 모든 것을 다 '파악'하는데, 그것은 마치 아름다운 일몰을 정신화하거나, "정말 아름답지 않아?"와 같은 말을 하거나, 혹은 그 색채, 형태, 구름 등에 대해 묘사하거나 할 필요 없이 아름다운 일몰 전체를 다 아는 것과 같다.

이러한 지향을 가질 때 정보 처리는 점점 더 맥락화되고, 특수한 것이 아닌 일반적인 것이 되며, 정신적 발언과 언어화는 줄어든다. 이것은 생각함 없이 '각성'하고 '알' 수 있는 능력으로 진화해 간다. 가르랑거리는 고양이를 안고 있는 일이나 꼬리 치는 개와 마주치는 일의 주관적·경험적 성질은 생각이나 정신화를 전혀 요구하지 않는다. 그 대신 사람은 상황 전체가 어떤 것인지를 그냥 '파악'하는데 이는 정신화된 지각이 아닌 본질을 식별하는 점진적 능력으로 인한 것이다. 결국에는 이 과정을 통해, 일체가 '있는 그대로 존재할 뿐'이며, 있는 것이 그것의 '의미'이다 라는 것이 대단히 명료해지게 되는데, 이는 논평과 내용을 요구하지 않고, 의견과 같은 어떤 언어적이고 이원적인 위치를 주장할 것을 요구하지 않는 수용을 드러낸다. 이 방식은 도교의 유서 깊은 '무위'의 길과 비슷한데, 무위로써 사람은 삶과 함께 유유히 흘러가고 고집과 분별을 신에게 양도한다. 무저항은 분리가 아닌 무집착으로 인도하는데, 분리는 일종의 회피일 수 있다.

무저항은 무시하거나 부정하는 것이 아니라 목격하고, 관찰하고, 아는 것을 의미한다. 경험적 양식으로서의 무저항은 사람을 삶이라는 영화 속의 가상적 배우에서 목격자/관찰자로 이동시켜 주는데, 목격자/관찰자로 존재함을 통해 사람은 감정적으로 휩쓸리지 않으면서도 참여할 수 있다. 이러한 태도는 위치성이나 결과에 투자하려는 유혹을 감소시킨다. 이로써 개인적 의지는 내맡겨지고 신성한 의지Divine Will가 그 자리에 대신 들어서는데, 여기서 창조Creation는 지속적이고 진화적이며, 앎의 펼쳐짐을 돕는다.

변형을 일으키는 이상의 과정에서, 경험함을 활성화시키는 저변의 성질이 앎 자체라는 것이 식별될 수 있다. 목격하고 경험하는, 혹은 관찰하는 '누구'는 없다. 오히려 앎은 과정을 바꾸려고 의도 에너지를 낭비하는 일 없이 수월하게 작용하고 있는 타고난 성질이다. 삶 전부는 하나의 '주어진 것'이 될 뿐이고, 주관성의 본질에 대한 앎은, 사적인 '나'의 감각을 참나의 본유적 현존으로 축소시키는데, 참나는 내용에 대한 생각함 너머에 있지만 그것을 감싸고 있다. 이 앎이 빛Light이고, 이 빛을 통해 우리는 정신적·감정적으로 '본다'. 이 앎을 통해, 이제 초점은 비춰진 것의 세부를 향하는 대신 빛의 근원을 향해 안쪽으로 향한다. 사람이 마음의 내용을 다만 알기라도 할 수 있는 것은 오직 이 빛 덕분이다. 그렇지 않다면 사람은 자신이 경험하고 있는, 혹은 생각하고 있는 것을 어떻게 알기나마 하겠는가?

주의 분산과 매력

에고의 동물 에너지는 결국 초점을 맞추게 되고, 초점을 맞춤으로써 심령 에너지가 쏠리며, 이로 인해 감정화된다. 감정화된 정신적 내용은 그다음에 주의를 끌어당기고 자가 증식된다. 그 결과가 오락은 물론 매력과 혐오인데, 이러한 것은 결국 일상적 행동으로서 덫에 빠짐으로 이끈다. 그리고 일상적으로 덫에 빠진 행동은 에너지와 관심의 카텍시스*에 의해 중요성을 얻고, 또한 지배적 행동과 느낌, 생각의 결과적 수준들을 얻는다. 이러한 것은 결국 의식의 에너지 장으로 귀결되는데, 이는 전체적이고 비개인적인 인간 의식의 끌개장과 정렬하고 또 그것에 동승되게 된다. 이렇듯 개인은 선택지들을 고름으로써, 수신기를 라디오나 텔레비전 주파수에 맞추는 것처럼 '주파수를 맞춘'다. 그래서 두려워하거나 증오하는 것은 용서나 수용의 주파수와는 전혀 다른 주파수에 동조同調되는 것이다. 각각의 의식 수준은 지각, 관련된 태도, 그리고 그러한 것에 부수된 위치성들에 영향을 미친다.

에고의 성향에 대한 탐닉은 부정성이 지불하는 감정적 대가에서 쾌락을 얻는 중독과도 같다. 그래서 부정적 위치성은 중독과 유사하게 자가 증식적인 습관이 되는 경향이 있으며, 그것의 밑바탕에는 추정들이 있고, 기본적인 동물 본능의 충족이라는 내적인

---

* 어떤 대상에 감정적 에너지를 집중시키는 일

유혹의 덫이 있다. 부정적 위치성은 반복을 통해 결국 우위와 통제력을 얻게 되는데, 자기애적 에고의 타고난 목적이 애당초 이것이다.

영적 수행에서 이러한 것은 '유혹'으로 명명되며, 그다음 그러한 유혹을 포기하는 데는 희생이 필요하다고 추정되는데, 그 이유는 사람은 '정당성', '앙갚음', 낙담 등의 감정적 '단물'이라는 쾌락을 버려야 하기 때문이다. 파블로프식 조건 형성이 저절로 강화되는 보상 체계로 일어나서 그다음에는 자율적이 된다. 그 뒤 이런 은밀한 충족을 방해하는 것은 불쾌한 좌절감과 박탈감을 낳는다. 그리하여 에고의 감정적 마음은 부정성과 노예적 속박에 매달린다는 것, 그리고 에고는 놓는 것에 저항하고 더 높은 기능 수준 및 대처 기전coping mechanism으로 이동하는 것에 맹렬히 저항한다는 것을 흔히 관찰할 수 있다. 예를 들면, 분개/비난/자기 연민/피해자의 수렁은 일반적으로 우회적 함정인데, 이러한 것들은 재빨리 사회적 격려를 통한, 그리고 자가 팽창하는 위치성들의 거짓 중요성을 통한 비준을 구한다.

사람들이 정교한 정당화, 기억의 소급적 위조, 기만으로 원한을 품은 채 평생을 보내는 일이 드물지 않다. 일반적으로 관찰되는 이 심리적 컴플렉스는 200 이하에 있는 모든 의식 수준의 우회적 혼합물로 구성된다. 이것은 고도로 방어적이 되어 그 어떤 도전에 대해서도 완강히 버티는데, 하물며 놓거나 내맡기려는 자발성이 없음은 말할 것도 없다. 그 결과 용서, 수용, 이성, 사랑은 에고의 은밀한 내적 목적에 대한 안티테제로 보인다.

조심스럽게 키워 온, 자신과 타인과 세계에 달라붙어 있는 온전하지 못한 거짓을 방어하기 위해 사람들이 삶 전체를 망가뜨리는 것은 드문 일이 아니다. 자기 기만은 감정적 에고/마음의 타고난 결함이며, 영적 진실의 빛이 없다면 이것은 저절로 강화되어 실제의 행복을 불가능하게 만드는 파괴적 결과를 낳는다. 자기 기만의 희생자는 쾌락(부정성에서 이끌어 낸)과 실제의 행복을 구별하지 못하는데, 그런 사람들은 사실 실제의 행복이 어떤 것인지 모른다. 이 병리적 컴플렉스는 그토록 강력하게 방어되고 있어서 사람들은 그것을 포기하거나 그 자멸적 전제에 의문이라도 갖느니 사실상 죽음을 선택한다. 우연하게 이 악순환은 때로 직면적인 삶의 위기로 인해 중단되는데, 결국 그것은 변장하고 온 축복이 된다.

감정적 에고/육체/마음으로부터 자유로의 도피

측정 수준 200 이하의 수준들이 자가 증식되는 경향이 있는 것은, 에고의 동물 본능이 지불하는 대가인 유혹적·감정적 쾌락 때문이다. 단 하나의 출구는 온전한 자기 정직성인데, 불행히도 사람이 이 부정적인 감정적 컴플렉스에 지배되고 사로잡혀 있을 때는 그러한 것을 성취하는 것이 가능하지조차 않다. 이 컴플렉스는 낮은 힘force의 동물 에너지로 구성되기 때문에, 회복을 일으킬 수 있는 능력을 갖는 것은 보다 강력한 진실의 에너지뿐이다. 신성Divinity의 본성으로 인해 중재는 초대가 있어야 일어난다. 왜냐하면 사랑Love은 힘Power이며 낮은 힘의 도구를 통해서는 작용하지 않기 때문이다. 세계 인구의 78퍼센트가 진실Truth의 수준인 200 이하로 측정된다는 것을 각성할 때 연민이 일어나는데, 이 수치는 일차적으로 오직 동물 본능으로 말미암아 생존하는 일부 하위문화와 세계의 일부 지역에서는 100퍼센트 가깝게 상승한다.

에고의 부정성으로부터 단순한 2단계 탈출: 진실의 메커니즘

이 모든 한계를 초월하고 복잡성을 뚫고 나가기 위해서는, 두 가지 개념을 받아들일 필요가 있을 뿐이다.

1. 부정성은 정력적인 낮은 힘(동물에서 기원)에 기초하며 이는 오로지 신성한Divine 기원에 속하는 힘Power을 통해서만 극복될 수 있다. 그러므로 이용 가능한 그 모든 수단을 동원해서 신에게 도움을 요청하고 기원하는 것이 운용상 필요하다.
2. 육체/감정/마음을 '나'로 동일시하지 마라. 육체/감정/마음이 '나의 것'이긴 해도 '나'는 아니라는 사실에 진실할 것이며 이를 인정하라. 처음에 이것은 인위적이고, 이상하고, 낯설고, 부자연스럽게 보일 수도 있지만, 기본적 실상은 이것이 더 높은 진실이라는 것이다. 따라서 이것은 매우 힘 있고 막강한 도구가 된다. 마음은 진실은 물론 이러한 실상을 부정하려고 할 것인데(마음이 '하게 되어 있는' 일이 바로 그것이다.), 마음은 진실Truth이 자신의 천적임을 직관적으로 알기 때문이다.

오랜 세월 동안, 그리고 현재의 삶에서, 수백 만의 사람들이 이 단순한 두 가지 전제를 인정하느니 사실상 기꺼이 죽으려고 해 왔다. 사람들은 자신이 실수했을 수도 있다는 것을 인정하느니 차라리 자신과 타인을 기꺼이 날려 버리려고 한다. 에고는 자신이 실수했거나 심지어 '틀렸을' 수도 있음을 겸허하게 받아들이느니(모든 말 중에서 에고에게 가장 끔찍한 단어는 '틀렸다'는 것이다.), 행복하게 당신을 죽음으로 인도하고, 죽일 것이라는 사실을 각성하라.

죽음보다, 그리고 지옥 같은 삶보다 더 나은 것은 성장하는 것이고, 또한 마음은 사람을 오도하고, 교활하고 무자비하며, 자신의 친구가 아니라는(!) 사실을 받아들이는 것이다. 에고의 핵심은 자기애적 자부심이며, 에고는 은밀히 자신이 신이라고 생각한다. 지나친 피로만 없다면 에고는 그 은밀한, 팽창하는, 이원적 추정들에 사로잡혀 있을 수 있는데, 그러한 것은 단순한 겸손함으로 해소된다. 겸손함은 자유와 행복의 경험에 이르는 문이다.

사람은 마음의 손아귀에서 벗어나려고 할 때 마음의 진정한 본성을 발견한다. 분석해 보면, 마음은 '나의' 생각들이라는 추정의 복합체이자 관찰된 사실적 데이터의 집합체라는 것이 보인다. 데이터는 유용하다. 하지만 대조적으로, 그 데이터에 대한 생각과 관점은 믿을 수 없으며, 그러한 생각과 관점이 '나의 것'이라는 주측 및 모든 부수적 위치성으로 인해 필연적으로 왜곡된다.

일단 생각이나 느낌에 '나의 것'이라는 꼬리표가 붙으면 그것은 마술에 걸린 것처럼 추정적 전지(純知)와 가정된 최고의 타당성으로 물들게 된다. 이러한 것은 모든 영적 문헌에서 고전적으로 환상으로 묘사하고 있는 것을 구성하는데, 이는 망상으로 진행하는 일이 잦다. 온전한 의심과 질문으로 중단시키지 않는다면, 광포한 마음은 자신의 추정적 통치권에 도전해 올, 믿을 만하고 검증 가능한 진실을 무너뜨리기 위해 끝없는 포위 공격을 감행한다. (즉, 모든 반대 증거에 맞서 '정당성'을 지키려고 하는 보편적 인간 성향)

 마음의 지배를 취소하는 것은 단 한 걸음—겸손함으로 성취될 수 있는데, 마음은 통치권자가 아니고, 전지하지 않으며, 진실과 거짓을 구별조차 하지 못한다는 것을 단순히 인정하는 것만으로 겸손함은 강화된다. 마음은 육체적 생존과 대상의 인지에 이를 때 공리적 가치를 갖는다. 심지어 물질적 세계를 인지하는 데서도 마음은 세계가 의미하는 바를 이해하지 못하는데, 그것은 마치 진화가 곧 창조라는 극도로 단순한 관찰 결과를 인지조차 하지 못하는 것과 같다.

 마음은 논리와 이성이라는 보호적 영역과 규칙들 안에서나 혹은 고유한 운용상의 제약과 규율 안에서 유용한 도구다. 그래서 마음이 과학으로서 작용할 때 그것은 최상의 상태에 있는 것이다. 과학은 감정성이나 논리의 위반을 허용하지 않는다. 언젠가 한 친구가 이렇게 말했다. "저는 모든 것에 대해 의견을 가질 필요는 없다는 것을 막 깨달았습니다. 얼마나 마음이 놓이는지요!" 이러한 발견은 더욱 큰 자유의 향유로 이끌어 주었는데, 왜냐하면 의견들은 으레 논쟁적일 뿐 아니라 구속하고 제약하기 때문이다.

 생각이나 관념이 실제로 '나의 것'이 아니라면, 그러한 것은 어디에서 일어나며 그 저자는 누구인가? 생각이나 관념은 사실상 '누구'라는 기원을 갖지 않으며 그저 '무엇'에서 일어날 뿐이다. 의식의 측정 가능한 장의 내용은, 인류 집단의식의 한 수준의 특정한 에너지 장에 의해 조직된 생각 은행과 같다. 비슷한 생각, 개념, 관념들이 다양한 수준에서 모이고 중심 '끌개장' 주의의 영향력 아래 조직되는데, 중심 끌개장은 마치 중력과도 같이 중량이나 밀도가 비슷한 관념들을 끌어당긴다. 이 현상은 바다에서 수심에 따라 다른 물고기와 생명 형태들이 층층이 나뉘는 것과 비슷하다. 인간 삶에서는, 수면 위로 도약하는 이들은 물론 밑바닥에서 사는 이들도 있다.

일정한 유형의 사고방식, 신념 체계, 밈(구호)*은 수세기 동안 신화들에 지배되어 온 일정한 사회들과 하위문화들에 대해 풍토적이다. 예를 들면, 온전성, 정직성, 공평함이 일상적 거래에서 중요하게 여겨지지조차 않는 큰 나라들이 있다. 모든 상호 작용은 그런 것 대신 전적으로 이득에 기초하며, 기만은 가치 있는 사회적 기술이자 기능이다. 그런 문화에서 도덕성은 부재할 뿐 아니라 불합리하고 무가치해 보이며 나약함을 표시하는데, 수많은 순진한 관광객은 집에 돌아온 뒤 귀중한 골동품으로 알았던 것이 실제로는 몇 푼짜리에 불과하다는 것을 발견하고 나서야 이런 사실을 알게 된다.

어디에나 있는 피해자/가해자의 이원적 허위에 대한 설명

영적 노력을 통해, 사람은 그동안 에고의 교묘한 기만에 넘어간

---

* 말이나 반복되는 행위를 통해 사람들 사이에서 퍼져 나가는 문화적 정보 단위. 예컨대 어떤 관념이나 가치, 행동 방식을 가리킨다.

포로이자 '피해자'가 다름 아닌 자기 자신이었다는 것을 발견한다. 에고의 모든 수법은 장구한 세월에 걸친 동물계의 다양한 종의 진화에서 관찰될 수 있는데, 동물계에서는 덫에 걸기, 기만, 경쟁, 에고 이득, 사리 추구, 위장, 낮은 힘이 생존을 돕는다. 사람과*의 진화는 결국 호모 사피엔스에 이르렀고, 이와 조화롭게 전전두 피질이 동물 뇌의 앞 부분에 출현했는데, 동물 뇌는 의식 수준 200에 이르기까지 동물 본능의 지배하에 남아 있었다. 동물 본능은 사적인 이득에 전적으로 쏠리며 영적 힘과 진실의 에너지, 특히 사랑 에너지와 충돌하는 그 길을 계속 좇는다. 에고의 기만은 교묘하기 짝이 없어서, 자신의 희생자이자 포로를 속여서 가해자가 '저 밖에' 있다고 믿게 만든다. 그렇지만 가해자는 사실상 타고났으며 '이 안에' 있다.

진짜 가해자의 정체는 무엇인가? 조사해 보면 거기에 '누구'는 없고 특정한 의식 수준의 에너지 장이 있을 뿐이라는 사실이 발견될 것이다. 그 의식의 에너지 장은 진화의 시간 전체를 통해서 일어났고 여전히 우세하며, 세계 인구 대부분을 지배하고 있거나 여전히 포로로 붙잡고 있다. 사람은 이를 통해 붓다가 한 말의 지혜로움과 진실을 알 수 있다. "인간으로 태어나는 것은 드문 일이다. 진실에 대해 듣는 것은 더욱 드문 일이다. 그중에서도 가장 드문 것은 진실에 대해 듣고 그것을 추구하는 일이다." 이 진술의 진실은 의식 측정으로 검증된다. 의식 측정은 세계 인구 중에서 0.4퍼

---

* 사람을 가리킨다.

센트만이 무조건적 사랑Unconditional Love의 상태에 도달할 수 있음을 확인해 준다.

무조건적 사랑은 인간이 한 생에 도달할 수 있는 실용적이고 합리적인 목표이다. 무조건적 사랑의 수준에서, 영적 몰두와 봉헌은 절묘한 기쁨, 심지어 황홀경의 상태들로 진화해 가고 결국에는 600에서 평화Peace의 수준에 도달하는데, 이는 신비주의자의 초보 수준이다. 신비주의자의 길은 그러한 용어의 참된 고전적 의미에서, 헌신적 비이원성으로 정의될 수 있다.

21

TRANSCENDING THE LEVELS OF CONSCIOUSNESS

마음의 초월

서론

의식의 수준들을 초월하는 데서, 선택과 선택지들은 경험상 표면적 대립쌍이나 상반되는 이원성으로 나타나는 경향이 있다. 이러한 것들은 혐오나 매력으로 경험되는데, 그것이 해체되지 않는다면 혐오나 매력은 해소되기 어려워 보일 수 있다. 매력은 내밀하거나 공공연한 쾌락을 암시하고, 혐오는 불쾌함이나 불편함에 대한 예상을 표현한다. 선택들은 또한 '해야 한다'거나 '당연하다'는 형태의 도덕주의적 의무감으로 복잡해져 있고, 따라서 미묘한 죄책감의 추론들 및 회피의 유혹이라는 저항에 맞닥뜨리게 될 수 있다. 따라서 '해야 한다'는 식의 추정은 일체 삼가는 것이 최선이다. 영적 진화의 일차적 성질은 자유다. 변화할 수 있는 기회는 도덕적 의무가 아닌 초대로 보일 수 있고, 이러한 선택지들은 정말로 더욱 큰 자유와 내면의 행복을 가져다 준다. 하지만 사람은 항상 그러한 선택지를 보류해 둘 수 있는 자유가 있고, 그러다가 다른 시간과 다른 맥락에서 선택이나 결정은 보다 자연스럽게 이루어질 수 있다.

도중에 일어나는 표면적 장애는 두 가지 성분으로 구성된다. (1) 표면적으로 매력적인 대가 혹은 쾌락, (2) 그것의 추정적 대안(즉, 쾌락의 결여)에 대한 두려움. 이러한 상충하는 짝들 중에서 다수가 '인간 본성'에 고유하며, 인간 생명이 진화하는 동안 인간 생명 자체와 더불어 상속되었다. 이러한 것은 보다 높은 의식 수준을 구하는 이라면 누구든 넘어서야 하는 관례적 문턱으로 예상되어야 한다. 실제로 경험해 보면 그러한 장애는 처음에 보이는 것처럼 그렇게 무시무시하지는 않고, 그중 몇 가지에 대해서만 성공해도, 사람이 진보함에 따라 더욱 큰 성공을 거둘 수 있으리라는 확신과 현실적 기대가 생겨난다. 핵심 요소는 그러한 충돌의 특정 성분을 찾아내고 영적 의지Spiritual Will를 이용하는 것인데, 그것은 놀라우리만큼 강력하다. (측정 수준 850) 영적 의지는 사람이 신의 도움을 청한 다음 자진해서 대가를 내맡기고 추정된 혐오에 대한 저항을 포기하려는 자발성을 가질 때 개입한다.

일반적인 상충하는 이원성들은 보통 유사성에 따라 분류될 수 있으며, 때로는 같은 부류로서 단번에 해결될 수조차 있다.

상대적 이원성들

예기되는 쾌락	두려움
통제	내맡김
익숙함, 습관	변화, 불확실, 낯섦
오래된 것에 매달린다.	미지의 것이나 새로운 것에 대한 두려움
쉬운 길	힘든, 노력
무시한다, 부정한다, 거부한다	혼란스럽다, 바라본다, 맞선다
인정하려 들지 않는다.	책임진다, 해명한다
"난 못해."	"난 안할 거야."라는 진실
"원치 않는"	"할 수 없는"
완고함, 자꾸 반복하는	배운다
항상성, 안정성	재프로그램, 전환, 균형 상실
평계로서의 과거	변화의 동인으로서의 현재
'무의지'	자발성 결여와 대면한다.
'하려고 한다', '할 것이다'	한다
'내일'	지금
미룬다	실패
인 척한다	정직하다
꺼림, 저항	수용

위의 이원성은 누구에게나 익숙한데, 왜냐하면 이러한 것들은 영적으로 성장하거나 진화하려는 거의 모든 노력에 일반적으로

해당되기 때문이다. 비록 충돌을 해소하는 것이 불가능해 보일 수 있지만, 충돌의 해소는 증명된 영적 처리 도구들에 대한 엄격한 충실성을 통해 사실상 놀랍도록 간단할 수 있는데, 그것은 즉, 신에게 깊이 내맡기려는, 그리고 신성한Divine 도움을 청한 다음 영적 의지Spiritual Will의 힘을 불러일으킴으로써 저항을 놓으려는 자발성이다. 사람은 "나, 나 자신은"(에고) "이 걸음을 혼자서 완성할 수 없습니다."라는 진실을 인정함과 더불어 성령Holy Spirit의 도움을 요청할 수 있다. 운용상으로 이것은 사실상 상황을 다르게 이해하고 맥락화하여 명백한 모순을 해소하게 해 달라는 요청이다.

개인적 의지는, 의식 진화의 어느 한 시기에 사람의 측정된 의식 수준이 도달한 바로 그 수준에서만 작용할 것이고, 따라서 원하는 변화를 일으키기에는 너무 약한 경우가 많다. 에고 기제를 통해 변화하려는 과거의 노력들은 의심과 자신감 결핍, 패배주의로 인해 문제를 직시하지 않으려는 태도로 귀착될 수 있다. 이것은 흔히 "난 해 봤어."라는 진술로 표현되고, 그것은 정말 사실인데, 시도한 것은 작은 나이며, 해 봤다는 것은 결정적 행위라기보다는 소망인 경우가 많다.

선한 의도가 개인적 '의지력'의 암반에 걸려 좌초하는데, 개인적 '의지력'은 더 이상의 죄책감과 자기 비난을 불러일으키는 도덕적 몽둥이로 이용되는 일이 많다. 신에 대한 진실한, 깊은 내맡김은 개인적 '의지력'의 환상을 내맡기고 그것을 선언적 결정으로 바꾸지 않고서는 사실상 일어날 수 없다. 일상생활에서 성공은 봉헌, 끈기, 인내의 귀결이다. 그것은 장기적 목표를 위한 단기적 쾌락의 개인적 희생을 나타낼 수도 있다. 내면의 영적 수행에서 이와 동일한 속성들*이 출현할 수 있는데, 그것은 사적인 의지 작용의 귀결이 아니라 내면의 신의 현존Presence에서 나온 답으로서, 참나의 선물이다.

에고의 커다란 저항은 통제하고자 하는, 그리고 에고의 대가들에서 쾌락을 끌어내고자 하는 소망이다. 따라서 에고는 두려움의 형태로 저항을 창조하는데, 여기에는 불쾌함에 대한 예측이나 변화로 인한 상실, 실패에 대한 두려움이 포함된다. 하지만 이러한 것은 영적 자부심을 나타내는데, 이 또한 내맡겨질 필요가 있다. 신성Divinity이 인간의 약점과 성향들에 대해 즐거워 하거나, 즐거워 하지 않거나, 아니면 그로 인해 실망할 것이라 추정하는 것은 이기적 허영심이다. 따라서 깊은 내맡김은 추정으로 신을 프로그래밍하는 것을 방지한다. 그리고 수용을 통해 '일어날 일은 일어나리라.'는 것에 내맡기는 것, 이것이 보다 겸손한 위치이다. 충돌의 해소는 또한 의도와 정렬 정도의 결과이자, 조건부를 내맡긴 결과이며, 카르마적 경향이 갖는 영향력의 결과이다.

이기적 가치들은 사회에서 널리 수용되고 보상받는다. 게다가, 사회적 수용과 보상이라는 대가는 원인과 결과의 귀결이자 행함의 부산물로 이해된다. 지각된 이득이나 손해를 내맡길 때, 카르마적 가능성이 동의에 따라 현실화되는데 그것은 사람이 되어 있는 것의 자동적 귀결이지 사람이 가진 것이나 하는 것의 귀결이 아

---

* 앞에서 말한 봉헌, 끈기, 인내를 가리킨다.

니다.

사람이 진화함에 따라, 세상이 가치를 부여하는 것은 방해물로 보일 수 있고, 세상이 손해로 보는 것은 영적 이득이나 자유로 비칠 수 있다. 내면의 평화는 매력이나 혐오를 내맡기는 데서 비롯된다. 지각된 가치는 일차적으로 '원하는 것'과 '원치 않는 것'의 투사이다. '원하는 것'이 적을수록, 삶의 편안함과 만족감은 더욱 커진다. 자신의 자산과 재능에 대한 책임 있는 청지기역(役)은 온전하다. 그러므로 부를 피하거나 겉으로 그것을 깎아내리는 것은 부를 갈망하는 것과 꼭 같이 그릇되다. 과시적 가난 또한 일종의 겉치레이자 영적 자부심이다. 진정한 금욕주의란 단순히 노력의 경제성 문제이다. 의의를 갖는 것은 소유물 자체가 아니라 소유물에 투사된, 추정된 중요성이나 가치이다. 따라서 '세상을 헐렁한 의상처럼 걸쳐라.'고 권장하는 것이다. 부는 그 자체로는 아무런 실제적 중요성이 없는데, 왜냐하면 기본적이고 육체적인 동물 욕구가 충족되고 나면 내적인 행복의 능력은 외부 요인들에 의존하지 않기 때문이다.

이기적 매력들이 사회적 가치와 문화적 프로그래밍, 대중 매체가 팽창시킨 보상 체계를 통해 강화된다. 이러한 가치들은 또한 백일몽, 희망적 공상, 낭만화의 내용이기도 하다. 그것들은 또한 하위문화들 내부에서 큰 편차를 보여 준다.

의미를 발견하기 위해서는, 본질을 식별하기 위해 지각과 외관 너머를 바라볼 필요가 있다. 소크라테스의 말처럼, 만인은 자신이 '선'으로 지각한 것을 선택한다. 문제는 '진짜' 선을 그 환상적 대용품과 구별할 수 있도록 외관과 본질을 구별하는 것이다. 육체적 생존과 안락을 위한 기본적 요구 조건 이외에 바람직성은 투사된 가치이다.

본질을 식별할 때, 존재하는 전부는 타고난 아름다움을 가지며 존재하는 전부의 '가치'는, 전부가 나타나지 않은 것이 나타난 것 Manifest이 되고 있음을 표현함에 따라, 창조Creation의 진화의 한 표현이라는 데 있다. 따라서 존재Existence의 신성한 근원Divine Source 자체로 말미암아 존재하는 전부All that Exists에 대해 유용성은 타고난 것이다. 유용성은 비선형 안에 거하고, 따라서 지각 메커니즘에 내재된 한계에 대해 비가시적이다.

요약

영적 진화는 내용이 아닌 맥락의 패러다임의 일반적 관점에서, 마음과 마음의 성향을 '그것'으로 지켜보는 일의 자동적 귀결이다. 변화를 강제하는 대신, 모든 통제와 저항을, 이득이나 손해의 환상을 깊이 내맡김으로써 신성Divinity이 변화를 일으키도록 허용할 필요가 있을 뿐이다. 환상을 깨거나 공격할 필요는 없으며 그저 그것이 무너지는 것을 허용할 필요가 있을 뿐이다. 죄책감과 같은 기제들에 의한 낮은 힘을 사용하는 것은 불필요하거나 무익하며, 또한 영적 진화를 추구하거나 추진할 필요도 없는데, 왜냐하면 환상이라는 장애와 저항이 내맡겨질 때 영은 저절로 진화하기 때문이다. 진실Truth의 힘 자체는 신성한 사랑Divine Love의 한 성질인데, 신성한 사랑Divine Love은 무한한 자비심으로 위치성들을 녹여 참나의 실상으로 되돌려 준다. 또한 적기適期의 포착은 자기가 아닌 참나에 달린 것임을 수용할 필요가 있는데, 오직 참나만이 미지의 카르마적 성질들을 통합할 수 있기 때문이다.

　의식의 무한한, 비선형적 장은 편재하고 전지할 뿐 아니라 전능하다. 전체적 장 안에서, 사람이 되어 있는 그것은 전체적 장 안에서 그것과 일치하는 수준에 자동적으로 이끌리는데, 이는 마치 코르크가 물 속에서 코르크 자체*, 중력, 물의 밀도의 상호 작용의 귀결로서 떠오르는 것과 같다. 영은 자신의 자유 의지의 동의에 따라 그것이 되어 있는 것의 성질의 귀결로서 들어 올려진다. 자기에 대한 연민은 참나self의 속성이다. 그리하여 내맡겨져야 하는 최후의 큰 저항은 항상 현존하는 신의 사랑에 대한 저항이다.

---

* 　여기서는 코르크의 질량을 말한다.

TRANSCENDING THE LEVELS OF CONSCIOUSNESS **22**

기도가 되기

서론

 영적 진실을 실용적으로 실행하는 '요령'과 영성을 세상 속의 한 존재 방식으로 도입하여 영적 진보와 진화를 거드는 법에 관해, 제자들이 실제적 조언을 요청해 오는 일이 종종 있다. 교육받은 제자들은 대개 다수의 영적 수행과 개념들에 대해 이미 풍부한 정보를 확보하고 있다. 바람직스러운 변형은 '들었다'에서 '안다'로, '하다'에서 '있다'로 이동하는 것이다. 이러한 진행은 사실상 추정적 기지[旣知]에서 미지[未知]로, 익숙한 것에서 새로운 것으로 가는 것이다. 그에 따라 영적 정보의 실제적 적용은 여전히 불확실해 보일 수 있다.

 마음 자체는 습관적 정신 작용 너머, 그리고 이성과 논리의 영역 너머에 더 높은 진실의 차원이 있음을 알게 될 때 진화에 관심을 갖게 된다. 관심은 그다음에 발견과 영적 깨어남으로 쏠린다.

어떤 제자들은 영감이나 우연한 경험들로 인해 강력하게 동기부여가 될 수 있는데, 이러한 경험들은 변형을 일으키며 의식적으로 선택된 영적 진보와 진화 과정을 시작한다. 이러한 것은 갑작스러운 '절정 경험'(Maslow, 1970)으로 일어날 수도 있고, 심지어는 맥락과 지각의 결정적 '티핑 포인트'(Gladwell, 2000) 전환으로서 일어날 수도 있다. 그다음 영감을 얻은 제자는 잠재력에 이끌려 가게 되며, 관심의 초점은 일상생활에서 영적 과정을 실제로 적용하는 일에 맞춰진다.

이행은 지성에서 나온 전제들을 주관성이라는 경험적 실상과 통합하는 것이 특징이다. 그래서 강조는 실행에, 영적 수행과 전제들을 실제로 '행함'에 놓여진다. 통합과 수행으로써 새로운 것은 습관적이 되고, 사람의 '존재' 방식이 되는데, 이것은 사람이 '되어' 있는 것을 가리킨다.

유리한 상황 덕분에 잠재성에서 현실이 출현하는데, 의도와 의지 작용은 그에 대한 받침대이자 활성화 에너지다. 잠재력의 실현은 긍정적인 피드백을 낳고, 이로 인해 의도가 강화된다. 그리고 영적 과정은 자기가 아닌 참나에서 추진력을 얻는다.

---

* 극적인 변화가 일어나는 시점을 가리킨다.

| 토론 |

　삶의 지침이 될 매우 단순한 영적 원리 하나만으로도 큰 진보를 이루기에 족하다는 얘기가 있습니다. 예를 들면, '모든 생명에게 친절하라.'거나 '어떠한 일이 있더라도 용서하라.', '존재하는 전부에 대해 선의를 가져라.', 아니면 마음에 드는 시편의 문장을 한두 개 뽑아서 며칠, 몇 주, 심지어는 몇 달씩 그것에 대해 사색하라는 것 말입니다.

　시작하는 방법으로 가장 효과적인 것이 바로 그것입니다. 엄격하고 일관되게 적용되는 단 하나의 도구가 모든 책을 다 읽는 것이나 산발적으로 열중하는 시기를 갖는 것보다 더 효과적입니다. 지속성은 '마음 집중'의 특징이지요. 비유해서 말하자면, 한 올의 실을 잡아당겨서 스웨터 전체를 다 풀어낼 수 있는 것입니다. 앞으로 나가는 모든 걸음이 적절한, 이미 확보되어 있는 정보를 불러내는데, 이 정보는 경험을 증폭시키고 명료히 해 줍니다. 그리하여 기본적 금언이 경험적인 것, 확증하는 것이 됩니다.

　학습 현상은 인과적인 것이 아니며, 보상적 경험이 이득으로 여겨져서도 안 됩니다. 친절함의 수행을 통해 사람은 친절해지는데, 그것은 친절함 자체가 변형력을 갖기 때문입니다. 그러니 기대는 치워둘 필요가 있지요. 의지의 동의를 통해서, 변형은 단지 내용만이 아닌 맥락의 귀결로서 자율적으로 일어납니다.

　친근한 태도는 타인의 보답을 '유발'하지는 않겠지만 더욱 큰 가능성을 향한 비선형적 문을 열어 줍니다. 어떤 사람들은 친절함, 관대함, 혹은 친근하고 온건한 접근 앞에서 움츠러들기조차 합니다. 친근하고 온건한 접근은 200 이하의 사람들에게 의심, 당황,

심지어는 방어적 태도나 편집증조차 일으킬 수 있습니다. 빨간 불 앞에 멈춰 섰을 때 옆 차의 운전자를 향해 그저 미소를 지어 보이는 것만도 유용한 실험이지요. 어떤 운전자들은 똑같은 친근함으로 반응할 것입니다. 어떤 이들은 표정이 굳어진 채 정면을 응시할 것입니다. 어떤 이들은 공황에 빠질 것입니다. 어떤 이들은 녹색 불이 들어오자마자 빠른 속도로 달아나기조차 할 것입니다. 그러니 친근한 미소조차 사람에 맞게 적용해야 합니다.

하지만 어떻게 영적 수행이 실제로 변화를 낳지요? 심리적 기제들은 무엇입니까? 사람은 어떻게 '이것'에서 '저것'으로 변화할 수 있습니까?

그것은 '변화'가 아니라 진화적으로 출현하는 과정입니다. 애벌레는 나비로 변하는 것이 아니라 창조Creation의 진화의 산물로서 자신이 가지고 있는 잠재력이 실현되는 것입니다. 반복해서 말하자면, 창조Creation는 잠재성이 현실로 출현한 것으로 말미암은 진화입니다. 영적 의지의 의도는 충분합니다. 표면적으로 '새로운' 것은 나타나지 않은 것이 나타난 것Manifest이 되었음을 가리키는데, 이것은 마치 꽉 쥔 주먹을 펴서 활짝 편 손을 드러내는 것과 같습니다.

현실화는 의지의 한 측면으로서의 선택지이자 선택입니다. 긍정적 선택 하나하나가 추가적인 긍정적 선택의 가망과 확률을 높여 줍니다. (이것은 양자론과도 일치합니다.) 모든 긍정적 선택은 사람을 더 높은 의식의 끌개장 가까이로 이동시켜 줍니다. '부익부 빈익빈'의 세속적 세계에서, 과거의 가난뱅이가 온전성과 노력을 통해 부자가 될 수 있고, 또 과거의 부자가 오류로 인해 파산할 수 있는 것도 똑같이 진실입니다. 인간 삶은 영적 진화를 위한 최적의 기회로서 큰 가치를 갖습니다. 선택을 통해, 영이라는 '쇳가루'는, 전능하며 편재하는 거대한 의식의 장 자체의 다양한 영역들에 이끌립니다. 이 거대한 의식의 장은 무한한 힘을 가진 거대한 전자기장의 효과와 비슷합니다.

하지만 맥락화에 대한 이러한 정의는 '자유 의지'라는 논쟁적 개념을 끌어들이지 않습니까?

자유 의지에 대한 논증들은 불충분한 맥락화와 가설적인 것에 대한 의존으로 말미암아 대개가 거짓입니다. 그러한 논증은 그다음에 막연한, 우회적인 주지화로 끝나는데, 그 속에는 자유의지를 가능하지 않은 실상으로 부정하여 영적 책임이나 책무를 피할 수 있기를 바라는 무의식적 희망이 깔려 있습니다.

선택지들은 한계를 가지고 있으며 여기서 유책성은 물론 책임이 일어납니다. 선택지들의 범위는 기지와 미지의 수많은 요인의 귀결인데, 여기에는 카르마적 경향이나 추진력으로 부르는 것이 가장 나을 것이 포함됩니다. 이러한 요인들은 나아가 과거의 보상과 실패를 포함하는 확률의 영향을 받고, 또한 노력의 강도, 봉헌, 온전성의 정도 등에 영향받습니다. 가설적인 것은 실상이 아니며, 선택의 범위는 선형과 비선형을 망라하는 복잡한 요인들의 정제 결과입니다. 그래서 다른 상황이나 다른 우세한 조건들하에서는, 전혀 다른 선택지들이 선택되는 것은 물론 이용 가능할 수 있습니다. 진화/창조Creation의 본성으로 인해 내용과 의식적 맥락은 일시적이며, 경험적으로는 물론 묘사적으로 덧없습니다.

 신의 의지Will에 내맡기고 신성한 안내Divine Guidance를 청하는 것은 그토록 강력해서 선택지들의 지각된 가치는 물론 이용 가능한 선택지들을 바꿉니다. 비선형 동역학에서는 또한 '반복'의 원리가 출현하는데, 이로써 되풀이된 선택이나 선택지는 점진적으로 하나의 가능성이 됩니다. ('초기 조건에의 민감한 의존')

갑작스러운 큰 변화로 귀착되는 큰 드러남이나 영적 경험들에 대해서는 어떻게 보십니까?

 눈사태와 다른 거대한 자연 현상의 발생은 진동의 반복으로 인한 것입니다. 이기적 위치들은 표면적으로 사소하고 대수롭지 않은 걸음들 덕분에 약화됩니다. 예를 들면, 가능할 때마다 "고맙습니다."라고 말하는 것만으로 더욱 감사에 넘치는 관대한 사람이 될 수 있는데, 그 사람은 이제 끌어당김을 통해 이전에 노력으로 성취할 수 없었던 이로움을 수월하게 발생시킵니다.

 부정적인 카르마적 채무에서 벗어난 귀결로 큰 변화가 일어나기도 합니다. 그것은 마치 무의식적 마음이, 어떤 교훈이 학습되었거나 어떤 부채가 보상 행동으로 해결된 것에 마침내 만족해하는 것과도 같습니다. 영적 학습은 여러 가지 점에서 반복과 수행으로 얻어낸 새로운 기술과 비슷한데, 그것은 결국 자신의 제이의 천성처럼 자연스럽고 습관적인 것이 됩니다. 학습은 또한 영감을 통해, 그리고 바람직스러운 속성을 보여 주는 감탄스러운 인물과의 동일시를 통해 촉진됩니다. 우리는 자신이 감탄하는 인물처럼 되는 경향이 있습니다.

앞선 영성 및 의식에 관한 정보와 친숙해지는 것 외에 어떤 성질들이 헌신자에게 큰 도움이 될까요?

높은 마음Higher Mind(2부, 개관)과 연관된 태도를 채택하고, 그러한 미덕 가운데 어느 것을 고르십시오. 부정적 태도나 부정적 위치성은 거부하거나 거절하세요. 모든 상황에서 자신과 타인에 대해 온화하게 행동하십시오. 단기적 이득을 위해 영적 원리를 위반하는 일은 거절하세요. 자신의 이상적 이미지를 창조하고 그것을 영화 배역처럼 연습하세요.

'마치 ~인 것처럼' 행동하는 것은 실제로 감탄스러운 그것이 될 수 있는 잠재성을 알게 해 줍니다. 하나의 학습 도구로서, 바람직스러운 바로 그 성질인 '척'하는 것은 놀랍도록 효과적인 경우가 많은데, 그다음에 더욱 놀랍게도, 그것이 바로 자신의 잠재성에서 활성화되지 않고 잠복된 측면이었음을 발견하게 되지요. 많은 사람이 삶에서 자기 계발을 첫 번째 우선순위로 삼고, 감탄스러운 인물들을 시기하는 대신 그들과 동일시합니다.

실용적 연습으로, 집을 나서기 전에 자신이 어떤 사람이 되고 싶은지 돌이켜 보고 그런 식으로 행동하겠다고 결정하세요. 그렇게 행동하는 동안에 자신이 친근하고, 사려 깊고, 온화하고, 사랑하는 것에 대한 타인들의 반응에 주목하십시오. 겉만 번지르하고 감각적인 것의 유혹과 시험은 사절하세요. 감정 교환에서 '앙갚음'이나 '승리를 거두는' 일의 미심쩍은 쾌락은 내맡기십시오.

유쾌한 연습 삼아서, 의식적으로 일부러 남들을 '이기게' 해 줌으로써 자기 내면의 넓은 도량과 관대함을 발견하세요. 감정적으로 인색하게 구는 것은 감정의 빈곤을 낳습니다. 타인에게 선사하는 모든 '승리'는 역설적으로 자신을 더욱 풍요롭게 해 주며 수행을 통해 사람은 결국 감정적으로 풍요로워집니다.

그게 바로 자신을 내세우지 않는 것이나 '사람들 비위를 맞추는' 것입니까?

그런 것은 영적 빈곤과 낮은 자존감의 귀결인, 사람을 현혹시키는 태도입니다. 영적 은총Grace에서 나온 행동을 한다는 것은 아량이 넓다는 것을 의미하는데, 왜냐하면 은총Grace의 근원은 사랑Love이며 이것은 한계가 없고 내면에서 발생하기 때문입니다. 인색함으로 인해 속 좁고 비열하게 행동하는 것은 영적 빈곤을 드러내며, 참나로서 이미 현존하는 무한한 은총Infinite Grace의 근원Source에 대해 문을 닫는 것입니다.

작은 나는 한계에서 나온 행동을 하며 스스로를 궁핍하고 불충분한 것으로 봅니다. 따라서 작은 나는 방어적이고 이득을 노립니다. 작은 나는 구두쇠이고, 경계하며, 탐욕스럽습니다. 그것은 초대와 동의에 의한 활성화를 기다리고 있을 뿐인 대안적 참나가 있음을 경험적으로 알지 못하지요. 작은 나는 두려워하며 참나를 신뢰하지 않으려 합니다. 그러므로 초월하기 위해선 믿음과 용기가 공히 요구됩니다.

예를 들면, 선생님께서는 강연이나 사람들과의 교류에서 유머를 자주 사용하십니다. 사람들은 놀라는 일이 많은데, 왜냐하면 영적 스승의 이미지는 진지하고 경건한 인물이거나 기운을 북돋아 주고 영감을 불러일으키는 웅변가이기 때문입니다.

역설적인 것은, 유머는 사실상 영적 갈등과 딜레마에 대한 대단히 진지한 접근법이며 진부한 설교보다 훨씬 효과적인 경우가 많다는 것입니다. 유머는 넘치는 선의에서 우러납니다. 유머는 감정적 고통과 불안을 상쇄하고 예방하며, 다른 방식으로는 접근 불가능할, 감춰진 허위를 노출시킴으로써 부정적인 것을 초월합니다.

허위가 자기 성격의 숨어 있는 한 측면임을 인정함으로써, 그 어리석음이 드러납니다. 유머는 과장법으로, 진실에 대한 합리화된 왜곡이 제공하는 타당성 없는 신념 체계를 노출시킵니다. 유머는 레스 인테르나(코기탄스)와 레스 엑스테르나(있는 그대로의 세계) 사이의 간격에 다리를 놓습니다. 따라서 그것은 마음이 지각하거나 믿는 바와 저변에 있는 실상의 본질 사이에 눈에 띄는 대비를 만들어 내지요. 유머는 이렇게 해서 에고의 사리 추구적 속임수를 노출시킵니다.

유머는 대안적 관점과 선택지를 드러내 주고 따라서 해방과 자유를 가져다줍니다. 임상적으로, 유머는 건강 및 장수와도 관련됩니다. 해학가들은 특징적으로 400대 후반으로 측정되고 장수하며, 만인의 사랑을 받습니다. 유머는 인간 심령의 억압된 측면들을 노출시켜 줍니다. 그래서 그러한 것은 확인될 수 있고, 보다 쉽게 인정되고 고백될 수 있으며, 그 허위의 투명성으로 인해 초월될 수 있습니다. 인간적 약점과 결함이 인지되고, 수용되고, 고백된다면 사람은 그것에 대해 방어적이 될 필요가 없지요. 참된 영적 앎은 본질의 인지에서 일어납니다.

위대한 해학가들이 사랑받는 것은 인간적 약점을 고백하고, 직시하고, 그에 대해 웃음을 터뜨릴 수 있는 그 강함이, 듣는 이들에게 똑같은 일을 할 수 있는 능력이 있음을 드러내 주기 때문입니다. 유머의 효과는 치료적이며, 또한 상호 인지를 매개로 인간적 결속과 연민을 드높여 줍니다. 유머는 내면의 고통, 수치심, 죄책감을 덜어 주며 그럼으로써 보다 온건한 선택지들을 드러내 주지요.

심리적 부정은 죄책감에서 비롯되는데, 죄책감이 완화될 때 비로소 내적 정직성이 일어납니다. 유머는 감정적/심리적/영적 빈곤에 대한 해독제이자 그 속좁음, 비열함, 성장 결핍 성향에 대한 해독제이기도 합니다.

따라서 유머는 그것을 통해 자신의 에고의 고통스러운 그늘에 접근할 수 있는, 입에 단 길입니까?

그렇습니다. 유머는 내면의 자유, 정식성, 해방으로 이끌어주는 치료적/영적 기법들의 본보기가 됩니다. 유머는 수치심, 두려움, 죄책감에 대한 해독제이며, 사람이 타고난, 발생기에 있는 큼 bigness에 대한 인지를 허용해 주는 내적 강함의 능력을 미묘하게 드러내 줍니다. 접근 불가능한 것이 유머를 통해 인지되고 인정되며 초월될 수 있게 되지요. 유머는 내적 온전성을 촉진합니다. 이와 대조적으로 수정되지 않은 에고는 유머가 없으며 험악합니다.

유머는 어떻게 헌신과 조화를 이룹니까? 그 둘은 판이한 것 아닌가요?

헌신은 진실과 사랑에 대한 봉헌이고, 이로써 유머는 목표 실현을 거드는 시녀가 됩니다. 유머는 진실과 거짓을 병렬시켜 대비함으로써 허위의 가치를 감소시킵니다. 유머의 밑바탕에 있는 의도는 사실상 대단히 진지한데, 그것은 환상, 두려움, 증오, 죄책감으로부터의 해방에 바쳐집니다. 유머는 에고의 가면을 벗기고, 그것으로 에고의 지배를 약화시키지요. 유머는 자기에서 참나로 데려갑니다.

어떻게 그런 일이 일어나는 것이지요?

에고의 프로그램들은 선형적이며, 내용의 제약으로 구성되고 한정됩니다. 영, 혹은 참나는 비선형적이며 맥락을 나타냅니다. 에고의 제한된 선형적 내용은 에고의 지각과 위치성들이 실재하지 않음이 노출될 때 포기되지요. 사람은 에고의 지각이 정복과 이득에 정렬되어 있음을 알 수 있습니다. 에고 명제들의 허위가 앎이라는 햇빛을 쬘 때, 환상의 지배는 사라집니다.

참나의 각성은 이득도 획득하는 것도 아닙니다. 그것은 장애가 내맡겨지거나 제거될 때 저절로 펼쳐지는 각성Realization입니다. 노력함은 저항의 귀결일 뿐이고, 저항은 차례로 환상의 산물입니다. 하늘에서 구름이 걷히면 해는 저절로 빛을 발합니다. 내면의 현존Presence은 환영받고 사랑받아야 하며 두려움의 대상이 되어서는 안 되는데, 그것은 궁극적으로 온건하고 사랑의 변형력을 드러내기 때문이지요. 신을 두렵게 보는 개념은 사실상 에고의 부조리극의 궁극적 농담입니다.

헌신은 어떻게 해서 지배적 성질이 됩니까?

자신이 목적지에 이끌리고 있음을 받아들이세요. 과거가 사람을 몰아가는 것이 아닙니다. 의식 진화가 사람이 물려받은 카르마적 유산인 까닭은, 그것이 인간 의식 자체가 타고난 성질이기 때문입니다. 용기는 몰두에서, 그리고 정렬과 봉헌의 온전성에서 일어납니다. 봉헌의 귀중한 특징은 강렬한 행복감인데, 결국 이것은 조용하지만 지속적인 내면의 열정으로서 힘을 부여받게 됩니다. 주의 깊은 목격함이 갖는 가치는, 에고 결함에 대해 아는 것만으로도 그것을 해소시키는 경향이 있다는 것이지요. 내맡김과 간구하는 기도를 통해, 신성한 의지Divine Will는 작은 것에서 큰 것으로의 이행을 촉진합니다. 왜냐하면 참나는 수월하게 의도를 뒷받침하고 의도에 에너지를 불어넣기 때문이지요. 참나는 자석의 인력과 같으며, 이를 통해 사적인 의지는 점진적으로 내맡겨지고 저항은 약화됩니다. 그리하여 길 자체는 자기 충족적이고 만족스러우며, 점진적 보상을 드러냅니다. 내딛는 걸음 하나하나가, 표면적으로는 아무리 작아 보여도 똑같이 귀중합니다.

영적 스승의 효과에 대해서는 어떻게 보십니까?

스승Teacher의 의식 수준은 무언의 전달을 통해서도, 정신적인 것에서 주관적·경험적 실상으로의 정보 변형을 촉진합니다. 스승Teacher의 오라의 의식 수준과 진동하는 에너지 장은 의식 진화의 산물이지 개인적인 것이 아닙니다. 그것은 어떤 비언어적 수준에서 제자 안에 있는 발생기의 성질들을 활성화시킵니다. 비유하자면, 그것은 이전에 언급한 '로저 배니스터 효과'의 영적 등가물이라 할 수 있지요. 그것은 고주파, 고에너지 장으로서 오라를 통해 전달됩니다. 그것의 성질은 경험적 실상Reality에 의거하는 확실성에서 유래하지요. 회복 모임들에서는 그와 동일한 현상을 인정하는데, 그런 모임들에서 발기인의 힘은 성공적 경험, 따라서 당면 문제에 대한 정통함에서 생겨납니다. 그러한 영적 모임들은 높은 에너지 장을 내뿜고, 그다음 자기 정직성에 의해 유지되는 개별적·집단적 정렬을 통해 신입자에게 혜택을 줍니다.

의식의 각 수준은 하나의 끌개장을 대표하는데, 이 끌개장은 타고난 내재적 힘으로 말미암아 특정한 의식의 장을 지배합니다. 오래된 큰 단체들에서는 이 끌개장을 말 그대로 '높은 힘Higher Power'으로 부릅니다. 흔히 '신'이라는 단어가 기피되는 것은, 그 말이 정의상의 오류 및 다수의 상반되는 신념 체계들을 나타내는 경향이 있기 때문인데, 거기에는 신을 인격적으로 묘사하는 데 대한 두려움과 죄책감이 포함되어 있습니다.

영적 진보를 거들려거든 검증 가능한 스승과 가르침을 선택하되, 스승과 가르침에 대한 충실함이나 정렬을 통해 이익을 얻을 무언가를 가지고 있는 이들을 피하십시오. 궁핍하고 욕심 많거나 통제하는 집단이나 스승들은 피하세요. 참나는 완전히 충족시켜 주고 아무런 필요가 없으며, 얻을 것이 아무것도 없습니다. 스승Teacher은 진실의 종Servant of Truth이지 진실Truth의 창시자가 아닙니다. 신에 이르기 위해 애쓰는 이들 모두가 신에게 봉사합니다.

영적 문헌 곳곳에는 다양한 문화에서 다양한 언어로 거듭 진술된 선언이 있는데, 그것은 바로 신성Divinity은 충성에 응답한다는 것입니다. 그것은 대개 "나를 인정하는 이들은 나의 것Mine이다."라는 식으로 진술됩니다. 이러한 말에서 볼 때, 중요한 것은 사람이 길을 얼마나 갔느냐가 아니라, 길 위에 있다는 사실임이 분명합니다.

글로리아 인 엑스첼시스 데오!

Gloria in Excelsis Deo!

TRANSCENDING THE LEVELS OF CONSCIOUSNESS

/ 6부 / 부록

부록 A

의식 지도

신에 대한 관점	자기에 대한 관점	수준	로그	감정	과정
참나	있음	깨달음	700 ~1,000	형언할 수 없는	순수 의식
전존재	완벽한	평화	600	지복	빛비춤
하나	완전한	기쁨	540	평온	변모
사랑하는	온건한	사랑	500	경외	드러남
현명한	의미 있는	이성	400	이해	추상
너그러운	조화로운	수용	350	용서	초월
영감을 주는	희망적인	자발성	310	낙관주의	의도
할 수 있게 해 주는	만족스러운	중립	250	신뢰	풀려남
허락하는	실행할 수 있는	용기	200	긍정	힘이 부여
무관심한	요구가 많은	자부심	175	경멸	팽창
복수심을 품은	적대하는	분노	150	미움	공격
부정하는	실망스러운	욕망	125	갈망	노예화

벌하는	겁나는	두려움	100	불안	위축
냉담한	비극적인	슬픔	75	후회	낙담
선고하는	희망 없는	무감정, 증오	50	절망	포기
보복하는	악	죄책감	30	비난	파괴
멸시하는	가증스러운	수치심	20	치욕	제거

부록 B

도표들의 목록

서론	의식 지도	22
1부 개관	지질 시대의 의식 수준	29
	동물계	31
	의식 수준과 행복률의 상호 관련	35
1장	수치심의 이원성	54
2장	죄책감과 증오의 이원성	86
3장	무감정의 이원성	106
4장	추상의 점진적 수준들	121
	슬픔의 이원성	124
5장	두려움의 이원성	138
6장	욕망의 이원성	156
7장	분노의 이원성	169
8장	자부심의 이원성	185
2부 개관	뇌 기능과 생리	194
	표 1 : 마음의 기능 – 태도	197
	표 2 : 마음의 기능 – 태도	199
	표 3 : 마음의 기능 – 태도	202
	긍정적 성격 특성 – 1부	205

	긍정적 성격 특성 - 2부	206
13장	서양의 위대한 책들의 측정치	252
14장	감별 진단 : 열애 대 사랑	283
15장	진정한 영적 상태 - 병리적 상태	296
16장	600대의 스승과 저작들	321
17장	700대의 스승과 저작들	331
18장	신성의 수준들	339
	850 이상의 스승과 저작들	345
5부 개관	내용과 맥락 간의 구별	353
	유혹	356
21장	상대적 이원성들	394

부록 C

의식 수준 측정법

일반적 정보

의식의 에너지 장은 차원이 무한하다. 특정 수준들은 인간 의식과 관련을 갖는데, 이것은 '1'에서 '1,000'까지로 측정되었다. (부록 A: '의식 지도'를 참고할 것) 이러한 에너지 장들이 인간 의식을 반영하고 지배한다.

우주에 있는 모든 것은 특정한 주파수나 미세한 에너지 장을 방출하는데, 이는 의식의 장에 영구히 남는다. 이렇게 해서 과거에 살았던 모든 사람이나 존재에 대한 모든 것이 영구히 기록되어 현재나 미래의 어느 때건 되불러올 수 있는데 여기에는 일체의 사건, 생각, 행위, 감정, 혹은 태도가 다 포함된다.

기법

운동 역학 반응(근육 테스트)은 특정 자극에 대해 '그렇다'거나 '그렇지 않다'로 나오는 단순한 반응이다. 피험자가 옆으로 팔을 쭉 뻗고 시험자는 손가락 두 개를 이용하여 피험자의 손목을 가볍게 내리누른다. 대개 피험자는 다른 손으로 시험하고자 하는 물체를 태양 신경총 앞에 쥐고 있다. 시험자는 피험자에게 "힘 주세요."라고 말하는데, 시험하려는 물체가 피험자에게 이롭다면 팔은 강해질 것이다. 만약 그것이 이롭지 않거나 역효과를 낸다면, 팔은 당장 약해질 것이다. 반응은 대단히 신속하게 짧은 시간 동안 일어난다.

정확한 반응을 얻어 내기 위해서는 시험자와 피험자 자신은 물론 의도가 200 이상으로 측정되어야 한다는 점에 주목하는 것이 중요하다.

테스트 팀의 의식 수준이 높을수록 그 결과는 보다 정확하다. 가장 좋은 태도는 서두에 "지고의 선의 이름으로, ＿＿＿은 진실로 측정됩니다. 100 이상. 200 이상." 등의 말로 진술을 시작하는, 객관적이고 거리를 두는 태도다. '지고의 선'으로의 맥락화는 정확성을 높여 주는데 왜냐하면 그것은 이기적이고 사적인 관심과 동기를 초월하기 때문이다.

오랜 세월 동안, 운동 역학 테스트는 신체의 경락이나 면역계의 국소적 반응으로 여겨졌다. 하지만 나중의 연구를 통해, 그러한 반응이 신체의 국소적 반응이 아니라, 어떤 물체나 진술의 에너지에 대한 의식 자체의 일반적 반응이라는 사실이 드러났다. 참되고, 이롭고, 혹은 생명을 옹호하는 것은 긍정적 반응을 일으키는데, 이러한 반응은 살아 있는 모든 사람 속에 현존하는 비개인적 의식의 장에서 유래한다. 이 긍정적 반응은 신체의 근육이 강해지는 현상으로 드러난다. 흔히 지표 근육으로 가장 많이 쓰이는 것은 삼각근이다. 하지만 척추 지압 요법사와 같은 치료사들이 자주 쓰는 다리의 비복근을 비롯한 신체의 모든 근육을 이용할 수 있다.

질문(서술문의 형태로)하기 전에, '허락'을 받을 필요가 있다. 즉 "나는 지금 마음속에 있는 것에 대해 질문해도 좋다는 허락을 받았습니다."(그렇다/아니다) 혹은 "이 측정은 지고의 선에 봉사합니다."

 진술이 거짓이거나 물체가 해롭다면, 근육은 "힘 주세요."라는 명령에 대해 신속히 약해지게 된다. 이는 그 자극이 부정적이고, 진실이 아니고, 반생명적이거나, 혹은 답이 '아니오'임을 나타낸다. 반응은 빠르고 지속 시간은 매우 짧다. 그 다음에 신체는 신속히 회복되어 정상적인 근육 강도로 돌아간다.

 테스트를 하는 방법에는 세 가지가 있다. 연구에서 이용되며 또한 가장 일반적으로 쓰이는 방법에는 시험자와 피험자, 두 사람이 필요하다. 가능하면 조용한 환경이 좋고, 배경 음악이 없어야 한다. 피험자는 눈을 감는다. *시험자는 서술문의 형태로 '질문'해야 한다.* 그래야 운동 역학 반응에 의해서 그 문장에 대해 '예'나 '아니오'의 대답이 나올 수 있다. 예를 들면 "이것은 건강한 말입니까?"라고 묻는 것은 부정확한 형태가 될 것이다. 그 대신 "이 말은 건강합니다."라든가 혹은 "이 말은 병들었습니다."와 같은 진술로 고쳐 말해야 할 것이다.

 진술한 뒤에, 시험자는 바닥과 평행하게 팔을 뻗고 있는 피험자에게 "힘 주세요."라고 밀한다. 그린 다음 두 손가락으로 약간 힘을 주어 재빨리 손목을 누른다. 피험자의 팔은 계속 강한 상태를 유지하거나('그렇다'를 의미), 아니면 약해지게('아니다'를 의미) 될 것이다. 반응은 짧고 즉각적이다.

 두 번째 방법은 '오링'법인데, 이것은 혼자서 할 수 있다. 한 손의 엄지와 중지를 붙여 단단하게 'O' 자 모양의 고리를 만들고, 다른 손의 검지를 구부려서 이 고리를 떼어 내는 것이다. "그렇

다."와 "아니다." 반응 사이에는 눈에 띌 정도의 강도 차이가 있다. (Rose, 2001)

세 번째 방법이 가장 간단하지만, 다른 방법들과 마찬가지로 일정한 연습이 필요하다. 이것은 그저 큰 사전이나 벽돌 두어 장과 같은 무거운 물체를 허리 높이 정도의 테이블에서 들어 올리는 것이다. 어떤 이미지나 혹은 측정할 진실한 진술을 마음속에 떠올린 다음 물체를 들어올린다. 그 다음, 비교를 위해, 거짓으로 알려진 것을 마음속에 떠올린다. 마음속에 진실을 떠올리고 있을 때는 드는 일이 수월하고, 사안이 거짓(진실이 아닌)일 때는 물체를 드는 데 더욱 큰 노력이 필요함에 주목하라. 그 결과는 다른 두 가지 방법을 이용하여 확인할 수 있다.

특정한 수준들의 측정

긍정과 부정, 진실과 거짓 혹은 건설적인 것과 파괴적인 것 사이의 임계점은 200 수준으로 측정된다. (도표 참고) 200 이상 혹은 진실인 것은 모두 피험자를 강하게 만든다. 200 이하 혹은 거짓인 모든 것에 대해 팔은 약해진다.

이미지나 진술, 역사적 사건 혹은 인물을 포함하는 과거와 현재의 그 어떤 것에 대해서도 테스트가 가능하다. 그것을 꼭 말로 표현할 필요는 없다.

수치 측정

예 "라마나 마하르시의 가르침은 700 이상으로 측정됩니다." (예/아니오).

혹은 "히틀러는 200 이상으로 측정되었습니다."(예/아니오) "그가 20대였을 때"(예/아니오), "30대"(예/아니오), "40대"(예/아니오), "사망 당시"(예/아니오).

적용

운동 역학 테스트는 미래를 예언하는 일에는 쓰일 수 없다. 그 밖에는 어떤 질문이라도 가능하다. 의식에는 시간이나 공간상의 제약이 없다. 하지만 허락은 거부될 수도 있다. 현재나 과거의 모든 사건들에 대해 질문할 수 있다. 그 답은 비개인적이며 시험자나 피험자의 신념 체계에 영향을 받지 않는다. 예를 들면 원형질은 유해한 자극에 대해서는 움츠러들고 살에서는 피가 난다. 이는 그 같은 시험 재료의 성질이고 개체와는 무관한 것이다. 의식은 사실상 오직 진실만을 아는데 왜냐하면 오직 진실만이 실제의 존재를 갖기 때문이다. 의식이 거짓에 반응하지 않는 것은 거짓은 실상Reality에서 존재를 갖지 않기 때문이다. 의식은 또한 어떤 주식을 사야 하는지 등과 같은 온전치 못하거나 이기적인 질문들에 대해서는 정확하게 반응하지 않을 것이다.

정확히 말하면 운동 역학적 반응은 '있음' 반응이거나 아니면 단순히 '없음' 반응일 뿐이다. 전기 스위치처럼 우리가 전기가 "들어왔다."고 말하고, "꺼졌다."는 용어를 쓸 때에는 그저 전기가 거기 있지 않다는 것을 의미할 뿐이다. 실상에서 '꺼져 있음'과 같은 것은 존재하지 않는다. 이것은 미묘한 진술이지만 의식의 본성을 이해하는 데 있어 대단히 중요하다. 의식은 오직 진실Truth만을 인지할 수 있다. 의식은 거짓에 대해서는 그저 반응하지 못할 뿐이다. 이와 비슷하게 거울은 오직 반사할 물체가 있어야 상을 반사한다. 거울 앞에 어떤 물체도 존재하지 않는다면 거기에 반사되는 상은 없다.

수준 측정

측정 수준들은 특정한 기준 단계와 관련된다. 부록 B의 도표와 같은 수치를 얻으려면, 그 도표에 대해 언급하거나 혹은 "1에서 1,000까지 인간의 의식 척도상에서, 600은 깨달음Enlightenment을 나타내는데, 이 _____은 _____(수치) 이상으로 측정됩니다."와 같은 진술을 해야만 한다. 아니면 다음과 같이 말한다. "200이 진실의 수준이고 500이 사랑의 수준인 의식 척도상에서, 이 진술은 _____(특정한 수치를 말한다.) 이상으로 측정됩니다."

일반적 정보

사람들은 일반적으로 진실과 거짓을 식별하고 싶어 한다. 그러므로 진술을 아주 자세히 해야 한다. 어떤 일자리가 '좋다'는 식의 일반적 용어 사용은 피해야 한다. 어떤 식으로 '좋다'는 건가? 급여 수준이? 근무 조건이? 승진 기회가? 상사의 공정성이?

숙련

테스트에 익숙해지면서 점차적으로 전문적이 된다. '맞는' 질문들이 튀어나오기 시작하는데 이는 거의 불가사의할 정도로 정확해지기도 한다. 같은 시험자와 피험자가 일정 기간 함께 작업한다면, 둘 중 한 사람 혹은 두 사람 모두에게 놀라운 정확성과 특정 질문을 족집게처럼 집어 낼 수 있는 능력이 생기게 된다. 피험자가 질문에 대해 전혀 알지 못하는 상황에서도 그렇다. 예를 들면 어떤 물건을 잃어버린 시험자가 말하기 시작한다. "난 그걸 사무실에 놓아두고 왔습니다."(아니오.) "나는 그걸 차에 놓아두고 왔습니다."(아니오.) 불현듯 피험자는 물건을 거의 '보다'시피하고 이렇게 말한다. "'화장실 문 안쪽'에 있는지 물어 보세요." 시험자는 말한다. "그 물건은 화장실 문 안쪽에 걸려 있습니다." (예. 실제로 있었던 이 사례에서, 피험자는 시험자가 차에 기름을 넣으러 주유소에 들렀다는 것과 웃옷을 주유소 화장실에 놓아두고 왔다는 사실을 알지 못했다.)

사전 허락을 받는다면, 시간과 공간상으로 어디에 있는 그 무엇에 대해서든 어떠한 정보라도 얻어 낼 수 있다. (때로 허락을 얻지 못하는 일이 있는데, 이는 아마도 카르마적이거나 혹은 기타 알 수 없는 이유 때문일 것이다.) 교차 확인을 통해 정확성은 쉽게 확인할 수 있다. 이 기법을 익힌 사람은 세상의 모든 컴퓨터와 도서관에 보유할 수 있는 것보다 더 많은 정보를 즉석에서 이용할 수 있다. 그러므로 그 가능성은 명백히 무한하고, 그 전망은 놀라울 정도다.

제한

인구의 약 10퍼센트는 아직 알 수 없는 이유로 운동 역학 테스트 기법을 이용할 수 없다. 테스트는 피험자들 자신이 200 이상으로 측정되고 테스트의 이용 의도가 온전하며 또한 200 이상으로 측정될 때에만 정확하다. 요구되는 것은 주관적 견해보다는 거리를 둔 객관성 및 진실과의 정렬이다. 그래서 '어떤 점을 증명'하려고 시도하는 것은 정확성을 부정한다. 때로는 결혼한 부부들 역시 아직 밝혀지지 않은 이유로 인해 서로를 피험자로 이용할 수 없기 때문에 테스트 파트너로 제3자를 찾아야 할 수도 있다.

적절한 피험자는 사랑하는 대상이나 사람을 마음속에 떠올리면 팔이 강해지고, 부정적인 것(두려움, 증오, 죄책감 등)을 마음속에 떠올리면 팔이 약해지는 사람이다. (예 윈스턴 처칠은 사람을 강하게 하고 빈 라덴은 약하게 만든다.)

때로 적절한 피험자가 모순된 반응을 일으킬 때가 있다. 이런 상태는 대개 존 다이아몬드 박사가 발견한 '흉선치기'를 함으로써 해소할 수 있다. (주먹을 쥐고 흉골 상부를 세 번 치고 웃는데, 주먹으로 칠 때마다 '하하하'라고 말하며 사랑하는 사람이나 대상을 마음속에 그린다.)

불균형은 헤비메탈 음악을 듣거나, 폭력적인 TV 프로그램을 보거나, 폭력적인 비디오 게임 등을 하는 부정적인 사람들과 최근에 함께 있었던 결과일 수 있다. 부정적 음악 에너지는 음악을 끈 뒤에도 30분까지 인체의 에너지 체계에 해로운 영향을 미친다. 텔레비전 광고나 배경 음악 또한 부정적 에너지의 일반적 근원이다.

앞서 살펴본 것처럼, 진실과 거짓을 구분하고 진실의 수준을 측정하는 운동 역학적 방법은 엄격한 필요조건을 가지고 있다. 여러 제한들로 인해, 앞서 펴낸 책들에서 편리한 참조를 위해 측정 수준을 제공했는데,『진실 대 거짓』에서는 이를 폭넓게 제공한다.

설명

운동 역학 테스트는 개인적 견해나 신념에서 독립해 있으며, 원형질처럼 그 반응이 비개인적인 의식의 장의 비개인적 반응이다. 질문을 입 밖에 내든 말 없이 마음속에 품고 있든 테스트 반응이 동일하다는 것은 관찰해 보면 알 수 있다. 그래서 피험자는 질문에 영향을 받지 않는데, 피험자는 질문이 무엇인지도 모르기 때문이다. 이 사실을 증명하려면, 다음과 같은 연습을 한다.

시험자는 피험자가 모르는 어떤 이미지를 마음속에 떠올린 다음 이렇게 말한다. "내가 마음속에 품고 있는 이미지는 긍정적입니다." (혹은 "진실입니다." 혹은 "200 이상으로 측정됩니다." 등) 그런 다음 피험자는 지시에 따라 손목을 누르는 힘에 저항한다. 시험자가 마음속에 긍정적인 이미지를 떠올리면(예 링컨, 예수, 마더 테레사 등), 피험자의 팔 근육은 강해질 것이다. 시험자가 거짓 진술을 하거나 부정적인 이미지(예 빈 라덴, 히틀러 등)를 떠올리면 팔은 약해질 것이다. 피험자는 시험자가 무엇을 생각하고 있는지 모르므로, 시험 결과는 개인적 신념에 영향을 받지 않는다.

올바른 운동 역학 기법

갈릴레오의 관심이 천문학에 있었지 망원경을 만드는 일에 있지 않았던 것처럼, 고등 영성 연구소 Institute for Advanced Spiritual Research는 특별히 운동 역학이 아닌 의식 Consciousness의 연구에 헌신하고 있다. DVD『의식혁명』에서는 기본적 방법을 시연한다. 운동 역학에 대한 보다 상세한 정보는 인터넷에서 '운동 역학 kinesiology'을 검색하여 찾을 수 있다. 응용 운동 역학 대학 College of Applied Kinesiology(www.icak.com) 및 다른 교육 기관들에서는 수많은 참고 자료를 제공한다.

자격 상실

회의론(160)과 냉소주의는 200 이하로 측정되는데 왜냐하면 이들은 부정적 예단을 반영하기 때문이다. 이와 대조적으로, 진실한 탐구는 지적 허영이 결여된 열린 마음과 정직함을 요구한다. 행동 운동 역학의 부정적 연구들은 모두, 연구자들 자신과 마찬가지로 200 이하로 측정된다. (대개 160)

유명한 교수들조차 200 이하로 측정될 수 있고 또 그렇게 측정된다는 것이 보통 사람에게는 놀랍게 보일지도 모른다. 이렇듯 부정적 연구는 부정적 선입견의 귀결이다. 일례로 DNA의 이중 나선 구조의 발견으로 이끈 프랜시스 크릭의 연구 설계는 440으로 측정되었다. 의식이 뉴런 활동의 산물일 뿐임을 증명하려는 그의 마지막 연구 설계는 불과 135로 측정되었다.

사람들 자신이나 혹은 그릇된 연구 설계에 의해 200 이하로 측정되는(모두가 대략 160으로 측정된다.) 연구자들의 실패는 그들이 반증하겠다고 주장하는 바로 그 방법론의 진실성을 확인해 준다. 그들은 '반드시' 부정적 결과를 얻어 내야만 하며, 또 부정적 결과를 얻어 내는데, 이는 역설적으로 편향되지 않은 온전성과 비온전성 간의 차이를 탐지하기 위한 테스트의 정확성을 증명해 준다.

모든 새로운 발견은 판 자체를 뒤엎을 수 있고, 그래서 현 상태의 지배적 신념 체계에 위협으로 비칠 수 있다. 영적 실상Reality을 확인하는 엄밀한 의식의 과학이 출현했다는 것은 물론 저항을 촉발하게 되는데, 왜냐하면 그것은 사실상 본래부터 추정적이고 완고한 에고 자체의 자기애적 핵심의 지배권에 대한 정면 대결이기 때문이다.

200 이하의 의식 수준에서는 사실을 인지할 수는 있지만 '진실'이라는 용어가 의미하는 바를 아직 정확히 이해하지는 못하는 낮은 마음Lower Mind의 지배에 의해 이해가 제한되며(낮은 마음은 레스 인테르나와 레스 엑스테르나를 혼동한다.) 진실에는 거짓과는 다른 생리적 효과가 동반된다. 게다가 목소리 분석, 신체 언어 연구, 뇌의 유두상 반응 뇌파 변화, 호흡과 혈압의 오르내림, 갈바니 피부 반응, 다우징, 심지어 신체에서 오라가 방사되는 거리를 측정하는 후나 기법의 이용이 증명하듯이 진실은 직관적으로 이해된다. 어떤 사람들은 펜듈럼과 같은 정지된 물체를 이용하는(진실일 때는 앞으로 움직이고 거짓일 때는 뒤로 움직인다.) 매우 단순한 기법을 사용한다.

보다 발전된 맥락화에서 지배적인 원리는, 빛이 어둠으로 반증될 수 없는 것처럼 진실Truth이 거짓으로 반증될 수는 없다는 것이다. 비선형은 선형의 한계에 종속되지 않는다. 진실은 논리와는 다른 패러다임이고 그래서 '증명 가능'하지 않은데, 증명 가능한 것은 오직 400대로 측정된다. 의식 연구 운동 역학은 선형과 비선형적 차원들의 접점인 600 수준에서 작용한다.

불일치

시간의 경과에 따라, 혹은 조사자들에 따라 다양한 이유로 다른 측정치가 나올 수 있다.

1. 시간이 경과하는 동안에 상황, 사람들, 정치, 정책, 태도가 변한다.
2. 사람들은 무언가를 마음속에 떠올릴 때 다른 감각 양식들, 즉 시각, 촉각, 청각, 감정 등을 이용하는 경향이 있다. 그러므로 '나의 어머니'는 어머니의 모습, 느낌, 말 등에 대한 것일 수 있다. 또한 헨리 포드에 대해서는 아버지로서, 기업가로서, 미국에 미친 영향에 관해, 그의 반유대주의 등에 관해 측정될 수 있다.

사람은 맥락을 명시하고 우세한 양식을 고수할 수 있다. 동일한 기법을 이용하는 동일한 팀은 내적으로 일관된 결과를 얻을 것이다. 연습과 함께 전문성이 계발된다. 하지만 과학적이며 거리를 둔 태도를 갖지 못해 객관적일 수 없는 사람들이 있고, 그래서 이들에게 운동 역학적 방식은 정확하지 않을 것이다. 진실에 대한 봉헌과 의도가 개인적 견해 및 그것이 '옳다'는 것을 입증하려는 시도보다 우선되어야 한다.

부록 D

참고 문헌

A Course in Miracles. (1975) 1996. Mill Valley, Calif.: Foundation for inner peace.

Adler, J., V. Juarez, et al. (and editorial staff). 2005. "Spirituality in America." Special Report. Newsweek, August-september, 46-66.

Almeder, R. 1998. Harmless Naturalism: The Limits of Science and the Nature of Philosophy. Peru, Ill.: Open Court Publishing Co. (Limits of Scientism; expanding epistemology to account for the nonprovable subjective experience.)

American Psychiatric Assn. 2000. Diagnostic and Statistical Manual of Mental Disorders DSM-IV-TR, 4th ed. Arlington, Va.: American Psychiatric Assn.

Anderson, S., and P. Ray. 2000. The Cultural Creatives: How 50 Million People Are Changing the World. New York: Harmony Books.

Arehart-Treichal, J. 2005. "Witnessing Violence Makes Youth More Prone to Violence." Psychiatric News, 1 July.

—. 2005. "Serotonin Gene Variant Linked to Anxiety and Depression." Psychiatric News, 18 March. (Overactive amygdala via 5-HT transporter gene.)

-. 2004. "Gene Variant, Family Factors Raised Risk of Conduct Disorder." Psychiatric News, n. d.

—. 2004. "Brain Receptor Abnormality Linked to Alcoholism Risk." Psychiatric News, 5 November. (Brain opiate system, NMDA receptor abnormality genetic.)

Bailey, A. 1950. Glamour: A World Problem. New York: Lucis Press.

Beauregard, M. (ed.) 2003. "Consciousness, Emotional Self-Regulation, and The Brain." Advances in Consciousness Research 54. New York: John Benjamins Publishing Co.

Begley, S. 2004. "Scans if Monks' Brain Show Meditation Alters Structure and Functioning." Science Journal, 5 November. (Proceedings of National Academy of Science.)

Benoit, H. [1955] 1990. Zen and the Psychology of Transformation: The Supreme Doctrine. Rochester, Vt.: Inner Traditions - Bear & Company.

Bogart, L. 2005. Over the Edge: Hot Pursuit of Youth by Marketers and Media Has Changed American Culture. Chicago: Ivan R. Dee, Publisher.

Brinkley, D. 1994. Saved by the Light. New York: Random House.

Bristow, D., et al. 2005. "Blinking suppresses the neural response to unchanging retinal stimulation." University College London, Institute of Neurology, as published in Current Biology 15, 1296-1300, 26 July. (Brain suppresses awareness of blinking.)

Bruce, T. 2003. The Death of Right and Wrong: Exposing the Left's Assault on Our Culture and Values. New York: Crown Three Rivers Press(Prima Lifestyles). (Social impact of narcissism.)

Canfield, J. 2005. The Success Principles: How to Get from Where You Are to Where You Want to Be. New York: Harper Resource.

Cannon. W. B. [1929] 1989. Bodily Changes in Hunger, Fear and Rage: An Account of Recent Researches in the Function of Emotional Excitement. Delran, NJ: Gryphon Editions, Classics of Psychiatry & Behavioral Sciences Library.

Carroll, L. 2000. Alice's Adventures in Wonderland and Through the Looking-Glass. New York: Signet Classics(reissue).

Chandler, S. 2000. 17 Lies That Are Holding You Back and the Truth That Will Set You Free. Los Angeles: Renaissance Books.

Clayton, P. 2004. Mind and Emergence: From Quantum to Consciousness. Oxford, U.K.: Oxford University Press. (Duality, theology, and natural science: a synopsis.)

Chrichton, M. 2004. State of Fear. New York: Harper Collins. (The politicalization of science.)

Cohn, M. 2005. "Kamikaze Resurrection." The Toronto Star. 6 August. (Pilots now venerated for their noble sacrifice; establishment of Peace Museum for Kamikaze Pilots on Kyushu.)

Deickman, A.J. 1994. "The Role of Intention and Self as Determinants of Consciousness." Toward A Scientific Basis for Consciousness. Univ. of Arizona, April.

Descartes, R. 1952. The Great Books of The Western World, Vol. 31. Chicago: Encyclopedia Britannica.

Diamond, J. 1979. Behavioral Kinesiology. New York: Harper & Rowe.

—. 1979. Your Body Doesn't Lie. New York: Warner Books.

Dohrenwend, B., et al. 1992. "Socioeconomic Status and Psychiatric Disorders: Causation vs. Selection." Science 255 (5047), 946-952.

Duenwald, M. 2004. "Revenge: The Evidence Mounts." Science, 27 August. (Brain PET scans show activation of pleasure center when punishing perceived wrong doors.)

—. "Vatal Signs: Update: Revenge: The Evidence Mounts." New York Times, 31 August. (People seek revenge for the pleasure it brings. Study confirmed this by brain scans of striatum)

Evans, D., E. Foa, R. Gur, et al (Eds.) Treating and Preventing Adolescent Mental Health Disorders: What We Know and What We Don't. Oxford, U.K.: Oxford University Press. (An 800-page major encyclopedic reference.)

Few, B. 2005. "What We Know and What We Don't Know about Consciousness Science." Journal of Consciousness Studies 12:7. July, 74-87.

Flurry, G. 2005. "Did The Tsunami Shake Your Faith?" Philadelphia Trumpet,

February.

Freud, A. 1971. The Ego and Mechanisms of Defense. (Rev.). Guilford, CT: International University Press.

Ginsberg, C. 2005. "First-person Experiments." Journal of Consciousness Studies 12:2. February, 22-42. (Debate in intellectual/scientific circles about value or validity of subjectivity as a legitimate subject for study.)

Gladwell, M. 2005. Blink: The Power of Thinking Without Thinking. New York: Little, Brown & Co.

—. 2000. The Tipping Point: How Little Things Can Make a Big Difference. New York: Little, Brown & Co.

Godman, D., ed. 1985. Be As You Are: The Teachings of Romana Maharshi. Boston: Arkana.

Goodheart, G. 1976. Applied Kinesiology: 12th ed. Detroit: Goodheart.

Gorner, P. 2005. "Animal Laughter Sheds Light On Emotional Problems in Humans." Chicago Tribune, n. d.

Hanson, M. 2005. "Spas Tapping Area's Spirituality" Arizona Republic, 6 July.

Harman, W. The Mind in Matter. (Video). Petaluma, Calif.: Institute of Noetic Sciences. (New directions in Psi research.) n. d.

Hawkins, D. 2005. Truth vs. Falsehood: How to Tell the Difference. Toronto: Axial Publishing Co.

—. 2005. Complete list of works by Dr. Hawkins: http://www.veritaspub.com

—. 2005. Truth vs. Falsehood. Chicago: Nightingale-Conant Corp. (Album-DVD+CDs).

—. 2005. "Consciousness Qualified." Science of Mind 78:6, June. 14-22.

—. 2005. "Devotional Nonduality" Lecture Series. Sedona, Ariz.: Veritas Publishing. (Eleven 5-hours CD or DVD albums; Video, audio cassettes.) Vision (Jan.); Alignment (April); Intention (May); Transcending Barriers (June); Conviction (July); Serenity (Aug.); Transcending Obstacles (Sept.); Spiritual Traps (Oct.); Valid Teachers ? Teachings (Nov.); God, Religion ? Spirituality (Dec.)

—. 2004. "Transcending the Mind" Lecture Series. Sedona, Ariz.: Veritas Publishing. (Six 5-hour CD or DVD albums; video, audio cassettes.) Thought and Ideation (Feb.); Emotions and Sensations (April); Perception and Positionality (June); Identification and Illusion (Aug.); Witnessing and Observing (Oct.); and, The Ego and the Self (Dec.)

—. 2004. The Highest Level of Enlightenment. Chicago: Nightingale-Conant Corp. (CD, Audio cassettes)

—. 2003. "Homo Spiritus" Lecture Series. Sedona, Ariz.: Veritas Publishing. (Six 5-hour CD or DVD albums; video, audio cassettes.) Integration of Spirituality and Personal Life (Feb.); Spirituality and the World (April); Spiritual Community (June); Enlightenment (Aug.); Realization of the Self as the "I" (Nov.); and, Dialogue, Question and Answers (Dec.)

—. 2002. "The Way to God" Lecture Series. Sedona, Ariz.: Veritas Publishing.

(Twelve 5-hour CD or DVD albums; video, audio cassettes.) 1. Causality: The Ego's Foundation; 2. Radical Subjectivity: The I of Self; 3. Level of Consciousness: Subjective and Social Consequences; 4. Positionality and Duality: Transcending the Opposites; 5. Perception and Illusion: The Distortions of Reality; 6. Realizing the Root of Consciousness: Meditative and Contemplative Techniques; 7. The Nature of Divinity: Undoing Religious Fallacies; 8. Advaita: The Way to God Through the Heart; 10. Karma and the Afterlife; 11. God Transcendent and Immanent; and, 12. Realization of the Self: The Final Moments.

—. 2002. Power vs. Force: An Anatomy of Consciousness. (Rev.). Carlsbad, Calif. Brighton-le-Sands, Australia: Hay House.

—. 2001. The Eye of the I: From Which Nothing Is Hidden. Sedona, Ariz.: Veritas Publishing.

—. 1995. Power vs. Force: An Anatomy of Consciousness. Sedona, Ariz.: Veritas Publishing.

—. 1986. Office Series: Stress; Health; Spiritual First Aid; Sexuality; The Aging Process; Handling Major Crisis; Worry, Fear and Anxiety; Pain and Suffering; Losing Weight; Depression; Illness and Self-Healing; and Alcoholism. Sedona, Ariz.: Veritas Publishing. (Video, audio cassettes.)

Hodgson, D. 2005. "A Plain Person's Free Will." Journal of Consciousness Studies 10:1, January, 3-20.

Hutz, R. 2004. "Studies: Mind Makes and Breaks Its Misery." Los Angeles Times, 20 February.

James, W. [1902] 1987. The Varieties of Religious Experience: A Study in Human Nature. Reprint. Cambridge, Mass.: Harvard University Press.

Jung, C. J. 1979. Collected Works. Princeton, N. J.: Princeton University Press.

Kane, R. 2005. "Free Agency and Laws of Nature." Journal of Consciousness Studies 10:1, January, 46-53.

Lama, Dalai, and H. Cutler. 1998. The Art of Happiness. New York: Riverhead Hardcover. (Penguin Putnam)

Lamsa, G. 1957. Holy Bible from Ancient Eastern Manuscripts. Philadelphia: A. J. Holmes Co.

Lawrence, Brother. [1692] 1982. The Practice of the Presence of God. New Kensington, Pa.: Whitaker House.

Lehman, C. 2004. "Young Brains Don't Distinguish Real from Televised Violence." Psychiatric News, 8 August.

Leiter, L. D. 2004. "Organized Skepticism Revisted." Journal of Scientific Exploration 18:4. (List of Religious beliefs by disillusionment and membership of PLACT web site.)

Livingstone, I. 2005. "Stress and the Brain." Physicians' Health Update. Jan/Feb.

Mackay, C. [1841] 2003. Extraordinary Popular Delusions ? the Madness of Crowds. Hampshire, U. K.: Harriman House.

Maharaj, N. [1973] 1999. I Am That: Talks with Sri Nisargadatta Maharaj. (4th

Rev. ed.) Bombay: Chetana Private, Ltd.

Maharshi, R. [1972] 2004. The Spiritual Teaching of Ramana Maharshi. Boulder, Col.: Shambhala

—. 1955. Talks with Ramana Maharshi. (3 vol.) Madras, India: T. N. Venkataraman.

Maslow, A. 1971. The Father Reaches of Human Nature. New York: Viking Press.

—. 1970. "Religious Aspects of Peak-Experiences." Personality and Religion. New York: Harper & Row

Mathew, R. J. 2001. The True Path: Western Science and the Quest for Yoga. New York: Perseus Publishing. (Neuroscience demonstrates positive effect on brain physiology to nondominant hemisphere of region, music, art, nature, and altruism.)

Mccain, J. 2005. Character Is Destiny: Inspiring Stories Every Young Person Should Know and Every Adult Should Remember. New York: Random House.

Miller, Z. 2005. A Deficit of Destiny. Macon, Ga.: Stroud and Hall Publishers.

Monroe, R. 1992. Journeys Out of the Body. (Rev.) New York: Main Street Books. Moran, M. 2004. "High Tech Reveals Secrets of the Social Brain." Psychiatric News, 2 July.

Oldham, J., D. Skodol, and D. Bander. 2005. Textbook of Personality Disorders. Arlington, Va.: American Psychiatry Association Publishing Co.

Partridge, C., Ed. 2003. UFO Religions. London: Routledge. (Critique of Unarius Science of Life, Aetherius, Heaven's Gate, Urantia, Nuwaubian Nation, Moors, Ministry of Universal Wisdom, Church of Scientology, Family of God, and others.)

Pashler, H. 1999. The Psychology of Attention. Cambridge, Mass.: MIT Press. (Reprint ed.)

Person, E., A. Cooper, and G. Gabbard, eds. The American Psychiatric Publishing Textbook of Psychoanalysis. Arlington, Va.: American Psychiatry Association Publishing Co.

Paul, P. 2005. "The Power to Uplift." Time, 17 January. (Religion has across-the-board benefits including all areas of human life, including happiness.)

Po, Huang, 1958. The Zen Teaching of Huang po: On Transmission of Mind. (J. Blofield, trans.) New York: Glove Press.

Poniewozik. J. 2005. "The Art of Unhappiness." Time, 17 January. (Search for pleasure in externals of current society's marketing.)

Powell, R, 1999. Discovering the Realm Beyond Appearance: Pointers to the Inexpressible. San Diego: Blue Dove Press.

Reiss, S. 2005. "Human Individuality and The Gap Between Science and Religion." Zygon 4:1, March, 131-143. (Sixteen Personality traits that influence attitudes regarding science and religion.)

Rose, G. 2001. When You Reach the End of Your Rope...... Let Go. Los Angeles: Awareness Press. ("O-Ring" kinesiological test method.)

Ruell, D. 1980. "Strange Atteactors." Mathematical Intelligence 2, 126-137

(Nonlinear dynamics, attractor fields.)

Sadlier, S. 2000. Looking for God: A Seeker's Guide to Religious and Spiritual Groups of the World. New York: Berkeley Publishing Group, Penguin Putnam.

Schwartz, B. 2005. The Paradox of Choice: Why More is Less. New York: Ecco/Harper Collins

Searle, J. 2000. "Consciousness, Free Action, and The Brain." Journal of Consciousness Studies 7:10, 3-22.

Selye, H. 1978. Stress of Life. New York: McGraw-Hill

Shear, K., et al. 2005. "A Treatment of Complicated Grief." Journal of the American Medical Association 293: 2601-08.

Sherwood, R. 2005. "Bullying victim boosts bill - UA professor wants to stop harassment." Arizona Republic, 20 January. (Bullied victim killed tormentor. Many years later, now a university Professor.)

Sommers, C., and S. Satel. 2005. One Nation Under Therapy: How The Helping Culture is Eroding Self-Reliance. New York: St. Martin's Press. (Commentary by resident scholars at American Enterprise Institute.)

Sowers, C. 2005. "Brawls and Kin Event An Issue." Arizona Republic. 20 January. (Fight energized by rap music.)

Spongg, J. S. 2005. The Sins of Scripture: Exposing the Bible's Texts of Hate to Reveal the God of Love. San Francisco: Harper San Francisco.

Stapp, H. 2005. The Mindful Universe. www-psysics.lbl.gov/~stapp/MUA.pdf (Quantum mechanics, consciousness, attention, and decision making.)

—. 1999. "Attention, Intention, and Will in Quantum Physics." Journal of Consciousness Studies 6(8-9), 143-164.

Stein, M. B. 2004. "Anxiety and Depression," in Insights. Psychological Times. October Supplement.

Steindl-Rest, D. 2005. "Solving the God Problem." Spirituality and Health, June, 56-61.

Suzuki, D. T. 1991. The Zen Doctrine of No-Mind: The Significance of the Sutra of Hui-Neng. Boston: Weiser Books.

Szegedy-Maszak, M. 2005. "Mysteries of the Mind." U.S. News and World Report, 28 February, 53-61. (Role of the unconscious, which processes 95% of mental activity out of awareness.)

—. 2004. "Conquering Out Phobias." U.S. News and World Report, 6 December, 67-74. (NMDA receptor gene in amygdala responds to therapeutic doses of D-cycloserina.)

Tanner, L. 2005. "Parkinson's Disease Drug Linked to Gambling" (and also other addictions). Associated Press, fro, Archives of Neurology, July. (Mirapex. Reports some patients on drugs develop compulsions, such as sex, Gambling, shopping, etc.)

Test, M., J. Greenburg, et al. 2005. "Construct Validity of A Measure of Subjective Satisfaction with Life of Adults with Serious Mental Illness." Psychiatric

Services, March, 292-299.

Tiebout, H. 1999. Collected Writings. Hazeldon Information and Educational Services. http://silkworth.net/tiebout/tiebout_papers.html

—. 1949. "The Act of Surrender in the Therapeutic Process." Quarterly Journal of Studies on Alcohol 10, 48-58.

Tolson, J. 2005. "Divided We Stand." US News ? World Report, 42-48. 8 August. (God and country.) Twelve Steps and Twelve Traditions. 1996. New York: Alcoholics Anonymous World Services.

Wallis, C. 2005. The New Science of Happiness." Time, 17 January, A1-A68. (Social, finance, psychological, religious, and marital aspects, plus brain chemistry.)

Walsh, M. 1991. Butler's Lives of the Saints: Concise Edition, Revised and Updated. San Francisco: Harper San Francisco.

Watt, D. 2004. "Consciousness, Emotional Self-Regulation with Brain." Journal of Consciousness Studies 11:9, 77-82. (Cognition is an evolutionary developmental extension of emotion.)

"Who Wrote the New Testament?" 2005. History Channel. 2 June.

Wilbur, K. 1989. "The Perennial Philosophy" in The Essential Ken Wilbur. Boston: Shambhala Publishers.

Wilson, Bill. 1992. The Language of The Heart: Bill W's Grapevine Writings. Marion, Ohio: AA Grapevine, Inc.

용어 정리

맥락(Context) - 어떤 관점에 입각한 관찰의 장 전체. 맥락은 진술이나 사건의 의미를 한정하는 일체의 유의미한 사실들을 포함한다. 예를 들면 데이터는 그것의 맥락을 밝히지 않는다면 무의미하다. "맥락에서 분리한다."는 것은 의미에 대한 추론을 한정할 부대적인 기여 조건들을 밝히지 않음으로써 진술의 의의를 왜곡하는 것이다. (이것은 흔한 공판 전략이다. 변호사는 증인에게 오직 "예/아니오"로 대답하라고 요구하여 증언이 함축하는 바를 뒤바꿀 진술을 막음으로써, 증인의 증언을 왜곡하려고 시도한다.)

창조(Creation) - 시작이나 끝이 없이 계속되는 과정이며, 이를 통해 형상과 물질의 나타난 우주가 세 점에서 시작되는 반복에 의해 산출된다. 경험될 수 있는 전부의 기원이 갖는 세 측면을 산스크리트 어로는 타마스, 라자스, 사트바라고 한다. 힌두교에서 이를 상징하는 것은 시바, 비쉬누, 브라흐마의 삼신이다. 기독교에서 이를 나타내는 것은 삼위일체(신, 예수 그리스도, 성령)다.

이원성(Duality) - 대상들의 표면적 분리('이것/저것', '여기/저기', '그때/지금', 혹은 '너/나'와 같은 개념적 이분법에 반영되어 있는)를 특징으로 하는 형상의 세계. 한계에 대한 이 지각은 감각을 통해 산출되는데 이는 고정된 관점에 내포되어 있는 제한으로 인한 것이다. 과학은 17세기 데카르트 이원론의 특징을 이루는 관찰자와 관찰 대상의 인위적 분리를 마침내 넘어섰고, 이제는 그 둘을 하나이자 동일한 것으로 본다. 우주에는 중심이 없으며, 모든 점으로부터 동시에 똑같이 지속적으로 팽창하고 있다. 벨의 정리는 이 우주가 인위적인 시간축상에서 떨어져 있는 뉴턴적인 원인과 결과의 우주가 아니라 동시성의 우주라는 것을 입증하는데 기여했다. 시간과 공간 자체는 보다 높은 함축된 질서의 측정 가능한 산물일 뿐이다.

에너지 장(Energy fields) - 끌개장의 위상 공간을 이루는 매개 변수들이 갖는 범위. 이것의 패턴은 의식이라는 더욱 큰 에너지 장 내에서 작동하며 인간 행동에 대한 특유의 효과를 통해 관찰할 수 있다. 에너지 장이 갖는 힘은 전력 체계의 전압처럼, 혹은 자기장이나 중력장이 갖는 힘처럼 측정된다.

동승(Entrainment) - '모드 잠금'의 원리로 설명되는 현상이다. 예를 들면 여러 개의 시계를 같은 곳에 모아 놓으면 결국에는 시계추의 움직임이 동조된다. 인간생물학에서 이것은 일단의 여성들이 함께 살거나 함께 일할 때 생리 주기가 점차 동조되는 것으로 나타난다. 그것은 고유 진동수가 같은 소리굽쇠 한 쌍을 나란히 놓고 한쪽 소리굽쇠를 울리면 옆에 있는 소리굽쇠가 따라 울리는 현상과 비슷하다. 군대가 다리를 건널 때 보조가 흐트러지는 경향이 있는 것은 이러한 과정 때문이다.

반복(Iteration) - 되풀이. 비선형적 반복은 무수한 계(system) 속에 현존한다. 이 반복으로 인해, 초기 조건에서의 매우 근소한 차이가 결국에는 원래의 것과는 다른 패턴을 산출해 낸다. 성장 방정식에서는 앞의 반복에서 나온 출력이 다음 번 반복에 대한 입력이 된다. 예를 들면, 어느 컴퓨터가 소수점 16째 자리까지 계산한다고 할 때, 마지막 숫자는 소수점 17번째 자리를 반올림한 것이다. 이 미소한 오차가 수많은 반복을 통해 확대될 때, 그것은 결국 원래의 데이터를 상당히 왜곡하여 예측을 불가능하게 만든다. (그래서, 되풀이되는 사고 패턴에서의 사소한 변화는 중대한 결과를 초래할 수 있다.)

좌뇌(Left-brain) - 선형적 양식으로 연달아 일어난 생각을 가리키며 이는 흔히 '논리'나 '이성'으로 묘사된다. A→B→C 연쇄로 데이터를 처리하는 것이고, 디지털 컴퓨터에 비견할 만하다.

선형적(Linear) - 뉴턴 물리학의 방법으로 논리적 진행을 따르는 것이며, 따라서 전통 수학에서 미분 방정식을 이용하여 풀 수 있다.

신경 전달 물질(Neurotransmitters) - 신경계를 통한 뉴런 전달을 조절하는 뇌 화학 물질(호르몬 등속). 매우 근소한 화학적 변화가 감정, 생각이나 행동상의 주관적·객관적인 큰 변화를 낳을 수 있다. 이것은 현대 정신 의학 연구의 주요 영역이다.

비이원성(Nonduality) - 역사적으로, 600 이상의 의식 수준에 도달한 모든 관찰자들은 이 비이원성의 실상에 대해 묘사했는데, 현재는 고등 과학 이론이 같은 것을 시사하고 있다. 지각의 고정된 위치가 갖는 한계가 초월될 때, 거기에는 더 이상 분리의 착각이 없고, 우리가 알고 있는 바와 같은 공간과 시간의 착각이 없다. 일체는 형상에 대한 나타난, 펼쳐진, 드러난 지각으로 그 자체를 표현하는 나타나지 않은, 접혀진, 함축된 우주 속에 동시에 존재한다. 실상에서 이러한 형상들은 고유한, 독립적 존재를 갖지 않으며, 그저 지각의 산물에 지나지 않는다. (즉, 인간은 자신의 마음의 내용을 경험하고 있을 뿐이다.) 비이원성의 수준에서는 주체와 객체가 하나이므로, 관찰함이 있을 뿐 관찰자는 없다. 너-나는 전부를 신성한 것으로 경험하고 있는 하나의 참나(One Self)가 된다. 700 수준에서는 "전부가 있다."고 말할 수 밖에 없는데, 그 상태는 존재임(Being-ness)의 하나이다. 전부는 의식(생명, 무한한, 신)이고, 부분이나 시작, 혹은 끝이 없다. 육체는 하나의 참나(One Self)의 나타남인데, 그것은 이 차원을 경험하는 동안 일시적으로 자신의 실상을 망각했고 그리하여 3차원 세계의 착각을 허용하고 있다. 육체는 의사소통의 수단일 뿐이다. 자기를 '나'로서 육체와 동일시하는 것은 깨닫지 못한 이들의 운명인데, 그 다음에 이들은 자신이 필멸이며 죽음을 겪을 수밖에 없다고 잘못 추론한다. 죽음 자체는 착각이며, 그것의 바탕에는 육체가 '나'라는 그릇된 동일시가 있다. 비이원성에서 의식은 나타난 것과 나타나지 않은 것 둘 다로 그 자체를 표현하지만, 거기에 경험자는 없다. 이 실상(Reality)에서 시작과 끝이 있는 것은 오직 지각 행위 자체이다. 그 환상적 세계에서, 우리는 눈을 뜨면 세상이 존재 속으로 들어오고 눈을 감으면 존재하기를 그친다고 믿는 바보와도 같다.

비선형(Nonlinear) - 시간상으로 예측 불가능하게 불규칙하고, '잡음'이 있으며, 비주기적이고, 예측할 수 없다. 이 용어는 또한 혼돈된 신호들에 대한 수학을 묘사하고 있는데, 여기에는 결정론적인 비선형적 계들에 대한 시계열의 통계적 분석이 포함된다. 비선형은 확산되어 있거나 혼돈스러운 것을 의미한다. 또한 확률적인 논리적 이론이나 수학과는 일치하지 않으며, 미분 방정식으로 풀 수 없다. 이것은 카오스 이론이라는 신과학의 주제인데, 카오스 이론은 완전히 새로운 비뉴턴적 수학을 낳았다.

패러다임(Paradigm) - 변수들에 의해 제한된 어떤 맥락이나 장의 차원들이며, 이것은 본질적으로 실상에 대한 사람의 지각을 예측한다. 하나의 패러다임은 일반적으로 그것이 갖는 한계에 맞는, 실상에 대한 사람의 지각에 관한 정의(定義)이다.

우뇌(Right-brain) - 일반적으로 '전체성'을 의미. 평가와 직관 같은, 그리고 의의, 의미, 추론에 대한 이해와 같은 기능을 가능하게 한다. 비선형적이어서 뉴턴적 인과 관계의 논리적 연쇄를 통하기보다는 패턴과 관계를 통해 작동한다.

우뇌는 부분이 아닌 전체를 다룬다고 추정된다. 우뇌는 아날로그 컴퓨터처럼 과정들을 다루며, 일반적으로 시간축을 필요로 하지 않고 작동할 수 있다. 우뇌 지각은 데이터의 복잡한 장 내에서 본질을 포착하는데, 그렇지 않다면 그것은 유의미한 인지적 분석, 즉 '사랑에 빠지는 것'이나 창조성과 같은 일반적 현상들에 적합하지 않을 것이다. ('좌뇌'와 '우뇌'라는 용어는 한때 일정한 대뇌 영역에 국한된 것으로 생각되었던 다른 지각 양식들과 관련하여 생겨났다. 그러나 칼 프리밤이 밝혀 주었다시피, 대뇌는 정밀한 해부학적 국소화를 통해서라기보다는 홀로그램적으로 작용한다.)

저자에 대하여

전기적이고 자전적인 기록

호킨스 박사는 영적으로 진화한 상태, 의식 연구, 그리고 참나로서의 신의 현존Presence에 대한 각성Realization이라는 주제에 관한 국제적으로 유명한 영적 스승, 저술가, 강사다.

매우 발전된 영적 앎의 상태가 과학자이자 의사였던 한 개인에게 일어났으며, 그가 나중에 그 흔치 않은 현상을 명료하고 이해 가능한 방식으로 말하고 설명할 수 있었다는 점에서 녹화된 강연과 저작들은 널리 독특함을 인정받고 있다.

마음의 정상적 에고 상태에서 현존Presence에 의한 에고의 제거로의 이행은 3부작 『의식혁명』(1995, 마더 테레사에게 상찬받기조차 했던), 『나의 눈』(2001), 그리고 『호모 스피리투스』(2003)에서 묘사되었는데, 이 책들은 세계의 주요 언어로 속속 번역되고 있다. 『진실 대 거짓: 차이를 구별하는 법』(2005)과 『의식 수준을 넘어서』(2006)에서는 에고의 표현들과 에고의 고유한 한계 및 그 한계를 초월하는 방법에 대한 탐구를 계속하고 있다.

3부작에 앞서 의식의 본성Nature of Consciousness에 대한 연구가 선행되었고, 이는 과학과 영성이라는 상호 이질적으로 보이는 영역들을 관련시킨 박사학위 논문 「인간 의식의 수준들에 대한 양질 분석 및 측정」(1995)으로 출간되었다. 과학과 영성의 상호 관련은 인간 역사상 최초로 진실과 거짓을 식별하는 방법을 제시한 한 기법의 대발견으로 성취되었다.

초기 작업의 중요성은 「뇌/마음 회보 Brain/ Mind Bulletin」에서 대단히 우호적이고 광범위한 평가를 통해, 나중에는 '과학과 의식에 관한 국제회의' 등에서의 발표를 통해 인정받았다. 옥스퍼드 포럼을 포함하는 국내외의 다양한 단체, 영적 회의, 교회 모임, 수녀와 수도사들을 상대로 수많은 발표가 있었다. 극동에서 호킨스 박사는 '깨달음에 이르는 길의 스승'(태령선각도사)으로 인정받는다.

숱한 영적 진실이 설명의 부족으로 인해 오랜 세월 동안 오해받아 온 것을 관찰해 온 호킨스 박사는, 매달 세미나를 열어 책의 형식으로 설명하기에는 너무 긴 자세한 설명들을 제공하고 있다. 녹화 기록을 이용할 수 있으며, 여기에는 좀 더 상세한 설명이 딸린 질의응답이 포함되어 있다.

이번 생의 작업의 전체적 목적은 인간 경험을 의식 진화의 관점에서 재맥락화하고, 마음과 영 양자에 대한 이해를 생명과 존재 Existence의 기층이자 지속적 근원인 내재적 신성 Divinity의 표현들로서 통합하는 것이다. 이러한 봉헌을 나타내는 것이 그의 저서 서두와 말미를 장식하는 "오, 주님 당신께 영광이 있나이다! Gloria in Excelsis Deo!"라는 진술이다.

전기적 개요

호킨스 박사는 1952년부터 정신과 의사로 일해 왔으며 미국 정신과 학회 및 다른 많은 전문 단체의 평생 회원이다. 맥닐/레어 뉴스 아워, 바바라 월터스 쇼, 투데이 쇼, 과학 다큐멘터리를 비롯한 많은 전국 TV 방송 프로그램에 출연했다.

호킨스 박사는 수많은 과학적·영적 간행물, 책, 비디오, 강연 시리즈를 펴냈다. 노벨상 수상자 라이너스 폴링과 공동으로 기념비적 저서 『분자교정 정신의학 Orthomolecular Psychiatry』을 펴내기도 했다. 연구자이자 교사로서 호킨스 박사의 다양한 배경은 '마르퀴스 후즈 후 Marquis Who's Who'에서 발행한 『미국 인명록』과 『세계 인명 사전』의 전기 항목에 실려 있다. 여러 해 동안 감리교 및 가톨릭 관구, 수도원, 수도회, 선원에서 상담역을 했다.

호킨스 박사는 웨스트민스터 사원, 아르헨티나의 대학들, 노트르담과 미시건, 포담 및 하버드 대학, 옥스퍼드 포럼에서 널리 강연했다. 그리고 샌프란체스코의 캘리포니아 의대에서 연례 랜즈버그 강연을 했다. 또한 외교 문제에 관한 외국 정부들의 고문이며, 세계 평화를 크게 위협한 해묵은 갈등을 해소하는 데 일조했다.

인류에 대한 기여를 인정받아, 1995년 호킨스 박사는 1077년에 설립된 예루살렘 성 요한 기사단의 기사가 되었다.

자전적 기록

이 책에서 보고된 진실은 모든 진실과 마찬가지로, 과학적으로 도출되고 객관적으로 조직되었지만, 맨 먼저 개인적으로 경험되었습니다. 어린 나이에 시작된 앎의 강렬한 상태는 일평생의 귀결로 처음에는 영감을 불러일으켰고 그 다음에는 마침내 이 일련의 저작들의 형태를 취한 주관적 각성 과정에 방향을 제시했습니다.

세 살 때, 갑작스럽고 강렬한 존재 의식, "나는 있다.I Am."의

의미에 대한 비언어적이지만 완전한 이해가 일어났는데, 곧이어 '나'는 전혀 존재하지 않을 수도 있었다는 공포스러운 각성이 뒤따랐습니다. 이것은 망각에서 의식적 앎으로의 순간적 깨어남이었고, 바로 그 순간, 사적인 자기가 태어났으며, '있다 Is'와 '있지 않다 Is Not'의 이원성이 주관적 앎 속으로 들어왔습니다.

어린 시절과 사춘기를 통틀어, 존재의 모순과 자기의 실상에 대한 의문이 끊임없는 관심사였습니다. 때로 사적인 자기가 더욱 크고 비개인적인 나로 빠져들기 시작하면 존재하지 않음에 대한 최초의 두려움—무에 대한 기본적 두려움—이 다시 치밀어 오르곤 했습니다.

1939년, 위스콘신의 농촌에서 자전거로 하루 30킬로미터를 돌며 신문 배달을 했던 나는, 어두운 겨울 밤 집에서 몇 마일 떨어진 곳에서 영하 30도의 눈보라를 만났습니다. 자전거가 얼음판 위에서 넘어지며 맹렬한 바람에 바구니 속의 신문은 얼음으로 뒤덮인 눈 내리는 들판으로 산산이 날아가 버렸습니다. 좌절감과 피로로 눈물이 흘러내렸고 옷은 뻣뻣하게 얼어붙었습니다. 바람을 피하기 위해, 나는 높이 쌓인 눈 더미의 얼어붙은 표면을 깨고 굴을 판 다음, 그 속으로 기어들었습니다. 곧 오한이 멎고 기분 좋은 온기가 느껴지더니, 그 다음에는 어떤 말로도 형용할 수 없는 평화로운 상태가 찾아들었습니다. 거기에는 넘쳐 흐르는 빛이, 그리고 시작도 끝도 없고 나 자신의 본질과도 구별되지 않는 무한한 사랑의 현존이 함께 했습니다. 육체와 주변 환경은 앎이 오로지 지금뿐인 이 밝아진 상태와 융합되면서 가뭇없이 사라져 버렸습니다. 마음은 점차 침묵에 들었습니다. 생각은 완전히 그쳤습니다. 무한한 현존Presence이 모든 시간 혹은 묘사를 넘어 존재하는, 혹은 존재할 수 있는 전부였습니다.

그 영원성 뒤에, 불현듯 누군가 내 무릎을 흔드는 게 느껴졌습니다. 뒤이어 아버지의 걱정스러운 얼굴이 나타났습니다. 육체와 그에 따른 모든 것으로 되돌아가는 게 영 내키지 않았지만, 아버지의 사랑과 고통 때문에 영Spirit은 육체를 어루만져 다시 활동하게 만들었습니다. 죽음을 두려워하는 아버지를 보고 연민이 일었지만, 동시에 죽음이라는 개념이 우스꽝스럽게 비쳤습니다.

이 주관적 경험에 대해서는 어느 누구와도 토론한 적이 없는데 왜냐하면 그것을 설명하는 데 활용할 만한 맥락이 전혀 없었기 때문이었습니다. 성인들의 삶에서 보고된 것 이외에 다른 영적 경험에 대한 얘기를 듣는 것은 흔한 일이 아니었습니다. 그러나 이 경험 뒤에, 받아들여진 세계의 실상이 그저 임시적인 것으로 비치기 시작했습니다. 전통적 종교의 가르침들은 의미를 상실했고, 역설적으로 나는 불가지론자가 되었습니다. 전 존재를 밝혀 주었던 신성의 빛Light of Divinity과 비교하면 전통적 종교의 신은 정말이지 둔한 빛을 발했습니다. 이렇게 해서 영성이 종교를 대체했습니다.

제2차 세계 대전 기간에, 해군 소해정에 승선하여 위험한 임무를 수행하며 죽음과 맞닥뜨린 적이 많았지만 두려움은 없었습니다. 마치 죽음이 그 확실성을 상실한 것 같았지요. 종전이 된 다음, 마음의 복잡성에 매료되어 정신 의학을 공부하고 싶었던 나는 의대에 진학했습니다. 정신 분석의 과정을 밟을 때 나를 지도했던 콜럼비아 대학 교수 또한 불가지론자였습니다. 우린 둘 다 종교를 회의적인 시각으로 바라보았습니다. 정신 분석은 잘 되었고, 의사로서의 이력 또한 잘 풀렸으며, 성공이 뒤따랐습니다.

하지만 나는 직업 생활에 조용히 안착하지 못했습니다. 나는 어떤 치료법에도 반응하지 않는 치명적인 진행성 질환을 앓게 되었습니다. 서른여덟의 나이에, 나는 생사의 기로에 서 있었고 곧 죽게 되리라는 걸 알았습니다. 나는 육체에 대해선 상관하지 않았지만 영 Spirit은 극심한 고통과 절망 상태에 놓여 있었습니다. 최후의 순간이 다가왔을 때, 불현듯 어떤 생각이 마음을 스쳤습니다. "혹시 신이 있다면?" 그래서 나는 큰 소리로 기도했습니다. "만약 신이 계시다면, 지금 저를 도와주십시오." 그리고 어떤 신이 됐든, 신에게 내맡기고 망각 속으로 빠져들었습니다. 의식이 돌아왔을 때는 엄청난 변형이 일어나 있었고, 나는 경외심으로 말문이 막혔습니다.

전에 있었던 사람은 더 이상 존재하지 않았습니다. 사적인 자기 혹은 에고는 없었고, 있는 것은 오직 그토록 무제한의 힘을 가진 무한한 현존 Infinite Presence 뿐이었습니다. 이 현존 Presence이 '나'였던 것을 대체했고, 이제 육체와 그 움직임을 통제하는 것은 오직 현존의 무한한 의지 Infinite Will of the Presence 뿐이었습니다. 무한한 하나임 Infinite Oneness의 명료함이 세계를 환히 밝혔고, 무한한 아름다움과 완벽함 속에 드러난 모든 것으로 그 자체를 표현했습니다.

삶은 계속되었지만, 이 멎어 있음은 지속되었습니다. 개인적 의지는 없었습니다. 육체는 한없이 강하지만 형언할 수 없이 부드러운 현존의 의지 Will of the Presence의 지시에 따라 제 할 일을 해 나갔습니다. 그 상태에서는 어느 것에 대해서도 생각할 필요가 전혀 없었습니다. 모든 진실은 자명했고 개념화는 필요하지도 않았거니와 가능하지도 않았습니다. 동시에 육체의 신경계는 그 회로가 감당할 수 있는 것 이상의 에너지를 나르고 있는 것처럼 극도로 과부하가 걸린 느낌이었습니다.

세상에서 효율적으로 기능하는 것은 가능하지 않았습니다. 보통의 모든 동기 부여가 사라졌고, 더불어 모든 두려움과 불안이 자취를 감추었습니다. 전부가 완벽했으므로 구할 것이 없었습니다. 명성, 성공, 돈은 무의미했습니다. 친구들은 진료를 재개하라고 촉구했지만, 그렇게 하고자 하는 보통의 동기 부여가 없었습니다.

이제는 성격들의 배후에 있는 실상을 지각할 수 있는 능력이 있었는데, 감정적 질환의 기원은 자신이 곧 성격이라는 사람들의 신념이었습니다. 그래서 저절로 그렇게 된 것처럼 진료를 재개했고, 결과적으로 그것은 엄청나게 커졌습니다.

사람들이 미국 전역에서 몰려왔습니다. 병원에는 외래 환자가 2,000명이었고, 그에 따라 50명 이상의 치료사들과 여러 직원들, 25개의 진료실과 연구실 및 뇌파 실험실이 필요했습니다. 매년 신규 환자가 1,000명씩 늘어났습니다. 그 밖에 이전에 언급했던 것처럼 라디오와 TV 프로그램에도 출연했습니다. 임상적 연구는 『분자교정 정신의학 Orthomolecular Psychiatry』이라는 책에 전통적 형식으로 기록했습니다. 이 작업은 시대를 10년 앞선 것이었고 상당한 반향을 불러일으켰습니다.

신경계의 전반적 상태가 서서히 개선되더니, 그 다음에 또 다른 현상이 시작되었습니다. 감미롭고 기분 좋은 에너지 띠가 쉴새 없이 척추를 따라 올라가 머리속으로 들어가면서 끊임없이 강렬한 쾌감을 불러일으켰습니다. 삶의 모든 것이 완벽히 조화롭게 진화하며 공시성으로 펼쳐졌습니다. 기적적인 일이 일상사가 되었습니다. 세상에서 기적이라고 부르는 현상들은 사적인 자기가 아닌 현존Presence에서 비롯되었습니다. 사적인 '나'에서 남은 것은 오로지 이러한 현상들에 대한 목격자뿐이었습니다. 더욱 큰 '나'가 이전의 자기나 생각들보다 더욱 철저하게 벌어지는 모든 일을 결정했습니다.

현존하는 그러한 상태들에 대해서는 역사적으로 여러 사람이 보고한 바 있는데, 이는 붓다, 깨달은 현인들, 황벽 선사, 그리고 라마나 마하르시와 니사르가다타 마하라지와 같은 근래의 스승을 포함하는 영적 가르침에 대한 탐구로 이어졌습니다. 이렇게 해서 그와 같은 경험이 유일무이한 것이 아니라는 사실이 확인되었습니다. 이제『바가바드기타』가 완전히 이해되었습니다. 때로 스리 라마크리슈나와 기독교의 성인들이 전한 것과 동일한 영적 황홀경이 일어났습니다.

세상의 모든 것, 모든 사람이 다 환했고 형언할 수 없이 아름다웠습니다. 모든 살아 있는 존재가 빛나게Radiant 되었고, 이 광휘Radiance를 멎어 있음과 장려함 속에서 표현했습니다. 전 인류가 사실상 내면의 사랑을 동기로 하고 있지만 그저 그것을 알지 못하게 되었을 뿐이라는 것이 명백했습니다. 대부분 자신이 정말 누구인지에 대한 앎에 눈뜨지 못한 잠자는 이들처럼 삶을 살아갑니다. 주변의 사람들은 잠든 것처럼 보였고 믿을 수 없을 만큼 아름다웠습니다. 마치 모든 사람과 사랑에 빠진 것 같았지요.

아침에 한 시간, 그리고 저녁 식사 전에 다시 한 시간씩 명상하는 습관을 버릴 필요가 있었는데, 왜냐하면 그것은 활동하는 것이 불가능할 정도로 지복을 강렬하게 만들곤 했기 때문입니다. 눈더미 속의 소년에게 일어났던 것과 비슷한 경험이 되풀이되곤 했고, 그런 상태를 떠나 세상으로 복귀하는 일이 점점 더 어려워졌습니다. 모든 존재의 놀라운 아름다움이 완벽한 상태로 빛을 발했고, 세상에서 추하게 여기는 것에도 그저 영원한 아름다움이 있을 뿐이었습니다. 이 영적인 사랑이 지각 전체를 가득 채웠고, 여기와 저기, 그때와 지금 사이의 모든 경계 혹은 분리는 사라졌습니다.

내면의 침묵 속에서 보낸 세월 동안, 현존Presence의 힘은 강해졌습니다. 삶은 더 이상 사적인 것이 아니었습니다. 사적인 의지는 더 이상 존재하지 않았습니다. 사적인 '나'는 무한한 현존Infinite Presence의 도구가 되었고 그것의 의지대로 움직이고 행했습니다. 사람들은 현존Presence의 오라 속에서 색다른 평화를 느꼈습니다. 구도자들은 답을 구했지만, 데이비드*와 같은 그런 개인은 더 이상 없었으므로 그들은 사실상 나의 참나와 조금도 다르지 않은 그들 자신의 참나에서 답을 찾아내고 있었습니다. 어느 누구의 눈을 통해서든 똑같은 참나가 빛을 발했습니다.

---

* 호킨스 박사 자신을 가리킨다.

상식으로는 이해할 수 없는 기적적인 일들이 일어났습니다. 육체가 여러 해 동안 앓아온 여러 고질병이 사라졌습니다. 시력은 저절로 정상으로 돌아왔고, 평생 써 왔던 이중 초점 안경은 더 이상 필요 없어졌습니다.

이따금씩 형언할 수 없는 지복의 에너지, 무한한 사랑Infinite Love이 갑자기 가슴에서 솟구쳐 어떤 재난 현장을 향해 방출되기 시작하곤 합니다. 한번은 고속도로에서 운전하고 있는데 이 형언할 수 없는 에너지가 가슴에서 흘러나오기 시작했습니다. 차가 커브를 돌자, 자동차 사고가 나 있었습니다. 전복된 차량의 바퀴들이 아직도 돌아가고 있었지요. 에너지는 맹렬한 기세로 차에 타고 있는 사람들 속으로 흘러들어갔고 그러다 저절로 멈췄습니다. 또 한 번은 낯선 도시의 거리를 걷고 있을 때였습니다. 에너지가 앞쪽 블록을 향해 흘러나가기 시작했고, 나는 깡패들이 막 싸움을 벌이기 시작한 현장에 도착했습니다. 싸움꾼들이 주저앉아서 웃음을 터뜨렸고, 그러자 다시 한 번, 에너지는 그쳤습니다.

그럴 수 있을 것 같지 않은 상황에서 아무런 예고 없이 지각의 심원한 변화들이 일어나곤 합니다. 롱아일랜드 로스먼 식당에서 혼자 식사하고 있는데, 현존이 갑자기 강렬해지면서 보통의 지각에서는 분리된 것으로 나타났던 모든 것, 모든 사람이 영원한 보편성과 하나임oneness 안으로 녹아들었습니다. 아무런 움직임이 없는 침묵Silence 속에서, 어떤 '사건'도 '일'도 없으며, 태어나고 죽는 분리된 '나'라는 환상이 그러한 것처럼, 과거, 현재, 미래는 그저 지각의 가공물이므로 실제로는 아무 일도 '생기지' 않는다는 것이 명백해졌습니다. 한정된 거짓 자기가 그것의 진정한 기원인 보편적 참나 속으로 녹아들면서, 온갖 고통에서 벗어나 절대적 평화와 안도의 상태로 귀향한 것 같은 형언할 수 없는 느낌이 있었습니다. 모든 고통의 기원은 오직 개별성의 환상일 뿐입니다. 사람이 우주이고, 완전무결하며, 있는 전부All That Is와 하나이고, 끝없이 영원하다는 것을 각성할 때, 더 이상의 고통은 가능하지 않습니다.

세계 각국에서 환자들이 왔는데, 그중 일부는 가망 없는 이들 중에서도 가장 가망 없는 이들이었습니다. 몸을 뒤트는 괴기한 형상의 환자들이 젖은 시트에 싸인 채 먼 곳의 병원에서 이송되어 왔습니다. 그들은 진행된 정신 분열증과 치유 불가능한 중증 정신 질환의 치료에 희망을 걸고 있었습니다. 그중 일부는 긴장증* 환자였는데, 많은 사람이 수년간 무언증을 나타내고 있었습니다. 그러나 어느 환자든 불구가 된 겉모습 뒤에는 사랑과 아름다움의 빛나는 본질이 숨어 있었습니다. 아마도 그것은 보통 사람들의 눈에는 너무도 희미해서 그들은 이 세상에서 전혀 사랑받지 못하게 되었던 것입니다.

어느 날 말문을 닫은 긴장증 환자가 구속복에 묶인 채 병원으로 실려 왔습니다. 그녀는 또한 중증 신경 질환을 앓고 있었고 똑바로 일어서지 못했습니다. 바닥에서 꿈틀거리던 환자는 경련을 일으키더니 두 눈이 뒤로 돌아갔습니다. 머리가 헝클어진 채로, 그녀

---

* 정신 분열증의 일종. 환자는 극심한 운동 능력의 상실이나 혹은 지속적인 활동의 항진 상태를 경험한다. 때로는 몇 시간씩 강직된 자세를 취한 채 외부의 어떤 자극에도 반응하지 않는다.

는 옷을 모두 찢으며, 목쉰 소리를 토해 냈습니다. 그녀의 가족은 대단히 부유했습니다. 그래서 여러 해 동안 그녀는 세계 곳곳의 수많은 의사와 유명한 전문가를 찾아다니고 있었지요. 온갖 치료법을 동원했지만, 의료진은 번번이 그녀를 가망 없는 환자로 보고 포기했습니다.

짧은, 비언어적인 의문이 솟구쳤습니다. "신이여, 이 여성이 어떤 일을 겪기를 원하십니까?" 그러자 그녀는 그저 사랑받을 필요가 있으며, 오직 그뿐이라는 각성이 일어났습니다. 그녀의 내적 자기self가 두 눈을 통해 빛을 발했고 참나는 사랑의 본질과 연결되었습니다. 바로 그 순간, 그녀는 자신이 정말 누구인지를 스스로 인지함으로써 치유되었습니다. 마음 혹은 몸이 겪고 있는 일은 더 이상 그녀에게 중요하지 않았습니다.

본질적으로 이와 같은 일이 무수히 많은 환자에게 일어났습니다. 일부는 세상의 눈으로 볼 때 회복되었고 일부는 그렇지 않았지만, 임상적 회복이 뒤따르는지 여부는 더 이상 그들에게 중요한 것이 아니었습니다. 극심한 내면의 고통은 끝났습니다. 환자들이 사랑받고 있음을 느끼며 내면이 평화로워질 때, 고통은 그쳤습니다. 이러한 현상은 오직 현존의 연민Compassion of the Presence이 환자 개개인의 실상을 재맥락화하여 그들이 세상과 그 외관을 초월한 수준에서 치유를 경험했다는 얘기로만 설명될 수 있습니다. 참나의 내적 평화는 시간과 정체를 초월하여 우리를 둘러싸고 있었습니다.

온갖 고통과 괴로움이 신이 아닌 오직 에고에서 일어난다는 것은 명확했습니다. 이 진실은 침묵 속에서 환자들의 마음으로 전해졌습니다. 여러 해 동안 말문을 닫고 있던 또 다른 긴장증 환자에게도 이 같은 정신적 차단 상태가 있었습니다. 참나가 마음을 통해 그에게 말했습니다. "당신은 에고가 자신에게 한 일에 대해 신을 비난하고 있습니다." 환자는 바닥에서 벌떡 일어나 말하기 시작했고, 현장을 목격한 간호사는 경악을 금치 못했습니다.

일은 점차 과중한 것이 되었고 결국은 감당하기 어려울 정도가 되었습니다. 병원에서는 환자들을 수용하기 위해 병동을 하나 더 늘렸지만, 환자들은 줄지어 병상이 나기를 기다리고 있었습니다. 인간고에 맞서는 일이 한 번에 겨우 한 사람씩 가능하다는 사실에 엄청난 좌절이 느껴졌습니다. 그것은 바닷물을 퍼내는 일과 같았습니다. 영적 고뇌와 인간고의 끝없는 흐름이라는 공통적인 질환의 원인에 대해 말하는 다른 방법이 있을 것만 같았습니다.

이는 운동 역학의 연구로 이어졌는데, 그것은 놀라운 발견을 드러냈습니다. 운동 역학은 두 우주(물질적 세계 및 마음과 영의 세계) 사이의 '웜홀'이었고, 차원들 간의 접점이었습니다. 근원을 벗어난 채 짐자는 이들로 기득한 세계에서, 그것은 모두를 잠에서 깨워 더 높은 실상과의 잃어버린 연결 고리를 볼 수 있게 해 주는 도구였습니다. 이것은 상상할 수 있는 온갖 물질, 생각, 개념에 대한 테스트로 이끌었습니다. 제자들과 연구 조수들이 그 일을 도와주었습니다. 그러다가 중요한 발견이 이루어졌습니다. 모든 피험자들이 형광등, 살충제, 인공 감미료와 같은 부정적 자극에 약한 반응을 보인 반면, 앎의 수준을 상승시킨 영적 훈련을 거친 제자들은 보통 사람처럼 약해지지 않았습니다. 그들의 의식 속에서 뭔가 중요하고 결정적인 것이 바뀌었습니다. 그런 일이 일어나는 것은 명백히, 그들이 세상에 좌우되는 것이 아니라 오직 자신의 마음이 믿는 바에 의해서만 영향받는다는 사실을 깨달았을 때였습니다. 어쩌면 그것은 깨달음을 향한 진보 과정 바로 그 자체가 질병을 포함하는 존재의 부침浮沈에 저항하는 인간 능력을 높여 준다는 사실을 보여 주는 것일 수도 있습니다.

참나는 세상사에 관해 상상하는 것만으로도 그것을 변화시킬 수 있는 능력을 가지고 있었습니다. 사랑이 사랑 아닌 것을 대체할 때마다 그것은 세상을 변화시켰습니다. 이 사랑의 힘을 특정한 지점에 집중하면 문명의 전 체계가 현저히 바뀔 수 있습니다. 이런 일이 생길 때마다, 역사는 새로운 길로 접어들었습니다.

이제는 이러한 중대한 통찰을 세상에 전할 수 있을 뿐 아니라 반박의 여지없이 확실하게 증명할 수 있을 것처럼 보였습니다. 인간 삶의 커다란 비극은 정신이 항상 너무도 쉽게 속아 넘어간다는 데 있었던 것 같았습니다. 불화와 반목은 진실과 거짓을 구분할 수 없는 인류의 무능함의 불가피한 귀결이었습니다. 하지만 이 기본적 딜레마에 대한 답이 여기 있었지요. 그것은 의식의 본성 자체를 재맥락화하고 다른 방법으로는 그저 추론할 수 있을 뿐인 것을 설명할 수 있게 만드는 방법이었습니다.

보다 중요한 어떤 것을 위해 뉴욕에서의 삶을, 도시의 아파트와 롱아일랜드의 집을 버리고 떠날 때가 왔습니다. 나 자신을 도구로서 완성하는 것이 필요했습니다. 이를 위해서는 세상과 그 속의 모든 것을 떠나는 것이 필요했고, 대신 작은 마을에서 은둔 생활을 하며 그 후 7년간을 명상과 연구에 바쳤습니다.

구하지 않았는데도 압도적인 지복 상태가 되돌아왔고, 결국에는 신성한 현존Divine Presence 속에 있으면서 여전히 세상에서 활동하는 법을 배울 필요가 생겼습니다. 마음은 세상 돌아가는 형편에 어두워져 있었습니다. 연구와 저술을 위해서는 영적 수행을 일체 중단하고 형상의 세계에 집중할 필요가 있었습니다. 신문과 텔레비전은 누가 누구인지에 관한 이야기, 주요 사건들, 그리고 현재의 사회적 대화의 본성을 이해하는 데 도움이 되었습니다.

신비주의자의 영역인 예외적이고 주관적인 진실의 경험은 집단의식에 영적 에너지를 보냄으로써 전 인류에게 영향을 미칩니다. 하지만 인류의 대다수는 그것을 이해하지 못하기 때문에 그것은 구도자 이외의 사람들에게는 제한된 의미를 갖습니다. 이는 평범해지고자 하는 노력으로 이어졌는데, 왜냐하면 평범하다는 것은 그 자체가 신성Divinity의 한 표현이기 때문입니다. 진짜 자기에 관한 진실은 일상생활의 도를 통해 찾을 수 있습니다. 필요한 것은 오직 관심과 친절로 살아가는 일뿐입니다. 나머지는 적당한 시기에 저절로 드러납니다. 평범함과 신은 다르지 않습니다.

그래서 멀찍이 돌아온 영의 여행 끝에, 가능한 많은 동료 존재가 현존Presence에 대한 이해에 적어도 조금이라도 더 가까이 갈 수 있게 해 주는 가장 중요한 일로 복귀했습니다.

현존Presence은 침묵하며 평화로운 상태를 전달합니다. 그것은 그 안에 그리고 그것에 의해 전부가 있으며, 전부가 그 존재와 경험을 갖는 공간입니다. 현존Presence은 무한히 부드럽지만 바위와 같습니다. 현존Presence과 더불어 모든 두려움은 사라집니다. 영적 기쁨이 설명하기 힘든 황홀경의 고요한 수준에서 일어납니다. 시간의 경험은 그칩니다. 거기에는 어떤 걱정이나 후회, 고통이나 기대도 없습니다. 기쁨의 근원은 끝이 없고 항상 존재합니다. 시작도 끝도 없으며, 상실이나 슬픔, 욕망도 없습니다. 아무 할 일이 없습니다. 모든 것이 이미 완벽하고 완전무결합니다.

시간이 멎을 때, 모든 문제는 사라집니다. 문제란 지각의 한 지점이 빚어낸 가공물일 뿐입니다. 현존Presence이 압도적일 때, 몸이나 마음과의 동일시는 더 이상 일어나지 않습니다. 마음이 점차로 침묵할 때 "나는 있다.I Am."는 생각 또한 사라지고, 순수한 앎Pure Awareness이 빛을 발하여 모든 세계와 모든 우주와 시간을 초월하여, 그러므로 시작도 끝이 없이, 사람이 무엇이고, 무엇이었으며, 항상 무엇일 것인지를 환하게 밝혀 줍니다.

사람들은 "어떻게 이러한 앎의 상태에 도달하는가?"를 궁금해하지만, 그 단계를 따르는 이는 드뭅니다. 왜냐하면 그것이 아주 단순하기 때문입니다. 먼저 그러한 상태에 이르고자 하는 욕구가 강렬했습니다. 그 다음에는 어떤 예외도 두지 않고, 일관되고 차별 없는 용서와 부드러움으로 행동하는 연습을 시작했습니다. 자기자신과 자신의 생각을 포함하는 일체에 대해 연민을 가져야 합니다. 그 다음에는 기꺼이 욕망을 정지시키고 매 순간 개인적 의지를 내맡기고자 하는 마음이 들었습니다. 모든 생각, 감정, 욕망

혹은 행위를 신에게 내맡기자, 마음은 점점 더 침묵에 들었습니다. 처음엔 마음에서 온갖 이야기와 논평들이 떨어져 나갔고, 그 다음에는 개념과 의견들이 떨어져 나갔습니다. 이러한 생각들을 소유하려는 욕구를 놓아 버리자, 생각은 더 이상 그런 정교함에 이르지 못하고 겨우 반쯤 형성되었을 때 조각나기 시작합니다. 마침내 생각이 되기도 전에 사고 과정 자체 뒤에 숨어 있는 에너지를 내맡기는 것이 가능해졌습니다.

명상 상태에서 단 한 순간의 흐트러짐도 허용하지 않고 지속적이고 확고부동하게 초점을 고정시키는 일이 일상 활동을 하는 동안에도 계속되었습니다. 처음에 그것은 매우 어렵게 보였으나 시간이 흐를수록 습관적이고 자동적인 것이 되면서 힘이 점점 덜 들더니, 마침내는 노력할 필요가 전혀 없어졌습니다. 그 과정은 마치 로켓이 지구를 떠나는 것과 같습니다. 처음에는 엄청난 힘이 필요하지만, 로켓이 지구의 중력장을 벗어나면서 힘은 점점 덜 들고, 결국에는 자체의 관성으로 우주 공간을 나아갑니다.

갑자기 아무런 예고도 없이, 앎에서 어떤 전환이 일어나며 현존 Presence이 전적으로 지배하게 되었는데, 그것은 너무도 명료했고 모든 것을 두루 감싸고 있었습니다. 자기가 죽을 때 불안의 순간이 잠시 있었고, 그 다음에는 현존 Presence의 절대성이 경외심을 불러일으켰습니다. 이 돌연한 비약은 대단히 극적이었고 이전의 그 어느 것보다 더 강렬했습니다. 일상적 경험에는 그에 비견할 만한 것이 없었습니다. 그 격렬한 충격을 완화해 준 것은 현존 Presence과 더불어 있는 사랑이었습니다. 그 사랑의 지지와 보호가 없으면, 사람은 소멸할 것입니다.

　에고가 무無가 되는 것을 두려워하며 자기 존재에 매달릴 때 공포의 순간이 뒤따랐습니다. 하지만 에고가 죽자 무가 되는 대신 그 자리에는 일체임Everythingness, 전부All로서의 참나가 들어섰습니다. 그 속에서는 일체가 다 알려져 있고 자기 본질의 완벽한 표현으로 명백했습니다. 비국소성과 더불어 사람이 항상 존재해 왔고, 혹은 존재할 수 있는 전부라는 앎이 왔습니다. 사람은 모든 정체와 성별을 넘어, 심지어는 인간성 자체를 넘어 전체적이며 완전무결합니다. 다시는 고통과 죽음을 두려워 할 필요가 없습니다.

　이 시점에서 육체에 벌어지는 일은 비물질적입니다. 영적 앎의 일정 수준에서 육체의 질환은 치유되거나 저절로 사라집니다. 하지만 절대적 상태에서는 그러한 고려는 무관합니다. 육체는 예정된 경로를 밟을 것이고 그러다가 자기가 온 곳으로 되돌아갈 것입니다. 그것은 전혀 중요하지 않은 문제입니다. 사람은 그에 영향 받지 않습니다. 육체는 '나'라기보다는 '그것'으로, 방안의 가구처럼 다른 대상으로 나타납니다. 사람들이 육체가 개별적인 '당신'인 것처럼 여전히 그것에 말을 거는 모습이 우스워 보일 수도 있지만, 자각하지 못한 이들에게 이러한 앎의 상태를 설명할 길은 없습니다. 그냥 자기 일을 계속해 나가고 섭리Providence가 사회적 적응을 맡도록 버려두는 것이 최선입니다. 하지만 사람이 지복에 이를 때, 그렇듯 강렬한 황홀경을 감추는 것은 지극히 어려운 일입니다. 세상은 경탄하고, 사람들이 동반하는 오라 속에 있기 위해 멀리서 널리 찾아올 수 있습니다. 구도자, 영적 호기심이 있는 사람들, 그리고 기적을 구하는 중병자들이 이끌릴 수 있습니다. 사람은 그들에게 자석이자 기쁨의 근원이 될 수 있습니다. 일반적으로 이 지점에서는 이 상태를 타인과 공유하고 그것을 모두를 위해 이용하고자 하는 욕구가 있습니다.

이 조건에 동반되는 황홀경은 절대로 안정적이지 않습니다. 거기에는 또한 큰 고통의 순간들도 있습니다. 가장 격렬한 고통은 그 상태가 요동하다가 명확한 이유 없이 갑자기 그쳐 버릴 때입니다. 이러한 때는 깊은 절망의 시기와 사람이 현존Presence으로부터 버림받았다는 두려움을 가져옵니다. 이러한 추락은 길을 힘겹게 만들며, 이러한 반전을 극복하기 위해서는 강한 의지가 요구됩니다. 사람이 이 수준을 뛰어넘어야 한다는 것이 마침내 자명해지는데 그렇지 않으면 견디기 힘든 '은총에서의 추락'으로 끊임없이 고통을 겪습니다. 그다음에는 이원성을 초월하는 힘겨운 관문에 들어서면서 황홀경의 영광을 포기해야만 합니다. 이는 사람이 모든 대립들과 그러한 대립들의 상반되는 잡아당김을 넘어설 때까지입니다. 그런데 황홀경으로 고조된 기쁨의 황금 사슬을 버리는 것은 에고의 쇠사슬을 즐거이 포기하는 것과는 전혀 다릅니다. 그것은 마치 신을 포기하는 것처럼 느껴지며 새로운 수준의 두려움이 솟구치는데, 이는 전에 한 번도 예상하지 못한 것입니다. 이것이 절대 고독에 대한 최후의 공포입니다.

에고에게 비존재의 두려움은 무시무시했고, 그것이 다가오는 듯하면 에고는 되풀이해서 뒷걸음질 쳤습니다. 고통과 영혼의 어두운 밤의 목적이 그제서야 명확해졌습니다. 그러한 것은 너무도 견디기가 힘들어서, 격렬한 고통이 그것을 넘어서는 데 필요한 극한의 노력을 다하도록 사람을 몰아댑니다. 천국과 지옥을 번갈아 오가는 것이 견딜 수 없어질 때, 존재 자체에 대한 욕망은 내맡겨져야 합니다. 이렇게 할 때에야 사람은 마침내 전부임 Allness 대 무의 이원성을 넘어서고, 존재 혹은 비존재를 넘어설 수 있습니다. 이 내적 수행의 정점이 가장 어려운 국면이며 궁극적 분수령입니다. 사람은 여기서 초월하는 존재의 환상은 돌이킬 수 없다는 것을 똑똑히 압니다. 이 단계에서 되돌아오는 것은 불가능하고, 그래서 이 돌이킬 수 없음의 유령이 이 마지막 장벽을 가장 무시무시한 선택으로 보이게 만듭니다.

하지만 사실, 이 최종적인 자기의 종말에서, 존재 대 비존재라는 유일하게 남아 있는 이원성—정체 그 자체—의 해소는 보편적 신성 Universal Divinity 속에서 녹아 버리고 선택할 만한 개별적 의식은 남아 있지 않습니다. 그다음 마지막 걸음은 신께서 옮겨 놓으십니다.

데이비드 호킨스 David. R. Hawkins

옮긴이 | 문진희

한국영성교육원에서 구도인들과 함께 영성 교육에 초점을 맞추고 있으며, 매월 '데이비드 호킨스 박사 DVD 스터디 모임'을 하고 있다. 옮긴 책으로는 『나의 눈』, 『요가 호흡 디피카』, 『다시 떠오르기』, 『사랑에 눈뜰 때까지』 등이 있다.

옮긴이 | 김명권

상담 심리 및 임상 심리 전문가로 현재 서울불교대학원대학교 자아초월상담학 전공 교수와 한국영성심리상담센터 소장으로 있다. 옮긴 책으로는 『깨달음의 심리학』, 『자아초월 심리학과 정신의학』, 『7가지 행복 명상법』 등이 있다.

감수 | 백영미

서울대학교 간호학과를 졸업했으며, 현재 전문 번역가로 활동하고 있다. 옮긴 책으로는 『호모 스피리투스』, 『마더 테레사의 단순한 길』, 『티베트의 영혼카일라스』, 『감각의 박물학』, 『죽음 너머의 세계는 존재하는가』, 『내 안의 참나를 만나다』 등이 있다.

의식 수준을 넘어서

1판 1쇄 펴냄 2009년 5월 18일
1판 15쇄 펴냄 2023년 6월 30일

지은이 | 데이비드 호킨스
감수자 | 백영미
옮긴이 | 문진희·김명권
발행인 | 박근섭
펴낸곳 | 판미동

출판등록 | 2009. 10. 8 (제2009-000273호)
주소 | 06027 서울 강남구 도산대로 1길 62 강남출판문화센터 5층
전화 | 영업부 515-2000 편집부 3446-8774 팩시밀리 515-2007
홈페이지 | panmidong.minumsa.com

도서 파본 등의 이유로 반송이 필요할 경우에는 구매처에서 교환하시고
출판사 교환이 필요할 경우에는 아래 주소로 반송 사유를 적어 도서와 함께 보내주세요.
06027 서울 강남구 도산대로 1길 62 강남출판문화센터 6층 민음인 마케팅부

한국어판 © ㈜민음인, 2009. Printed in Seoul, Korea
ISBN 978-89-6017-904-2   03840

판미동은 민음사 출판 그룹의 브랜드입니다.